J. Breitenfelder R. Haaker (Hrsg.)

Der lumbale Bandscheibenvorfall

unter Mitarbeit von M. Breitenfelder

Mit 57 Abbildungen in 72 Einzeldarstellungen und 32 Tabellen

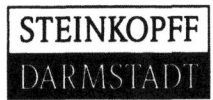
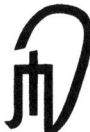

Prof. Dr. med. habil. JOHANNES BREITENFELDER †
Ehemaliger Chefarzt und Ärztlicher Direktor
Orthopädische Klinik am St. Vincenz-Hospital
Danziger Str. 17, 33034 Brakel/Westfalen

Priv.-Doz. Dr. med. R. HAAKER
Chefarzt und Ärztlicher Direktor
Orthopädische Klinik am St. Vincenz-Hospital
Danziger Str. 17, 33034 Brakel/Westfalen

ISBN 978-3-7985-1421-8   ISBN 978-3-642-57361-3 (eBook)
DOI 10.1007/978-3-642-57361-3

Bibliografische Information Der Deutschen Bibliothek
Die Deutsche Bibliothek verzeichnet diese Publikation in der Deutschen Nationalbibliografie; detaillierte bibliografische Daten sind im Internet über <http://dnb.ddb.de> abrufbar.

Dieses Werk ist urheberrechtlich geschützt. Die dadurch begründeten Rechte, insbesondere die der Übersetzung, des Nachdrucks, des Vortrags, der Entnahme von Abbildungen und Tabellen, der Funksendung, der Mikroverfilmung oder der Vervielfältigung auf anderen Wegen und der Speicherung in Datenverarbeitungsanlagen, bleiben, auch bei nur auszugsweiser Verwertung, vorbehalten. Eine Vervielfältigung dieses Werkes oder von Teilen dieses Werkes ist auch im Einzelfall nur in den Grenzen der gesetzlichen Bestimmungen des Urheberrechtsgesetzes der Bundesrepublik Deutschland vom 9. September 1965 in der jeweils geltenden Fassung zulässig. Sie ist grundsätzlich vergütungspflichtig. Zuwiderhandlungen unterliegen den Strafbestimmungen des Urheberrechtsgesetzes.

http://www.steinkopff.springer.de
© Springer-Verlag Berlin Heidelberg 2003
Ursprünglich erschienen bei Steinkopff Verlag Darmstadt 2003

Die Wiedergabe von Gebrauchsnamen, Handelsnamen, Warenbezeichnungen usw. in diesem Werk berechtigt auch ohne besondere Kennzeichnung nicht zu der Annahme, dass solche Namen im Sinne der Warenzeichen- und Markenschutz-Gesetzgebung als frei zu betrachten wären und daher von jedermann benutzt werden dürften.

Produkthaftung: Für Angaben über Dosierungsanweisungen und Applikationsformen kann vom Verlag keine Gewähr übernommen werden. Derartige Angaben müssen vom jeweiligen Anwender im Einzelfall anhand anderer Literaturstellen auf ihre Richtigkeit überprüft werden.

Umschlaggestaltung: Erich Kirchner, Heidelberg
Herstellung: K. Schwind
Satz: K+V Fotosatz GmbH, Beerfelden

SPIN 10919682   105/7231-5 4 3 2 1 0 – Gedruckt auf säurefreiem Papier

Vorwort

Seit der Entwicklung des aufrechten Ganges beim Menschen hat die Degeneration der Bandscheiben diesen gequält, wobei man über Jahrzehntausende hinweg nicht wusste, was die Ursache dieser schmerzhaften Leiden ist.

So machte man zunächst in erster Linie die Lebensweise des Menschen für die schmerzhaften Zustände verantwortlich (Galenus von Pergamon 129–199 n. Chr.) und empfahl zur Behandlung den Aderlass aus der Kniekehle des betroffenen Beines.

Über den gesamten Zeitraum hinweg versuchte man im Übrigen mit unterschiedlichen, vor allem physikalischen, Maßnahmen das Symptom der Ischialgie therapeutisch zu beeinflussen.

Erst 1934, also noch nicht einmal vor 70 Jahren, erfolgte durch Mixter und Barr die Erstbeschreibung der Bandscheibenvorfälle im Lumbalbereich und ihre Zuordnung zum Schmerzbild der Lumboischialgie sowie die Einführung der kausalen Therapie durch operative Entfernung des vorgefallenen Bandscheibengewebes aus dem Lumbalkanal mittels Laminektomie. In Deutschland wurde dieses Verfahren – bedingt durch die wissenschaftliche Isolation im Zweiten Weltkrieg – erst nach 1945 eingeführt.

Seither wurde diese Operation unter anderem durch Einführung der interlaminären Fensterung sowie mikrochirurgischer Techniken verfeinert und risikoärmer gemacht. Auch wurden in der Folgezeit andere operative Verfahren entwickelt, so die Chemonukleolyse, die Laser-Diskusdekompression, die perkutanen Nukleotomien etc. Aber auch im Rahmen der konservativen Behandlung wurden erhebliche Fortschritte gemacht.

Das vorliegende Buch gibt nun einen umfassenden Überblick über alle Behandlungsverfahren und führt den Leser in hervorragender Weise in die Problematik ein.

Aus diesen Gründen ist dem Werk eine weite Verbreitung zu wünschen.

Brakel, im Januar 2003   J. Breitenfelder

Nachruf

auf Herrn Prof. Dr. Dr. JOHANNES BREITENFELDER
Ehemaliger Chefarzt der Orthopädischen Klinik
St.-Vincenz-Hospital Brakel/Westfalen
(* am 12.12.1938, † 29.1.2003)

Gestützt auf einen Nachruf, den Herr Prof. Dr. Dr. h.c. Heinz Mittelmeier für die Orthopädie-Mitteilungen verfasste, sehe ich mich durch den plötzlichen Tod meines verehrten Vorgängers, Herrn Prof. Dr. Dr. J. Breitenfelder veranlasst, auch für das vorliegende Buch einen Nachruf zu verfassen.

Johannes Breitenfelder wurde im Sudetenland geboren und hat dort bis zur Vertreibung 1945 die ersten Kindheitsjahre verbracht. Seine schulische Ausbildung erfuhr er dann in Kassel, wo sein Vater die große Orthopädische Landesklinik Kassel-Wilhelmshöhe leitete. Im Jahre 1959 legte Herr Breitenfelder in Kassel das Abitur ab.

Nach dem Studium der Medizin in München, Wien, Münster und Marburg, erlangte er 1965 das medizinische Staatsexamen. Nach einer mehrjährigen Weiterbildung in Chirurgie, begann er seine Ausbildung zum Facharzt für Orthopädie zunächst im Zentralkrankenhaus der Bundeswehr in Koblenz, dann an der Orthopädischen Universitätsklinik in Marburg (Prof. Dr. Exner) und schließlich an der Orthopädischen Universitätsklinik Würzburg bei Herrn Prof. Dr. A. Rütt.

Seine Habilitationsschrift verfasste er 1974 zum Thema Hüftgelenksarthrodese. Sie wurde 1977 mit dem Gerhard-Küntscher-Preis der Deutschen Gesellschaft für Unfallheilkunde ausgezeichnet.

Zum 1.1.1977 übernahm er mit erst 39 Jahren die Chefarztstelle der kurz zuvor neu gegründeten Orthopädischen Klinik des St.-Vincenz-Hospitals in Brakel. Er leitete diese Klinik mehr als 25 Jahre und baute sie zu einer der größeren allgemeinorthopädischen Kliniken in Nordrhein-Westfalen mit einem breiten operativen Spektrum, reichend von der Kinderorthopädie über die rekonstruierenden Gelenkeingriffe, bis hin zu der Behandlung von Wirbelsäulenerkrankungen, aus.

Nach seiner Ernennung zum außerplanmäßigen Professor 1988 wurde seine Abteilung Akademisches Lehrkrankenhaus im Lehrkrankenhausverbund Paderborn. Insgesamt verfasste er 231 wissenschaftliche Publikationen und 145 nicht publizierte wissenschaftliche Vorträge.

39 Ärzte haben über Professor Breitenfelder als „Doktorvater" zum Doktor der Medizin promoviert. Ein Mitarbeiter, Prof. Dr. Yücel, konnte sich mit einer von Herrn Prof. Breitenfelder inaugurierten Thematik extern in München bei Herrn Prof. Refior habilitieren.

Mit Hilfe dieses, seines langjährigen Oberarztes, Prof. Dr. Yücel sowie Herrn Prof. Dahmen, gründete er den Freundeskreis der Deutschen Orthopädie mit der Türkischen Gesellschaft für Orthopädie und Traumatologie und war wesentlich am Zustandekommen von 13 deutsch-türkischen Gemeinschaftstagungen in der Türkei mitverantwortlich.

Zuletzt widmete er sich mit besonderer Intensität dem von ihm begründeten deutschsprachigen Freundeskreis der Polnischen Gesellschaft für Orthopädie und Traumatologie, deren Präsidentschaft er zuletzt im Mai 2002 anlässlich eines Vorfuß-Symposiums in Warschau an Herrn Prof. Dr. Scharf (Mannheim) abgab.

Ich habe dankbar von ihm eine gut organisierte und ausbaufähige, große Orthopädische Klinik, die sich wohltuend von den reinen „Endoprothesen-Schmieden" unterscheidet, übernehmen dürfen und bewahre sein Andenken in Ehren.

Bis zuletzt zeigte sich Herr Professor Breitenfelder wissenschaftlich äußerst aktiv. Dies ist auch an dem vorliegenden Werk erkennbar, welches er bis zur Druckreife vorantrieb, so dass mir lediglich noch die Überarbeitung der Korrekturfahnen übrig blieb.

Brakel, im April 2003   Priv.-Doz. Dr. R. HAAKER

Inhaltsverzeichnis

1 Einleitung 1
J. Breitenfelder

**2 Historische Bemerkungen zur Therapie
von lumbalen Bandscheibenerkrankungen** 2
J. Breitenfelder

**3 Konservatives ambulantes Therapiemanagement
in der Praxis – Kaarst Aktiv** 6
H. Brunner

4 Konservative Therapie 13
L. Brückner, K.-S. Pieper, U. Neumann,
H. Ziegenthaler

**5 Therapie des lumbalen Bandscheibenvorfalls
aus physiotherapeutischer Sicht** 25
D. Robrecht

6 Stationäre minimal-invasive Wirbelsäulentherapie 32
T. Theodoridis, J. Krämer

**7 Minimal-invasive epidurale Wirbelsäulenkathetertechnik
nach Prof. Racz** 57
R. Schneiderhahn

8 Die klassische Nukleotomie 63
M. Brandt

9 Chemonukleolyse 71
R. Steffen, R. von Bremen-Kühne, R. H. Wittenberg

10 Nukleoplastie 78
P. Simons

11 Laser-Disikusdekompression und -Nukleotomie 82
J. Hellinger

12 Perkutane Diskektomie 96
J. Kaiser, W. Siebert

13 Bandscheibenprothese 102
M. Ahrens, T. Niemeyer, Z. Fekete, H. Halm

**14 LINK® SB Charité™ Zwischenwirbelendoprothese –
Geschichte, Entwicklung und Biomechanik** 117
H. D. Link, Karin Büttner-Janz

15 Ventrale interkorporelle Spondylodese 127
S. Endres, M. Pfeiffer, M. Billion, A. Wilke

16 Postfusionssyndrom 154
R. Haaker

17 Behandlung lumbaler Erkrankungen mittels Gentherapie 163
Cordelia Becker, A. M. Ramirez Ortiga, P. Wehling

**18 Ergebnisse nach lumbaler Bandscheibenoperation –
Sozialmedizinische Aspekte** 171
R. Hundt, U. Ibold, J. Breitenfelder

Sachverzeichnis 179

Autorenverzeichnis

Dr. med. M. AHRENS
Oberarzt, Klinik für Wirbelsäulen-
chirurgie am Klinikum Neustadt
GmbH & Co. Betriebs KG
Am Kiebitzberg 10
23730 Neustadt in Holstein

CORDELIA BECKER
Ärztin
Steinstraße 2
40212 Düsseldorf

Dr. med. M. BILLION
Klinik für Orthopädie und Rheumatologie, Philipps-Universität Marburg
Baldingerstraße
35039 Marburg

Prof. Dr. med. M. BRANDT
Chefarzt der Neurochirurgischen
Abteilung am Bathildis-Krankenhaus
Maulbeerallee 4
31812 Bad Pyrmont

Prof. Dr. med. habil.
J. BREITENFELDER †

Dr. med. M. BREITENFELDER
Orthopädische Klinik
Universitätsklinikum Mannheim
Theodor-Kutzer-Ufer 1-3
68135 Mannheim

Dr. med. R. VON BREMEN-KÜHNE
Oberarzt, Orthopädische Fachklinik
Marien-Krankenhaus Kaiserswerth
An St. Swidbert 17
40489 Düsseldorf

Doz. Dr. med. habil. L. BRÜCKNER
Chefarzt der Moritz-Klinik
Fachklinik für Orthopädie
und Neurologie – AHB-Klinik –
Hermann-Sachse-Str. 46
07639 Bad Klosterlausnitz

Dr. med. H. E. BRUNNER
Facharzt für Orthopädie
Neusser Str. 47
41564 Kaarst

Priv.-Doz. Dr. med.
KARIN BÜTTNER-JANZ
Chefärztin, Orthopädische Klinik
Krankenhaus Berlin-Hellersdorf
Myslowitzer Str. 45
12621 Berlin

Dr. med. ST. ENDRES
Klinik für Orthopädie und Rheumatologie, Philipps-Universität Marburg
Baldingerstraße
35039 Marburg

Dr. med. Z. FEKETE
(Universität Budapest)
Oberarzt, Klinik für Wirbelsäulen-
chirurgie am Klinikum Neustadt
Am Kiebitzberg 10
23730 Neustadt in Holstein

Priv.-Doz. Dr. med. R. HAAKER
Chefarzt und Ärztlicher Direktor
Orthopädische Klinik
am St. Vincenz-Hospital
Danziger Str. 17
33034 Brakel/Westfalen

Priv.-Doz. Dr. med. H. HALM
Chefarzt, Klinik für Wirbelsäulenchirurgie am Klinikum Neustadt
Am Kiebitzberg 10
23730 Neustadt in Holstein

Prof. Dr. med. J. HELLINGER
Facharzt für Orthopädie
Windenmacherstr. 2
80333 München

Dr. med. R. HUNDT
Facharzt für Orthopädie
Hindenburgstraße 16
77830 Bühlertal

Dr. med. U. IBOLD
Arzt für Allgemeinmedizin,
über Orthopädische Klinik
am St. Vincenz-Hospital
Danziger Str. 17
33034 Brakel/Westfalen

Dr. med. J. KAISER
Oberarzt, Orthopädische Klinik
Kassel gGmbH
Wilhelmshöher Allee 345
34131 Kassel

Prof. Dr. med. J. KRÄMER
Ärztlicher Direktor, Orthopädische
Universitätsklinik
im St. Josef-Hospital
Gudrunstr. 56
44791 Bochum

H. D. LINK
Direktor der Firma Waldemar Link
GmbH & Co., Chirurgische
Instrumente und Implantate
Barkhausenweg 10
22339 Hamburg

Dr. med. U. NEUMANN
Oberarzt, Moritz-Klinik, Fachklinik
für Orthopädie und Neurologie –
AHB-Klinik
Hermann-Sachse-Str. 46
07639 Bad Klosterlausnitz

Dr. med. T. NIEMEYER
Oberarzt, Klinik für Wirbelsäulenchirurgie am Klinikum Neustadt
Am Kiebitzberg 10
23730 Neustadt in Holstein

Priv.-Doz. Dr. med. M. PFEIFFER
Klinik für Orthopädie und Rheumatologie, Philipps-Universität Marburg
Baldingerstraße
35039 Marburg

Prof. Dr. sc. med. K.-S. PIEPER
Victor-Klemperer-Str. 11
06118 Halle/Saale

Dipl.-Biol. A. M. RAMÍREZ ORTIGA
Orthogon AG
Graf-Adolf-Str. 43
40210 Düsseldorf

D. ROBRECHT
Leitender Physiotherapeut
St. Vincenz-Hospital
Danziger Str. 17
33034 Brakel/Westfalen

Dr. med. R. SCHNEIDERHAHN
Facharzt für Orthopädie
Praxisklinik
Eschenstr. 2
82024 Taufkirchen/München

Prof. Dr. med. W. SIEBERT
Ärztlicher Direktor, Orthopädische
Klinik Kassel gGmbH
Wilhelmshöher Allee 345
34131 Kassel

Drs. P. SIMONS
Arzt für Neurochirurgie
Media Park Klinik
Im Media Park 3
50670 Köln

Priv.-Doz. Dr. med. R. STEFFEN
Chefarzt der Orthopädischen
Fachklinik Marien-Krankenhaus
Kaiserswerth
An St. Swidbert 17
40489 Düsseldorf

Dr. med. T. THEODORIDIS
Orthopädische Universitätsklinik
St. Josef-Hospital
Gudrunstr. 56
44791 Bochum

Priv.-Doz. Dr. med. P. WEHLING
Facharzt für Orthopädie
Steinstr. 2
40212 Düsseldorf

Priv.-Doz. Dr. med., Dr. rer. physiol.
A. WILKE
Oberarzt, Klinik für Orthopädie
und Rheumatologie
Philipps-Universität Marburg
Baldingerstraße
35039 Marburg

Prof. Dr. med. R. H. WITTENBERG
Chefarzt der Orthopädischen Abteilung am St. Elisabeth-Krankenhaus
Im Schlosspark 12
45699 Herten

H. ZIEGENTHALER
Oberarzt, Moritz-Klinik, Fachklinik
für Orthopädie und Neurologie –
AHB-Klinik
Hermann-Sachse-Str. 46
07639 Bad Klosterlausnitz

1 Einleitung

J. BREITENFELDER

Während bis zum Jahre 1934 die Behandlung der lumbalen Bandscheibenerkrankung ausschließlich konservativ war, wurde nach Durchführung der ersten gezielten Nukleotomie durch Mixter und Barr (1934) diese Erkrankung zunehmend operativ behandelt, wobei die anfänglich großen Eingriffe durch Verfeinerung der Operationstechnik immer kleiner und risikoärmer wurden. Heute stellt die mikrochirurgische Nukleotomie die Regel dar. Hinzu kamen in den letzten zwei Jahrzehnten die Chemonukleolyse, die perkutane Diskektomie, die Laser-Diskusdekompression, die intradiskale Thermotherapie und neuerdings die Bandscheibenprothese, die Nukleoplastie, die minimal-invasive epidurale Neurolyse und Neuroplastik nach Racz sowie gentechnische Verfahren.

Auch für die konservative Therapie wurden neue, auf biomechanischer Grundlage basierende Verfahren entwickelt.

Die bis in die 80er Jahre enthusiastisch durchgeführte große Zahl von operativen Eingriffen zeigt heute jedoch eine drastische Reduktion, da die Anzahl von unterschiedlich großen Komplikationen, die sogar den minimal-invasiven Operationsverfahren eigen sind, enorm groß ist.

Das hat dazu geführt, dass die Indikation zur Nukleotomie heute sehr kritisch gestellt wird.

Die Autoren geben uns einen exakten Überblick über die heute dem Orthopäden und Neurochirurgen zur Verfügung stehenden Maßnahmen, legen uns also einen Leitfaden vor, der im Interesse der uns anvertrauten Patienten bei operativen und konservativen Behandlungsmöglichkeiten gegewärtig dem „Gold Standard" entspricht.

2 Historische Bemerkungen zur Therapie von lumbalen Bandscheibenerkrankungen

J. Breitenfelder

Degenerative Bandscheibenerkrankungen haben aufgrund der entwicklungsgeschichtlich veränderten Biomechanik des menschlichen Skelettsystems seit den Zeiten des Homo primigenius bestanden, was aus Skelettresten bei Ausgrabungen aus dieser Zeit nachgewiesen werden kann.

Beschreibungen der Ischialgie als Musterbeispiel bandscheibenbedingter Erkrankungen fanden sich in der Antike, aber auch im Mittelalter. So beschreibt z.B. Hippokrates (460–377 v. Ch. [12]) ein Hüftweh am Ende des Steißes und der Hinterbacken mit Ausstrahlung in den Schenkel. Weitere detaillierte Ausführungen zum Krankheitsbild der Ischias finden sich z.B. bei Caelius Aurelianus im 5. nachchristlichen Jahrhundert, von Galenus von Pergamon (129–199 n. Ch. [10]), ferner im Mittelalter durch Vesalius (27) und durch Sydenham (1624–1689). In der Folgezeit beschäftigte man sich zwar weiterhin mit dem Krankheitsbild der Lumbago und der Ischias, aber gravierende neue Erkenntnisse im Hinblick auf eine durchzuführende Therapie ergaben sich im 18. und 19. Jahrhundert nicht.

Was die Diagnostik anbelangt, so wurden im Jahre 1852 durch Valleix [26] die nach ihm benannten Druckpunkte im Ischiasverlauf beschrieben, wobei man allerdings der Wahrheit entsprechend feststellen muss, dass bereits Bretschneider schon 5 Jahre vorher diese Druckpunkte exakt angegeben hatte. 1881 beschrieb J. Forst [9], ein Schüler von Lasegué, das nach diesem benannte Zeichen. Die erste erfolgreiche Entfernung eines Bandscheibenprolapses, allerdings unter dem Eindruck des Vorliegens eines Chondroms, erfolgte 1909 durch Fedor Krause und H. Oppenheim [15]. Den ersten Fall eines operativ geheilten Nukleus-pulposus-Prolapses, den er auch als solchen erkannt hatte, veröffentlichte Adson aus der Mayo-Klinik 1922 [1]. Wenige Jahre später folgten ein Fall von Stoockey und zwei Fälle von Dandy.

Zum eigentlichen Durchbruch der operativen Behandlung der lumbalen Bandscheibenerkrankung verhilft jedoch erst der Bericht von Mixter und Barr [18], die 1934 die Zusammenhänge zwischen Nucleus-pulposus-Hernien und ischialgischen Beschwerden klar herausgearbeitet hatten. Erst seit dieser Zeit wurde das Krankheitsbild bekannt, wobei zunächst trotz weiterer Forschungen in Deutschland, hier sei auf eine gründliche Arbeit von Schachtschneider aus dem Jahre 1936 [19] verwiesen, bedingt durch die damaligen politischen Verhältnisse diese Erkenntnisse nicht weiter verfolgt wurden.

Nach Beendigung des 2. Weltkrieges wurde dem Krankheitsbild der Nucleus-pulposus-Hernie auch in Deutschland die gebührende Beachtung zuteil. Verschiedene deutsche Ärzte hatten während ihrer Gefangenschaft in Amerika und in England Gelegenheit, Operationen an Nucleus-pulposus-Hernien zu sehen und teilweise selbst vorzunehmen. Sie brachten ihre dort gesammelten Erfahrungen mit in die Heimat und nun erst wurde bekannt, dass sich im deutschen Schrifttum der letzten Jahre, vor und während des Krieges, schon eine Reihe von Arbeiten mit dem Krankheitsbild der Nucleus-pulposus-Hernie befasst hatten.

Konsequenterweise beschäftigte sich der erste Nachkriegskongress der Deutschen Orthopädischen Gesellschaft 1947 mit dem Thema: „Nucleus-pulposus-Hernie als Ursache von Kreuzschmerzen und Ischias", was dann letztlich dazu führte, dass auch die lumbale Bandscheibenoperation zum Standardeingriff in orthopädischen und neurochirurgischen Kliniken wurde.

In der weiteren Entwicklung der Bandscheibenchirurgie erfolgte eine Verfeinerung der Operationstechniken von der Laminektomie zur Hemilaminektomie und, seit 1938, zu der von Love angegebenen Fensterung des Ligamentum flavum [17].

Seit Mitte der 70iger Jahre wurde die bis dahin übliche Standarddiskektomie durch die Einführung mikrochirurgischer Operationstechniken von zahlreichen Autoren modifiziert. Hierzu gehören Yasargil, Caspar [6, 29] und andere. Ziel dieser Eingriffe war es, das Operationstrauma zu minimieren, den Krankenhausaufenthalt zu verkürzen und die Wiedereingliederung des Patienten zu beschleunigen.

Die Isolierung einer Proteinasen-Fraktion aus dem Saft der Papaya-Frucht (Carica papaya) durch Jansen u. Balls (1941) [13], führte dazu, dass Smith (1963) [23] zunächst im Kaninchenversuch und dann später auch beim Menschen die Chemonukleolyse einführte. Dieses Verfahren, das sich seit über 20 Jahren bewährt hat, wird jedoch heute in Deutschland nicht mehr durchgeführt, da Chymopapain seit Juli 2001 auf dem Markt nicht mehr zur Verfügung steht.

Auf Hijikata [11] geht im Weiteren das Verfahren der perkutanen Diskektomie zurück.

1987 berichteten Choy et. al. [7] über die Möglichkeit, einen Laser zur perkutanen Diskektomie einzusetzen. Im gleichen Jahr erfolgte zusammen mit Ascher in Graz der erste diesbezügliche operative Eingriff und im deutschen Sprachgebiet hat sich im Weiteren insbesondere Siebert mit diesem Therapieverfahren beschäftigt, wobei diese Methode nach anfänglich sehr großem Einsatz, mittlerweile nur noch von einigen routinemäßig eingesetzt wird, so unter anderem von Hellinger.

Eine Weiterentwicklung der perkutanen Diskektomie stellt der perkutane foraminale Zugang nach Mathews dar. Es handelt sich hierbei um ein transforaminales endoskopisches Verfahren, bei dem mit Mikroinstrumenten oder mit einer Laserfaser der Bandscheibenvorfall entfernt bzw. vaporisiert werden kann. In Deutschland liegen diesbezüglich erste Erfahrungen von Siebert [21] sowie von Stücker et. al. [25] vor.

In den letzten Jahren hat sich zunehmend auch die intradiskale Thermotherapie etabliert, ferner die Nukleoplastie und die minimal-invasive epidurale Neurolyse und Neuroplastik nach Racz. Auch wird an der Möglichkeit des Wiederaufbaus degenerierter Bandscheiben mittels gentherapeutischer Maßnahmen geforscht [28].

Ein weiterer Schritt zur Behandlung degenerierter Bandscheiben stellt die in der Orthopädischen Klinik der Charité Berlin durch Schellnack, Büttner-Janz und Zippel entwickelte Bandscheibenendoprothese dar, die von der Firma Link vertrieben wird.

Ob alle diese skizzierten Verfahren jedoch letztlich auf Dauer gesehen bessere Ergebnisse liefern werden als das auf Mixter und Barr [18] zurückgehende Verfahren der klassischen Diskusdekompression, muss der Zukunft überlassen werden.

Bei der im Zusammenhang mit der Operation zustandegekommenen ausgeprägten intervertebralen Instabilitäten steht uns heute noch als Rückzugsmöglichkeit das Verfahren der monosegmentalen Spondylodese zur Verfügung.

■ Literatur

1. Adson AW, Ott WO (1922) Results of the removal of tumors of the spinal cord. Archs Neurol Psychiatr (Chicago) 8:520-538
2. Ascher: (zit. in Siebert WE, Biese K, Breitner S, Fritsch K, Wirth CJ (1988) Die Nucleus-pulposus-Vaporisation - eine neue Technik zur Behandlung des Bandscheibenvorfalles? Orthop Praxis 12:732-735 [32, 33])
3. Bretschneider H (1847) Versuch der Begründung der Pathologie der äußeren Neuralgien. Jena
4. Büttner-Janz K (1992) Development of the artificial disc SB Charité. Hundley u. Associates-Verlag, Edwards Brothers, Inc. Ann Arbor, Michigan
5. Caelius Aurelianus (1950) On acute diseases and on chronic diseases. Drabkin IE (ed) University of Chicago Press, Chicago
6. Caspar W (1977) A new surgical procedure for lumbar disc herniation causing less tissue damage through a microsurgical approach. In: Wüllenweber R, Brock M et al (eds) Adv Neurosurg 4. Springer, Berlin Heidelberg New York, pp 74-77
7. Choy DSJ, Case RB, Fielding W (1987) Percutaneous laser nucleolysis of lumbar discs. New Engl J Med 317:771-772
8. Dandy WE (1943) Recent advances in the treatment of ruptured intervertebral disks. Ann Surg 118:639
9. Forst JJ (1881) Contribution á l'étude clinique de la´sciatique. Thése Med, Paris
10. Galenus von Pergamon. In: Kühl CG (ed) (1821/1833) Opera omnia. Band I bis XX. Cnobloch, Leipzig (hier XIII 331-354, XIV 383-387)
11. Hijikata S (1975) A method of percutaneous nuclear extraction. J Toden Hosp 5:39-42

12. Hippokrates J (1897) Sämtliche Werke, Band II., Lüneburg, München
13. Jansen EF, Balls AK (1941) Chymopapain: a new crystalline proteinase from papaya latex. J Biol Chem 137:459–460
14. Krämer J (1986) Bandscheibenbedingte Erkrankungen. Thieme, Stuttgart New York
15. Krause F, Oppenheim H (1909) Über Einklemmung bzw. Strangulation der Cauda equina. Dt Med Wschr 35:697
16. Lasègue C (1864) Considérations sur la sciatique. Arch Gen Meil 24:558
17. Love JG (1939) Removal of protruded intervertebral disks without laminectomy. Mayo Clin Proc 14:800
18. Mixter WJ, Barr JS (1934) Rupture of the intervertebral disc with involvement of the spinal canal. New Engl J Med 211:210–214
19. Schachtschneider G (1936) Fortschr Röntgensstr 54 (II) (zitiert in Jaeger, F (1951) Der Bandscheibenvorfall, De Gruyter-Verlag, [15])
20. Schellnack K, Büttner-Janz K, Erkel K-P, Schumann R (1984) Bandscheibenprothese. – DD- PS 248. 018 A 3-4.9.84
21. Siebert WE (1996) Demonstrationsfilm über den percutanen foraminalen Zugang nach Mathews. Orthopädische Klinik Kassel gGmbH
22. Siebert WE, Bise K, Breitner S, Fritsch K, Wirth CJ (1988) Die Nucleuspulposus-Vaporisation – Eine neue Technik zur Behandlung des Bandscheibenvorfalles? Orthop Praxis 12:732–735
23. Smith L (1964) Enzyme dissolution of the nucleus pulposus in humans. J Am Med Ass 187:137
24. Stoockey B (1928) Compression of the spinal cord due to ventral extradural cervical chondromas, diagnosis and surgical treatment. Arch Neurol Psychiatr (Chicago) 20:275–291
25. Stücker, R, Krug C, Reichelt A (1996) Der percutane foraminale Zugang nach Mathews – Indikationen, Technik und Ergebnisse. Vortrag Nr. 101, Kurzreferate der Vorträge der 44. Jahrestagung der Vereinigung Süddeutscher Orthopäden e.V. ML-Verlagsgesellschaft, Uelzen, p 127
26. Valleix FLJ (1852) Abhandlung über die Neuralgien. Vieweg, Braunschweig
27. Vesalius A (1543) De Humani Corporis fabrica. Brüssel
28a. Wehling P, Schulitz KP, Robbins PD, Evans CH, Reinecke J (1997) Transfer of genes to chondrocytic cells of the lumbar spine. Spine 22(10):1092–1097
28b. Wehling P (2001) Transfer of genes to intervertebral disc cells: proposal for a treatment strategy of spinal disorders by local gene therapy. Joint Bone Spine 68(6):554–556
29. Yasargil MG (1977) Microsurgical operation of herniated lumbar disc. In: Wüllenweber R, Brock M et al (eds) Adv Neurosurgery 4. Springer, Berlin Heidelberg New York, pp 81–82
30. Zippel H, Schellnack K, Büttner-Janz K (1985) Lumbaler Bandscheibenersatz – Konzeption und klinische Erfahrungen mit einer zementfrei implantierbaren Bandscheibenendoprothese Typ „Charité Modular" Mitteilungsblatt der Deutschen Gesellschaft für Orthop Traumatol 15:68

3 Konservatives ambulantes Therapiemanagement in der Praxis – Kaarst Aktiv

H. E. BRUNNER
(überarbeitet und zusammengestellt von J. Breitenfelder)

■ Einleitung

Rückenbeschwerden, gleich welcher Ursache, haben eine sehr große sozialmedizinische Bedeutung und deren Behandlung stellte stets und stellt heute im Spannungsfeld der gesundheitspolitischen Entwicklung für jede orthopädische Praxis eine qualitätsbezogene Herausforderung dar.

Die Therapie von Rückenbeschwerden basiert von alters her auf den beiden Säulen: Medikation und Physiotherapie, wobei sich erst in den letzten 20 Jahren die Erkenntnis durchsetzte, dass die Psychosomatik eine sehr große Bedeutung bei der Schmerzentstehung hat, sodass sich hieraus die Notwendigkeit des Aufbaus einer dritten Therapiesäule in Form der psychologischen Schmerztherapie entwickelte bzw. ableitete.

Grundlage hierfür ist die orthopädische Rückenschule, die zwar in erster Linie eine prophylaktische Maßnahme darstellt, jedoch auch unter dem Gesichtspunkt der Therapie (Sekundärprävention) betrachtet werden sollte. In diesem Zusammenhang sei festgestellt, dass die Rückenschule zunächst unter ausschließlich biomechanisch-mechanistischen Gesichtspunkten entwickelt wurde und sich erst nach und nach auch die Erkenntnis durchsetzte, dass psychologische Momente zu berücksichtigen sind.

■ Aktion KAARST AKTIV

Basierend auf den Erkenntnissen der orthopädischen Rückenschule wurde von Brunner und weiteren Mitgliedern der heutigen IGOST (Internationale Gesellschaft für orthopädische Schmerztherapie e.V.) 1992 ein ambulantes Therapiekonzept entwickelt, um den Rückenschmerzpatienten eine möglichst aktivierende, kontinuierliche, begleitende, qualitative Betreuung zu sichern.

Zu den personellen Voraussetzungen gehören nach Brunner zwei in eigener Praxis niedergelassene Orthopäden sowie ein Physiotherapeut mit eigenem Institut und ein Psychotherapeut mit eigenen Räumen. Alle Initiatoren des Programms, dessen Ergebnisse weiter unten dargestellt werden, waren schon 1992 grundlegend als Rückenschullehrer der DGOT ausgebildet. Der

Therapiebereich des Behandlungszentrums wurde bewusst in den Räumlichkeiten des Psychotherapeuten angesiedelt, um hierdurch die bekannte Angstschwelle der somatisierten Patienten vor der Psychotherapie zu senken und auf dieses Gebiet einen deutlichen Schwerpunkt zu legen.

Das angelegte Therapiekonzept umfasst hierbei einen so genannten Grundkurs mit 6 Einheiten von 90 Minuten Dauer, der jedoch bereits hier interdisziplinär durch den Orthopäden, den Physiotherapeuten und den Psychotherapeuten durchgeführt wird.

Der Grundkurs umfasst verschiedene Einheiten. Bestandteil der Einheiten sind Teile der herkömmlichen Rückenschule und der Vermittlung der entwicklungsgeschichtlichen, anatomischen und pathologischen Vorgänge der Wirbelsäule und der Vermittlung bio-psycho-sozialer Zusammenhänge und die Auswirkung auf unsere Gesellschaft. Darüber hinaus erfolgt eine möglichst individuelle Beratung über eine weitere sinnvolle orthopädische Behandlung und eine Verbesserung der so genannten „Wirbelsäulenumwelt" in Arbeit, Familie und Freizeit. Neben diesen eher mechanistischen Hilfsmitteln legt Brunner jedoch bereits im Grundkurs einen großen Wert auf die Vermittlung entsprechender Entspannungsverfahren. Im Team werden somit Indikationen zur Durchführung einer progressiven Muskelrelaxation (PMR) nach Jacobson oder zum Beginn eines autogenen Trainings (AT) nach Schultz gestellt. Darüber hinaus erfolgen durch den Psychotherapeuten imaginative Verfahren sowie Atemrhythmusentspannungen und Hypnosetechniken. Ziel dieser Übungen ist die Wahrnehmungslenkung des chronischen Schmerzpatienten hin zur kognitiven Umstrukturierung mit dem Ziel der Bewältigung seiner Schmerzsituation.

Möglichst unter Führung eines Schmerztagebuches soll hierbei der Teilnehmer im Umgang mit seinen Schmerzen kompetenter gemacht werden und bei bestimmten Stufen des Schmerzes unter Kontrolle einer visuellen Analogskala eigenkompetente Verhaltensmuster der Bewältigung durchführen. Angestrebt wird hierbei, dass der Patient aus eigener Sicht die jeweilige Ursache seiner Schmerzverstärkung zum jeweiligen Zeitpunkt im Schmerztagebuch vermerkt, um sowohl den Therapeuten, aber vermehrt sich selbst, im Laufe der Beobachtung Zusammenhänge zwischen seiner persönlichen Situation und seiner Schmerzempfindung und -bewältigung erkennen zu lassen.

Nach und neben dem 6-mal 90-minütigen Grundkurs bietet das Gesamtprogramm „KAARST AKTIV" weitere Möglichkeiten der kontinuierlichen Betreuung:
- Die Fortsetzung und Intensivierung der körperlichen Aktivierung durch verordnete physikalische Therapie als Einzel- oder Gruppentherapie beim zugehörigen Institut des Physiotherapeuten,
- die Vertiefung der seelischen Bewältigung körperlicher Erkrankung durch verhaltenstherapeutische Einzel- oder Gruppengespräche beim Psychotherapeuten sowie
- die Teilnahme an einem ganzheitlich ausgerichteten so genannten „Rückentreff" jeden Samstagvormittag für ca. 2 Stunden unter erneuter interdisziplinärer Betreuung.

Hierbei wird den Teilnehmern die Möglichkeit geboten, ausgehend von seinem jeweiligen „Krankheitsgefühl", die Therapiegruppen zu wechseln.

■ Ergebnisse einer Studie

Der Wert eines jeglichen Therapiekonzeptes muss sich am objektiven Behandlungsergebnis messen lassen, in das natürlich auch subjektive Momente einfließen in Form der visuellen Analogskala zur Darstellung des Schmerzausmaßes bzw. der Schmerzentwicklung unter der Therapie.

Eingehend auf die Ergebnisse der Studie ergibt sich eine Fragebogenaktion bei den 415 Teilnehmern des Grundkurses und eine Auswertung der Behandlungsunterlagen bei 212 Patienten aus eigener Praxis, die den Grundkurs vollständig absolviert haben. Im Rahmen der Fragebogenversendung erreichten wir einen Rücklauf von ca. 65% und von den 270 Rückantworten ergeben sich nur 18 (6,6%) Therapieabbrecher, sodass insgesamt 252 Fragebögen vollständig ausgewertet werden konnten. Die Therapieabbruchrate von 18 (4,3%) Teilnehmern entspricht hierbei auch der Gesamtabbruchrate bezogen auf die 415 Gesamtteilnehmer.

Signifikante Unterschiede ergeben sich jedoch bereits aus dem Fragebogen unter Berücksichtigung der jeweiligen Arbeitsunfähigkeitszeiten. Auffällig ist hier die geringe Verschiebung bei den Patienten, die sich als dauerkrank einstufen, vor Absolvierung des Trainingsprogramms 6 (2,4%), danach 5 (1,9%). Signifikante Verschiebungen zeigen sich in den Angaben zu Krankheitshäufigkeit und -dauer (Tab. 3.1).

Noch deutlicher wird dieser Trend bei der Untersuchung der 212 Patienten aus der eigenen Praxis. Hierbei ergeben sich bei einem durchschnittlichen Beobachtungszeitraum über 52 Monate in 26 Monaten vor Durchführung des Trainingsprogramms 1082 Tage einer attestierten Arbeitsunfähigkeit und im Beobachtungszeitraum 26 Monate nach Durchführung des Grundkurses nur noch 277 Tage einer attestierten Arbeitsunfähigkeit.

Neben dieser deutlichen Reduzierung der Angaben über häufige und gelegentliche Krankschreibung sowie der objektiven Verminderung der attestierten Arbeitsunfähigkeitstage darf darauf hingewiesen werden, dass bei den 252 untersuchten chronischen Rückenschmerzpatienten im Zeitraum vom Januar 1993 bis Dezember 1996 keine Wirbelsäulenoperation durchgeführt werden musste. Unter den Teilnehmern finden sich 8 (3,3%) Patienten mit einmalig voroperierter Wirbelsäule und 2 (0,5%) Patienten mit einer Mehrfachoperation im Bereich der Lendenwirbelsäule unter Durchführung einer abschließenden Spondylodese.

Die Frage nach der Behandlungssituation und Behandlungshäufigkeit der Kursteilnehmer erfährt eine signifikante Veränderung und beweist eine deutlich größere Eigenkompetenz in der Bewältigung der Schmerzsituation (Tab. 3.2 und 3.3).

Tabelle 3.1. Angaben zur Krankheitshäufigkeit und -dauer.

Krankheitshäufigkeit und -dauer	Vorher	Nachher
■ Häufig krank (mehr als 10 Wochen pro Jahr)	23 (8,1%)	16 (6,2%)
■ Gelegentlich krank (2–4 Wochen pro Jahr)	131 (52,1%)	95 (37,8%)
■ Ohne Krankschreibung	92 (36,4%)	136 (54,1%)

Tabelle 3.2. Behandlungssituation. Frage: „Findet bei Ihnen eine Behandlung statt?"

	Vorher	Nachher
■ Keine Behandlung	15 (5,7%)	93 (36,8%)
■ Durch den Hausarzt	17 (6,7%)	23 (9,2%)
■ Durch den Orthopäden	214 (85,2%)	132 (52,5%)
■ Im Krankenhaus	6 (2,4%)	4 (1,5%)

Tabelle 3.3. Behandlungshäufigkeit. Frage: „Wie oft findet eine Behandlung statt?"

	Vorher	Nachher
■ Keine Behandlung	12 (4,8%)	93 (36,8%)
■ Selten (2-mal pro Jahr)	75 (29,4%)	82 (32,5%)
■ Gelegentlich (bis 7-mal pro Jahr)	84 (33,5%)	45 (17,7%)
■ Öfter (2-mal pro Monat)	52 (20,5%)	41 (16,3%)
■ Dauernd (1-mal pro Woche)	29 (11,5%)	12 (4,8%)

Unter der weiteren Auswertung der objektiven Behandlungsdaten aus der Behandlungssituation der 212 Patienten aus eigener Praxis kann die Veränderung in deutlicher Weise dokumentiert werden und stellt einen bedeutenden Kosten einsparenden Faktor dar.

Im Beobachtungszeitraum von 52 Monaten reduzierten sich auch die bei dem selektierten Patientengut der chronischen Schmerzpatienten durchgeführten wirbelsäulennahen Injektionen in unserer Praxis (Tab. 3.4).

Auch die weiteren in unserer Praxis durchgeführten Maßnahmen der orthopädisch-ambulanten Schmerztherapie zeigen dabei eine signifikante Reduzierung (Tab. 3.5).

Des Weiteren ergibt sich im Rahmen der Behandlung eine signifikante Reduzierung der notwendigen verordneten Therapie (Tab. 3.6).

Diese Erkenntnisse aus den vorliegenden Behandlungsdaten untermauern deutlich die Angabe aus dem ausgewerteten Zahlenmaterial der 252 Fragebögen über die Medikamenteneinnahme (Tab. 3.7).

Tabelle 3.4. Anzahl der wirbelsäulennahen Injektionen bzw. Infusionen im Beobachtungszeitraum.

Wirbelsäulennahe Injektionen (Infusion)	Vorher	Nachher
■ Intramuskulär	1683	1334
■ Infusion	1182	466

Tabelle 3.5. Chiropraktische Eingriffe und physikalische Therapiemaßnahmen im Beobachtungszeitraum.

	Vorher	Nachher
■ Chiropraktische Eingriffe an der Wirbelsäule	2435	1272
■ Eigendurchgeführte physikalische Therapie	3806	1078

Tabelle 3.6. Verordnete Therapie im Beobachtungszeitraum.

Verordnete Therapie	Vorher	Nachher
■ Medikamente (Rezept N1)	153	43
■ Physikalische Therapie (Rezept mit 6 Anwendungen)	559	173

Tabelle 3.7. Medikamenteneinnahme. Frage: „Nehmen Sie auf Grund Ihrer Rückenschmerzen Medikamente ein?"

	Vorher	Nachher
■ Keine	96 (38,3%)	147 (58,4%)
■ Selten (bei Bedarf)	79 (31,1%)	56 (22,0%)
■ Gelegentlich (1-mal pro Monat)	39 (15,3%)	27 (11,0%)
■ Oft (3-mal pro Woche)	32 (12,9%)	17 (6,7%)
■ Täglich	6 (2,4%)	5 (1,9%)

Natürlich kann im Rahmen der Untersuchung nicht völlig ausgeschlossen werden, dass hierbei ein Teil der Patienten aus den unterschiedlichsten Gründen den Behandler gewechselt haben. Andererseits zeigen die Teilnehmer am Programm „KAARST AKTIV" eine ausgesprochen starke Bindung an die beteiligten orthopädischen Praxen, wohingegen bei den untersuchten Patientenkarteien eine „Weiterbehandlung" durch z.B. leichte Unfallbehandlungen oder durch Einlagenversorgungen festzustellen ist.

Auch eine Änderung des Behandlungsverhaltens durch den Behandler selbst erscheint nicht wahrscheinlich, da unsere Praxis frühzeitig zur Be-

Tabelle 3.8. Schmerzhäufigkeit. Frage: „Wie oft haben Sie Rückenschmerzen?"

	Vorher	Nachher
Selten	9 (3,8%)	60 (23,9%)
Gelegentlich	72 (28,7%)	131 (52,2%)
Oft	116 (46,4%)	46 (18,2%)
Dauernd	53 (21,1%)	15 (5,7%)

Tabelle 3.9. Schmerzintensität.

Schmerzscore nach VAS	Vorher	Nachher
0 kein Schmerz	1 (0,5%)	2 (1,0%)
1	6 (2,4%)	34 (13,4%)
2	11 (4,3%)	43 (17,2%)
3	27 (10,5%)	48 (19,1%)
4	25 (10,0%)	38 (14,8%)
5	57 (22,5%)	45 (17,8%)
6	40 (15,8%)	23 (9,1%)
7	32 (12,9%)	6 (2,4%)
8	40 (15,8%)	12 (4,8%)
9	11 (4,3%)	0 (0,0%)
10 unerträglicher Schmerz	2 (1,0%)	1 (0,5%)

handlung chronischer Schmerzpatienten nach dem Bundesmantelvertrag zugelassen worden ist. Unter Auswertung der Patientenkarteien konnte somit bei 131 von 212 Patienten (61,8%), bei 212 Probanden nach Durchführung des Grundkurses ein behandlungsfreies Intervall, bezogen auf die chronischen Rückenschmerzen, von durchschnittlich 14 Monaten erreicht werden. Unter der Berücksichtigung der weiteren Auswertung der 252 vorliegenden Fragebögen legten wir einen besonderen Wert auf die Feststellung der Veränderung in der Schmerzsituation der Teilnehmer und der daraus resultierenden wichtigen Frage nach dem Gefühl der persönlichen Beeinträchtigung durch den Schmerz. Es ergeben sich sowohl in den Angaben über die Schmerzhäufigkeit (Tab. 3.8) als auch in den Angaben der Schmerzintensität anhand der vorgelegten visuellen Analogskala signifikante Verschiebungen zur reduzierten Schmerzempfindung (Tab. 3.9).

Wir finden hier 169 (67%) der Patienten vor Durchführung des Grundkurses in den Schmerzstufen 5-8 und nach Durchführung des Aktivprogramms bereits 163 (65%) der Patienten in den Schmerzstufen 1-4.

69 (27,7%) der Patienten geben hierbei keine Änderung des Schmerzscores an, dabei verzeichnen 138 (54,6%) der Patienten eine Reduzierung des

Schmerzscores um bis zu 3 Stufen und 45 (17,7%) der Patienten sogar von 4 und mehr Stufen. In keinem der Fälle ist eine Verschlechterung der Schmerzscoreangabe zu verzeichnen.

In Relation zur Schmerzsituation ergibt sich bei 76 (30,1%) der Patienten keine Änderung des Befindens, aber in 129 (51,2%) Fällen eine Verbesserung der Befindlichkeitssituation um bis zu 3 Stufen und in 47 (18,7%) Fällen sogar eine Verbesserung des Wohlbefindens um über 4 Stufen.

In der Spitze verzeichnen 4 (1,4%) der Patienten eine Verbesserung des Wohlbefindens um volle 8 Stufen.

Zusammenfassung

Das Therapiekonzept „KAARST AKTIV" beinhaltetet eine interdisziplinäre, verhaltenstherapeutische, begleitende Betreuung chronischer Rückenschmerzpatienten der Chronifizierungsstadien I und II nach Gerbershagen in der ambulanten orthopädischen Schmerztherapie.

Das Therapiekonzept versucht hierbei, eine medizinische, psychologische und physiotherapeutische Intervention unter fortgesetzter orthopädisch-ambulanter Therapie als eine Einheit von Beginn der Therapie an zu erreichen.

Seit Januar 1993 haben 415 Teilnehmer an diesem Programm teilgenommen. Es erfolgte eine Nachuntersuchung der Behandlungsergebnisse anhand von 252 vollständig ausgewerteten Fragebögen und die Untersuchung der Behandlungsergebnisse bei 212 Patienten aus eigener Praxis unter Berücksichtigung der Behandlungsunterlagen. Die Nachuntersuchung beweist den Trend zur besseren Schmerzbewältigung der Teilnehmer unter Verbesserung der Befindlichkeit sowie eine signifikante Abnahme der notwendigen orthopädisch-ambulanten Therapie unter erheblicher Kostenreduzierung im Beobachtungszeitraum von 1993 bis 1996.

Literatur

Brunner HE (1997) Kaarst Aktiv. Follow-up-Studie über die Ergebnisse einer interdisziplinär durchgeführten Patientenbetreuung bei chronischen Rückenschmerz-Patienten. IGOST Themenheft

4 Konservative Therapie

L. Brückner, K.-S. Pieper, U. Neumann, H. Ziegenthaler

■ Einleitung

Die Bearbeitung des Themas als Vortrag in einem vorgegebenen zeitlichen Rahmen ist allumfassend gar nicht möglich, da zuerst zwischen der Akut- und Subakut-Behandlung und der rehabilitativen Behandlung nach einem akut konservativ bzw. operativ behandelten Bandscheibenschadens unterschieden werden muss. Demzufolge konzentrieren wir uns auf die Behandlung der Subakut- bzw. Nachbehandlungsphase eines akut konservativ oder operativ behandelten Bandscheibenschadens.

In diesen Phasen der Behandlung gibt es u.a. neben den passiven physiotherapeutischen Maßnahmen (Massagen, Hydrotherapie, Elektrotherapie, Ultraschall), der Schmerztherapie (systemische Analgetika, allgemeine Injektionstherapien, radiologisch gestützte Injektionsverfahren wie z.B. epidurale Steroidinjektionen, selektive Nervenwurzelblockaden, ISG-Injektionen), der psychologischen Behandlung, besonders die aktive Behandlung in Form der Ergotherapie (Schulung von Gebrauchsbewegung, Hilfsmittelversorgung) und der **Krankengymnastik** bzw. der **Medizinischen Trainingstherapie**.

Wir greifen die im Rahmen eines Bandscheibengeschehens möglichen Veränderungen in der Statik mit ihren Auswirkungen auf die Sensomotorik und die Wirbelsäulen stabilisierende Muskulatur heraus und versuchen daraus die Bedeutung konservativer Therapiestrategien im Rahmen der **Krankengymnastik** bzw. der **Medizinischen Trainingstherapie** abzuleiten. Es wird sich zeigen, dass es sich dabei zum Teil um eine Wechselbeziehung mit einem Einfluss auf die Bandscheibe und andererseits durch den Bandscheibenschaden auf die Muskulatur handelt (Abb. 4.1).

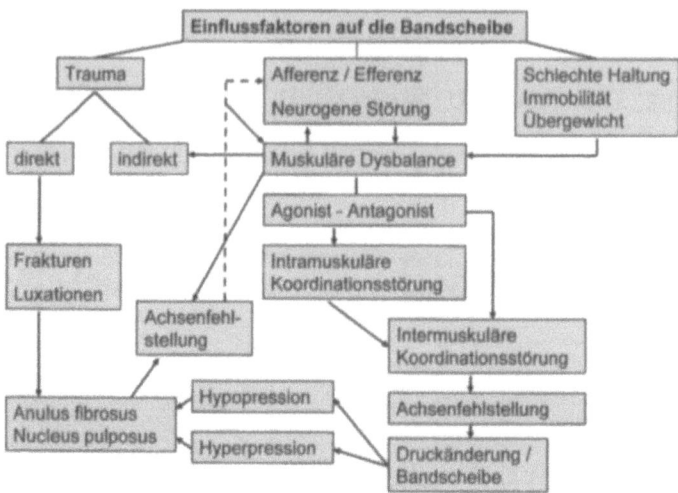

Abb. 4.1. Einflussfaktoren auf die Bandscheibe. Umgekehrt können Bandscheibenschäden durch Störung der Afferenz Einfluss auf die Muskulatur nehmen.

Veränderungen beim Bandscheibenschaden

- Veränderung der Statik im Wirbelsäulensegment
- Störung der Sensomotorik
- Auswirkungen der Veränderung von Statik und Sensomotorik auf die Wirbelsäulen stabilisierende Muskulatur.

Veränderung der Statik im Wirbelsäulensegment

Krämer et al. [8] haben das osmotische Verhalten der Bandscheibe in Abhängigkeit vom Wechselspiel des hydrostatischen und des onkotischen Druckes mit Einfluss auf die Ausdehnung der Bandscheibe dargestellt.

Die druckabhängigen Flüssigkeitsverschiebungen führen letztlich zu messbaren Volumen- und somit zu Höhenänderungen der Bandscheibe. Weitere Belastungen, z.B. durch das Tragen schwerer Gegenstände, haben eine über das physiologische Maß hinausgehende Flüssigkeitsabgabe und Volumenminderung und somit stärkere statische Belastung des Annulus fibrosus und der kleinen Wirbelgelenke zur Folge.

Krämer wies nach, dass im Stehen bei Lordose die ventralen und im Sitzen bei Kyphose die dorsalen Bandscheibenabschnitte besser diffundiert werden.

Tritt ein osmotisches Missverhältnis auf, können die Bandscheiben ihre mechanische Aufgabe nicht mehr ausreichend wahrnehmen. Somit wird der von den Wirbelgelenken geführte Drehpunkt der Bandscheibe verschoben.

Die damit verbundene Dezentralisierung des Nucleus pulposus bei ungleichmäßiger Belastung der Wirbelsäulensegmente ist für Bandscheiben induzierte Schmerzen und letztlich deren Prophylaxe von Bedeutung.

In diesem Zusammenhang sind die indirekt durch die Bandscheibenveränderung bedingten Beschwerden an den kleinen Wirbelgelenken nicht zu unterschätzen. Bedingt durch die ventral der kleinen Wirbelgelenke aufgetretenen funktionellen und morphologischen Veränderungen, zeigen sie selbst Änderungen im Volumen bzw. in der Höhe des Knorpels mit Auswirkungen auf die sie umgebende Gelenkkapsel. Die Wirbelgelenkflächen werden besonders in der Lendenlordose ineinander gepresst. Die damit verursachte pathologische Spannung an der Kapsel mit ihren eingelagerten propriozeptiven Sensoren bedingt eine **Verstellung des für die muskuläre Koordination so wichtigen afferenten Signals (Propriozeption)**.

Des Weiteren wird die Pufferungsfunktion der Bandscheiben herabgesetzt.

Folglich kommt es zur Degeneration der Bandscheiben mit Überbeanspruchung der Längsbänder. Der Drehpunkt des Bewegungssegmentes wird bei Reklination hinter das hintere Längsband verlagert.

Dem Wechsel der Körperposition und den damit verbundenen unterschiedlichen Belastungsdrücken passen sich die Bandscheiben an.

Nach Nachemson [16] konnte der Druck durch direkte In-vivo-Messungen z.B. für die unteren lumbalen Bandscheiben im Liegen zwischen 15 und 25 kp (150–250 N), im Stehen mit ca. 100 kp (1000 N) und im Sitzen mit 150 kp (1500 N) bestimmt werden. Entsprechende Steigerungen zeigen sich beim Tragen und Heben schwerer Lasten sowie beim Bücken.

Fink et al. [6] beschreiben auf Basis des Bandscheibenschadens schon präoperativ segmentale Hypermobilitäten. Dabei sind die Segmente über und unter dem nukleotomierten Segment betroffen.

Störung der Sensomotorik

Die im vorigen Abschnitt dargestellten, sich statisch auf die Wirbelsäule ungünstig auswirkenden Veränderungen führen durch Verstellung des propriozeptiven afferenten Signals, z.B. über Mechanorezeptoren im Foramen intervertebrale (Abb. 4.2 a, b), zu einem ebenso fehlerhaften efferenten Signal und somit zu einer Störung der muskulären Balance (Dysbalance). Daraus resultiert wiederum eine ungünstige Beeinflussung der Statik, welche zusammen mit der unter Stress gekommenen Muskulatur Schmerzen über verstärkt erregte Nozizeptoren als Warnsignal erzeugt.

Comerford u. Mottram [3] beschreiben mit ihrem Modell über allgemeine Bewegungsstörungen und schlechte Haltungskontrolle, wie sie letztlich auch bei Bandscheibenschäden vorkommt, das funktionelle Ungleichgewicht der Muskulatur. Dieses Ungleichgewicht produziert einen richtungsspezifischen Stress und Spannung auf u.a. myofasziales Gewebe und Bindegewebe, wodurch bei Überlastung Schmerz und Pathologie ausgelöst wird.

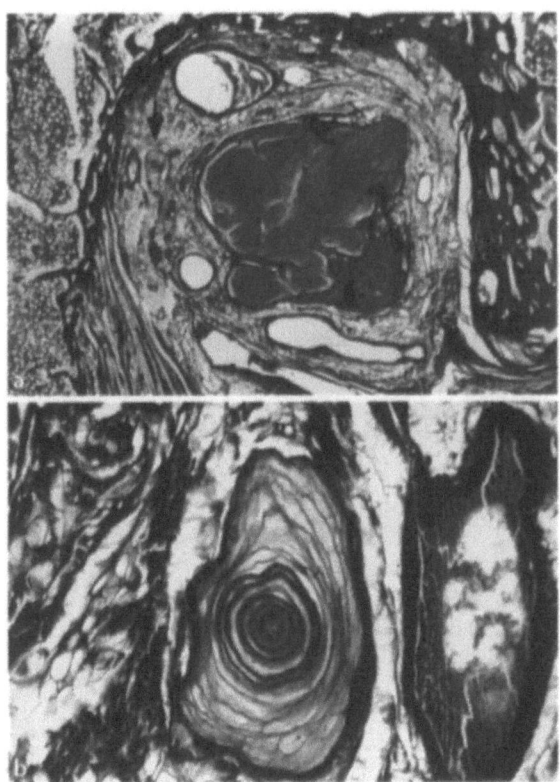

Abb. 4.2. **a** Histologischer Schnitt durch das Foramen intervertebrale C2. Mechanorezeptor (s. Pfeil). **b** Mechanorezeptor neben einem Gefäß liegend (Vergrößerung).

Schmerz und Pathologie bewirken dann eine Störung der Rekrutierung der lokal stabilisierenden Muskeln. Das führt zu einer Prädisposition des Wiederauftretens des globalen Ungleichgewichtes bzw. zu einem schnelleren Auftreten degenerativer Veränderungen.

Krämer et al. [8] beschreiben, dass bei einem Bandscheibenschaden die bewegungshemmende oder stoßdämpfende Funktion des Bandscheibengewebes wegfällt. Dadurch werden die von den starken Rückenmuskeln ausgelösten Bewegungsausschläge unkontrolliert und nicht gebremst auf die Wirbelsäule übertragen, was wiederum zu Beschwerden in den kleinen Wirbelgelenken führt.

Das sensomotorische System als aktive Komponente des Stütz- und Bewegungssystems hat während der Bewegungsausführung gleichzeitig zwei miteinander verknüpfte Aufgaben zu erfüllen:

- Das Antizipieren, Programmieren und Ausführen der gewünschten Bewegung (Zielmotorik) in einem rückgekoppelten und damit geregelten Prozess, wofür Muskeln oder Muskelgruppen im „richtigen" Zeitintervall (timing) mit der angepassten Kraft und Kontraktionsgeschwindigkeit eingesetzt werden.
- Die aktive statische oder dynamische Sicherung und Stabilisierung von Haltung, Stellung und Gleichgewicht (Stützmotorik) als immanenter Be-

standteil jeder willkürlichen sensomotorischen Handlung (Nutzung der komplexen sensomotorischen Grundbausteine von Rückenmark, Hirnstamm-Kleinhirn: Längen-Kontroll-System, Fremdreflexe, Halte- und Stellreflexe, statokinetische Reflexe) [9].

Auswirkungen der Veränderungen von Statik und Sensomotorik auf die Wirbelsäulen stabilisierende Muskulatur

Die Muskulatur, die wesentlich an der Stabilität und Mobilität des Bewegungssegmentes Anteil nimmt, ist in den einzelnen Abschnitten unterschiedlich organisiert, wobei besonders die segmentale Anordnung als auch die funktionelle Kopplung der Segmente auffällt.

Muskulär wird zwischen dem medialen und dem lateralen Trakt, die beide über mehrere Segmente bilateral hinwegreichen, unterschieden. Die genannten Systeme sind über die nervale Steuerung, den Ramus dorsalis des jeweiligen Spinalnerven mit seinen Ramus medialis et lateralis, miteinander verbunden.

Von funktioneller Bedeutung ist neben der Topographie auch der **feinstrukturelle Aufbau der autochthonen Rückenmuskulatur** (Abb. 4.3 und Abb. 4.4).

Es zeigt sich, dass in den lordotischen Abschnitten der Wirbelsäule die tiefliegenden Muskeln einen relativ hohen Anteil an Slow-twitch-Fasern aufweisen (>63%), während im Bereich der Kyphose und in oberflächlich gelegenen Muskeln der Anteil der Fast-twitch-Fasern mehr als 45% betragen kann [11].

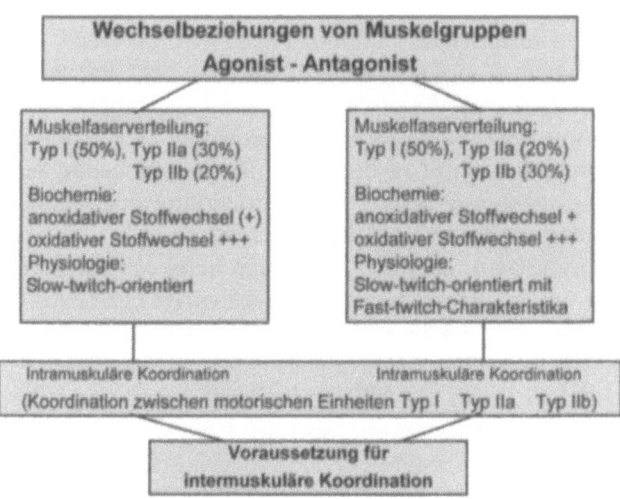

Abb. 4.3. Normale Wechselbeziehungen von Muskelgruppen als Voraussetzung für intermuskuläre Koordination [18].

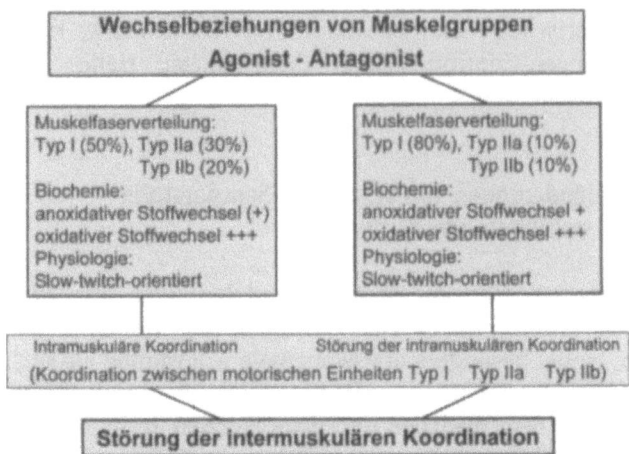

Abb. 4.4. Wechselbeziehungen von Muskelgruppen bei gestörter intermuskulärer Koordination [18].

Dabei ist, wie Untersuchungen von Pieper et al. [19], Thorstenson u. Carlson [22] und Rantanen et al. [20] zeigen, von der bilateralen Symmetrie der Faserverteilung auszugehen, die bei einer idiopathischen Skoliose im M. spinalis und insbesondere im M. multifidus gestört ist. Dies ist als Hinweis darauf zu werten, dass nicht nur die intermuskuläre Balance für die Aufrechterhaltung der Symmetrie von Bedeutung ist, sondern dass in einem viel höherem Maße noch die intramuskuläre Koordination zwischen den Slow- und Fast-twitch-Einheiten eine „conditio sine qua non" darstellt.

In diese Richtung weisen auch Untersuchungen, die eine Beziehung zwischen dem „low back pain" und einem vermehrten Anteil an Fast-twitch-Fasern nachweisen konnten [12].

Steffen et al. [21] und Wittenberg et al. [23] wiesen nach, dass es nach Entnahme von Bandscheibengewebe zu biomechanischen Veränderungen kommt, die zu einer unzureichenden Vorspannung des M. multifidus führen. Die damit verbundene nicht ausreichende Feinjustierung des Bewegungssegmentes bedingt eine Verkantung des Segmentes mit einer nachfolgenden sogenannten Gelenkblockierung.

Andrews u. Lavyne [2] konnten beim Vergleich von 2 Operationsverfahren des lumbalen Bandscheibenschadens (Standard-Operation-Technik/Mikro-Technik) nachweisen, dass die Leistungsfähigkeit der Muskulatur nach bandscheibenbedingten Operationen entscheidend für den Genesungsprozess und damit die Wiedereingliederung in das Arbeits- und Freizeitleben ist. Sie fanden, dass die Zeit der Rekonvaleszenz beim invasiveren Verfahren mit der Ablösung der Muskulatur über 2 lumbale Segmente (L4 bis S1) mit 6,5 Wochen gegenüber der Mikro-Technik mit 3,8 Wochen wesentlich höher lag. Einen zweiten die Muskulatur beeinträchtigenden Faktor stellt die Abhängigkeit von der Anamnesedauer dar. Bei einer Anamnesedauer über 6 Monate soll die Verkürzung der Rekonvaleszenz im beschriebenen Ausmaße nicht mehr erreichbar sein.

Eine über längere Zeit bestehende muskuläre Dysbalance wird von Veränderungen in der Faserstruktur begleitet, die, wenn einmal aufgetreten, schwierig bzw. nicht mehr zu beseitigen sind.

Fidler et al. [5] und Zhu et al. [24] wiesen nach, dass es im M. multifidus zum Überwiegen der Typ-I-Fasern bei ansonsten schon höherem Anteil im lumbalen Anteil des M. erector spinae kommt. Wie Andersen u. Henriksson [1] feststellten, lässt sich durch Training der Anteil an Typ-II-Fasern im Verhältnis II a/II b zugunsten der II a-Fasern verändern. Im Gegensatz dazu ist bei Patienten mit „low back pain" der Anteil der Typ-II b-Fasern erhöht. Mannion et al. [12] diskutieren das Auftreten der Rückenschmerzen in Beziehung zur geringen Erschöpfungsresistenz dieser glykolytisch schnellen Fasern.

Klinisch resultiert durch die fortbestehende Tonuserhöhung über eine längere Zeit eine Verkürzung der tonischen Muskelgruppen (überwiegend Typ-I-Fasern). Die verkürzte tonische Muskulatur inhibiert auf Grund neuromuskulärer Gesetzmäßigkeiten die Aktivität der phasischen Muskulatur, die als Antagonist der tonischen Muskulatur fungiert.

Muskelmasse und Leistungsfähigkeit der phasischen Muskulatur (Typ-II a-/Typ-II b-Fasern) nehmen ab. Dies wiederum bewirkt eine weitere Verkürzung der tonischen Muskulatur. **Der Teufelskreis hat begonnen.** Der eigentliche Schutzmechanismus der Muskeltonuserhöhung bei Gelenkaffektionen (Bewegungssegment) verliert bei Ausbildung dieses Circulus vitiosus seine biologische Funktion und wird zum Störfaktor.

Eine besondere Bedeutung in der intersegmentalen Stabilisierung kommt dem M. multifidus, einem tiefen Anteil des M. erector spinae, der vom Querfortsatz eines Wirbelkörpers zum Dornfortsatz des nächst höheren verläuft [13, 14] zu.

Mit Hilfe der schnell reagierenden Typ-II-Fasern soll der Muskel bei plötzlichen, unvorhergesehenen Bewegungen und Rumpfbelastungen die Wirbelsäule (LWS) segmental stabilisieren.

Steffen et al. [21] haben die Wirkung des M. multifidus in einer Computersimulation, in der das Kraftpotential abgestuft mit 10 N, 20 und 40 N angenommen wurde, dargestellt. Es ließ sich zeigen, dass nach Panjabi et al. [17] die neutrale Zone in Flexion/Extension nach Bandscheibenoperation durch den M. multifidus reduziert und bei Annahme von 40 N-Zugkraft auf den Ausgangswert zurückgeführt werden konnte.

Frühere histochemische und morphometrische Untersuchungen (1982) [19] der beiden ersten Autoren dieses Beitrages zeigten, dass es bei idiopathischen Skoliosen konkavseitig zu einer relativen Zunahme der Zahl an FT-Fasern infolge der Abnahme ihres Volumens kam. Das galt für den M. spinalis und den M. multifidus.

Dieser Befund lässt sich am ehesten als neurogenes Gewebssyndrom nach Jerusalem deuten, ohne dass zunächst etwas über seine Ursache ausgesagt werden kann.

Natürlich darf man bei diesen Überlegungen die Drehfunktion der schrägen Bauchmuskulatur nicht außer Acht lassen.

Der Körper benötigt ein weiteres Aufrichtesystem. Dieses System liegt ventral und kann unter Beteiligung der „wassergefüllten Bauchblase", der Bauchmuskulatur und anderer Muskeln aktiviert werden.

Mitbestimmt wird die muskuläre Dysbalance auch durch psychische Einflüsse, die zur Tonusverstärkung führen können. Die Psyche muss also mitbehandelt werden.

Es ergibt sich also die Konsequenz, die Rumpf- und proximalen Extremitätenmuskeln, welche zu den funktionellen Bestandteilen des Bewegungssegmentes gehören, zu beüben und zu trainieren. Dabei sollte man mit der Krankengymnastik in der Rehabilitation erst beginnen, wenn die Schmerzen weitestgehend abgeklungen sind. Die wichtigsten Maßnahmen stellen Koordinations- und Muskelkräftigungsübungen dar.

Nach Laube [9] sollten die folgenden aktiven Inhalte ein Therapieprogramm zur Prävention und Therapie einer sensomotorischen Koordinationsstörung prägen.

- Primäre und sekundäre Prävention des Untrainierten
  1. Vielfältige, jeweils stabil wiederkehrende koordinative Anforderungen
     - Gleichgewichtsaufgaben unter Nutzung definierter Trainingsmittel (z. B. auf dem Therapiekreisel, instabile Unterlagen, usw.).
  2. Vielfältige, mit einem hohen Grad an zufälligen sensomotorischen Situationen verknüpfte koordinative Anforderung
     - sensomotorische Zielstellung im Rahmen von Spielen.
  3. Training der Ausdauerleistungsfähigkeit (insbesondere der Langzeitausdauer) mit Belastungsdauern von 30–45 (60) Minuten
     - Sie ist die einzige sensomotorische Therapieform, die zur aktiven Verbesserung der Mikrozirkulation des Muskels führen kann und die aerobe Kapazität der Muskelfasern erhöht.
     - Das Training der Koordination und der Ausdauer sind die grundlegenden Therapieinhalte bei Beginn des Programms. Sie werden parallel eingesetzt. Die später eingesetzte Bewegungsform des Krafttrainings wird koordinativ vorbereitet.
  4. Training der Kraft(Ausdauer)fähigkeit
     - Auf der Grundlage einer korrekten Koordination.
- Tertiäre Prävention (z. B. nach Immobilisation, Operation)
  1. Training der sensomotorischen Koordination und der Ausdauer für die gesunde belastbare Körperregion.
  2. Versuch der Wiederherstellung der vollständigen willkürlichen Aktivierungsfähigkeit der betroffenen Muskeln (intramuskuläre Koordination).
  3. Versuch der zeitlichen Wiedereingliederung der Muskulatur in das sensomotorische Ansteuerungsmuster bei vielfältigen, jeweils stabil wiederkehrenden koordinativen Anforderungen (intermuskuläre Koordination). Korrektur des erkrankungsbedingt geänderten sensomotorischen Verhaltens bei Alltagsbelastungen.

Darauf müssen die **Krankengymnastik** als aktive Therapieform mit Ausrichtung auf die koordinative Funktion und systematisch die **Medizinische Trainingstherapie** eingestellt werden.
Auch wenn es unmöglich ist, durch strukturelle Veränderungen den ursprünglichen funktionellen Zustand wieder herzustellen, so muss dennoch das Ziel angestrebt werden, dass die Muskulatur wieder zeit- und intensitätsgerecht an den Bewegungen teilnehmen kann (Laube und Hildebrandt, 2000).

4. Möglichst schneller Beginn des Trainings der Ausdauerleistungsfähigkeit
(Cave: Belastbarkeit); das Ziel ist, die mit der Immobilisation direkt verbundenen strukturellen Muskelveränderungen zu stoppen. Damit wird auch die Durchblutung des Muskels stabilisiert bzw. verbessert.
5. Training der Kraft(Ausdauer)fähigkeit auf der Grundlage einer korrekten Koordination.

Laube [9] fasst zusammen und postuliert, dass immer die Propriozeption als Ausgangspunkt einer koordinativen Leistungsfähigkeit das sensomotorische System beeinträchtigt. Scheinbar sind die Arbeitsbedingungen der Propriozeption mit der Funktions- und Leistungsfähigkeit der Gewebe verbunden. Daraus ergibt sich eine qualitative Veränderung der Propriozeption (reversibles Stadium) und über den chronischen Degenerationsprozess des Muskelgewebes sowie der Bindegewebsstrukturen der Gelenke ein quantitativer Verlust (irreversibles Stadium) propriozeptiver Informationen mit den ungünstigen Auswirkungen auf Haltung und Bewegung einschließlich der Kontroll- und Korrekturmechanismen des sensomotorischen Systems.

■ Medizinische Rehabilitation – ein Stufenprogramm [25] (Abb. 4.5 a, b)

Primär gilt es, schon durch akut-medizinisches Handeln noch vorhandene Funktionen zu erhalten sowie Funktionsdefizite, so weit als möglich zu beseitigen.
In der darauffolgenden Rehabilitationsphase wird die Funktion im Sinne der Wiederherstellung verbessert und der Patient in seinem medizinischen sozialen Umfeld betrachtet.
So dokumentiert ein rehabilitierter Patient die geleistete Arbeit der Akut- und der Rehabilitationsklinik als Behandlungseinheit.
Hides et al. [7] konnten anhand von Ultraschalluntersuchungen des M. multifidus nach einer „Kreuzschmerzattacke" nachweisen, dass der Muskel atrophieren kann und seine Rehabilitation im 14-wöchigen Verlauf ohne Krankengymnastik einen signifikant schlechteren Erfolg zeigte. Sie vergleichen die Multifidusatrophie mit der Quadrizepsatrophie, z.B. nach posttraumatischen Zuständen, und gehen von einer Reflexhemmung der Alpha- oder Gammamotoneuronen auch ohne Schmerzempfindung aus.
Therapeutische Basis der Rehabilitation ist also die **Krankengymnastik**.

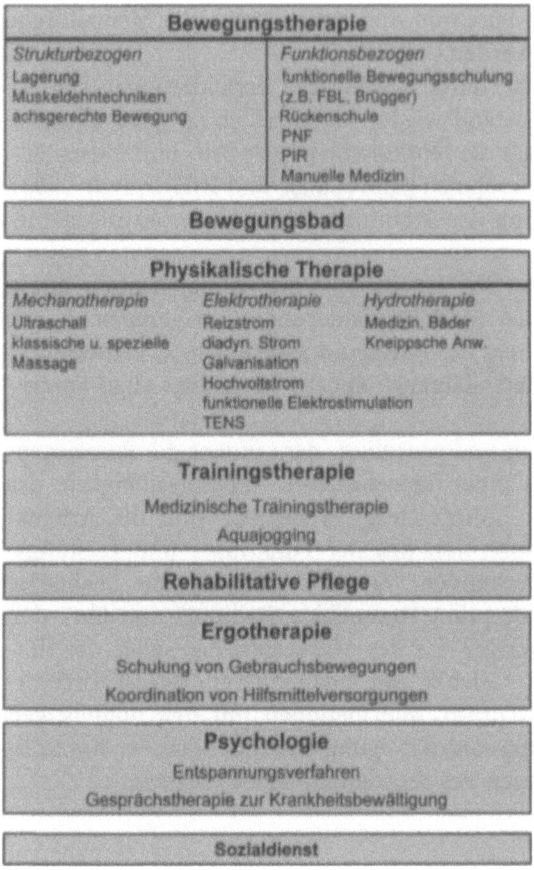

Bewegungstherapie

Strukturbezogen
Lagerung
Muskeldehntechniken
achsgerechte Bewegung

Funktionsbezogen
funktionelle Bewegungsschulung
(z.B. FBL, Brügger)
Rückenschule
PNF
PIR
Manuelle Medizin

Bewegungsbad

Physikalische Therapie

Mechanotherapie
Ultraschall
klassische u. spezielle
Massage

Elektrotherapie
Reizstrom
diadyn. Strom
Galvanisation
Hochvoltstrom
funktionelle Elektrostimulation
TENS

Hydrotherapie
Medizin. Bäder
Kneippsche Anw.

Trainingstherapie
Medizinische Trainingstherapie
Aquajogging

Rehabilitative Pflege

Ergotherapie
Schulung von Gebrauchsbewegungen
Koordination von Hilfsmittelversorgungen

Psychologie
Entspannungsverfahren
Gesprächstherapie zur Krankheitsbewältigung

Sozialdienst

Abb. 4.5. Elemente des Behandlungskonzeptes bei der Rehabilitation nach Bandscheibenschäden bzw. nach Operationen an der Wirbelsäule.

Ihr Ziel ist es, muskuläre Defizite durch Dehnung bzw. Kräftigung entsprechender Muskeln auszugleichen, die Feinabstimmung der posturalen Muskulatur zu verbessern sowie dem Entstehen chronischer Beschwerden frühzeitig entgegenzuwirken.

Jeder Therapeut bedient sich dabei unterschiedlicher Techniken, um möglichst funktionelle, ökonomische und vor allem schmerzfreie Bewegungen so oft zu facilitieren, dass diese automatisiert und in den Alltag übertragbar sind.

Die Summation exterozeptiver und propriozeptiver Reize erleichtert es dem Patienten, die neuen Bewegungen schneller nachspüren und damit umsetzen zu können.

Eine adäquate Qualifikation der Therapeuten (Krankengymnasten, Sporttherapeuten) in verschiedenen Techniken (PNF, FBL, Brügger, manuelle Therapie, Rückenmuskel kräftigende Sporttherapie und weitere) ist dabei eine unerlässliche Voraussetzung.

Krankengymnastische Übungen im Bewegungsbad sind unter Nutzung der Vorteile des Auftriebes bei gleichzeitiger Entlastung der Wirbelsäule ein wesentlicher Therapiebestandteil. Dabei nehmen die Schmerzen ab und das Bewegungsausmaß bzw. der Grad an Selbstständigkeit zu.

Aquajogging, in dem die Bewegung des Gehens unter Ausschaltung axialer Kräfte in schneller Reihenfolge wiederholt wird, kann die Kraftausdauer steigern.

Unter der Voraussetzung der ständigen Anwesenheit des Therapeuten, der im Bedarfsfall korrigierend eingreift, um z. B. Biegekräfte an der Wirbelsäule zu vermeiden, ist Medizinische Trainingstherapie eine sinnvolle Ergänzung der Krankengymnastik. Der Patient lernt seine Angstschwellen zu überwinden und über den AHB-Aufenthalt hinaus Verantwortung für weitere Therapie zu übernehmen.

Gleichermaßen begründet sich auch die Rückenschule.

All die Kräftigungs- und Dehnungsübungen helfen dem Patienten nur dann, wenn er lernt, dass neu Gewonnene im Alltag umzusetzen (korrekte Sitzhaltung, rückengerechtes Heben etc.).

Interdisziplinäre Zusammenarbeit zwischen Krankengymnasten und Ergotherapeuten ist dabei nicht zu ersetzen. Im Dialog werden Situationen am Arbeitsplatz und im Haushalt individuell analysiert und eine ergonomische Lösung vermittelt.

Während des stationären Rehabilitationszeitraumes können leider die erforderlichen Koordinations- bzw. Kräftigungsprozesse für die Rumpfmuskulatur nicht ausreichend bewältigt werden. Die Vermittlung der Unumgänglichkeit des weiteren selbständigen Übens über die folgenden Monate und Jahre ist daher zwingend notwendig.

Zusammenfassend kann festgestellt werden, dass man in den letzten Jahren durch das zunehmende Erkennen der biomechanischen und sensomotorischen Zusammenhänge in der aktiven konservativen Therapie nach einem Bandscheibenvorfall weiter gekommen, aber noch nicht weit genug ist.

■ Literatur

1. Andersen P, Henriksson J (1977) Training induced changes in the subgroups of human type II skeletal muscle fibers. J Physiol 270:677–690
2. Andrews DW, Lavyne MH (1990) Retrospective analysis of microsurgical and standard lumbar discectomy. Spine 15:329–335
3. Comerford MJ, Mottram SL (2001) Functial stability re-training: principles and strategies for managing mechanical dysfunction. Manual Therapy 6:3–14
4. Comerford MJ, Mottram SL (2001) Movement and stability dysfunction-contempory developments. Manual Therapy 6:15–26
5. Fidler MW, Jowett RL, Troup JDG (1975) Myosin ATPase in multifidus muscle from cases of lumbar spinal derangement. J Bone Joint Surg 57 B:220–227
6. Fink B, Kothe R, Browa A, Wiesner L, Schultz KP (1996) Die segmentale Hypermobilität der LWS vor und nach Diskektomie. Z Orthop 134:483–487
7. Hides JA, Richardson CA, Jull GA (1996) Multifidus muscle recovery is not automatic after resolution of acute, first-episode low back pain. Spine 21:2763–2769

8. Krämer J, Schleberger R, Hedtmann A (1997) Bandscheibenbedingte Erkrankungen, 4. Aufl, Thieme, Stuttgart New York
9. Laube W (2001) Koordination und sensomotorisches System in der Rehabilitation. In: Müller K, Becker S, Röhl K, Seidel EJ (Hrsg) Ausgewählte Aspekte der Physikalischen und Rehabilitativen Medizin. GFBB Verlag, Bad Kösen, S 103–111
10. Laube W, Hildebrandt HD (2000) Auswirkungen einer defizitären Propriozeption auf die Bewegungsprogrammierung – Koordinative Aspekte nach Kniegelenksverletzungen und bei Rückenpatienten. Orthopädie – Technik 51:534–550
11. Mannion AF, Dumas GA, Cooper RG, Espinosa FJ, Faris MW, Stevenson JM (1997) Muscle fibre size and type distribution in thoracic and lumbar regions of erector spinae in healthy subjects without low back pain: normal values and sex differences. J Anat 190:505–513
12. Mannion AF, Weber BR, Dvorak J, Grob D, Müntener M (1997) Fibre type characteristics of the lumbar paraspinal muscles in normal healthy subjects and in patients with low back pain. J Orthop Res 15:881–887
13. McIntosh JE, Bogduk N (1986) The detailed biomechanics of the lumbar multifidus. Clin Biomech 1:205–231
14. Morris JM, Breuner G, Lucas DB (1962) An electromyographic study of the intrinsic muscles of the back in men. Journal of Anatomy 96:509–520
15. Nachemson A (1966) The load on lumbar discs in different positions of the body. Clin Orthop 45:107–111
16. Nachemson A, Lewin T, Marondas A (1970) In vitro diffusion of dye through the end-plates and the anulus fibrosus of human lumbar intervertebral disces. Acta orthop scand 589:607–613
17. Panjabi MM, Goel VK, Takata K (1982) Physiological strains in lumbar spinal ligaments, an in vivo biomechanical study. Spine 7:192–201
18. Pieper KS (2000) Hyaliner Knorpel: Morphologie-Biochemie-Biomechanik in Abhängigkeit von muskulären Balancen/Dysbalancen. 10. Internationales Bad Klosterlausnitzer Symposium. Bad Klosterlausnitz, 08.04. 2000
19. Pieper KS, Matzen PF, Brückner L, Förster E, Paul I (1982) Die Mikrostruktur des M. spinalis und des M. multifidus bei Patienten mit idiopathischer Skoliose. Gemeinschaftstagung d. Ges. d. Anatomen und d. Ges. d. Physiologen der DDR. Rostock, 08.–11.12. 1982
20. Rantanen J, Rissanen A, Kalimo H (1994) Lumbar muscle fiber sice and type distribution in normal subjects. Eur Spine J 3:331–335
21. Steffen R, Nolte LP, Pingel TH (1994) Stellenwert der Rückenmuskulatur in der Rehabilitation der postoperativen segmentalen lumbalen Instabilität – eine biomechanische Analyse. Rehabilitation 33:164–170
22. Thorstenson A, Carlson H (1987) Fibre types in human lumbar back muscles. Acta Physiol 131:195–202
23. Wittenberg RH, Shea M, Krämer J, Hayes WC (1995) Biomechanische Untersuchungen zweisegmentaler lumbosacraler Stabilisation mittels Fixateur interne oder PMMA simulierten Fusionen. Z Orthop 133:123–129
24. Zhu XZ, Parnianpour M, Nordin M, Kahanovitz N (1989) Histochemistry and morphology of erector spinae muscle in lumbar disc herniation. Spine 14:391–397
25. Ziegenthaler H, Fehlberg G, Brückner L (1998) Rehabilitation nach Wirbelsäulenverletzungen bzw. Operationen an der Wirbelsäule – eine Herausforderung für das interdisziplinäre Rehabilitationssystem. Med OrthTech 118:160–165

5 Therapie des lumbalen Bandscheibenvorfalles aus physiotherapeutischer Sicht

D. ROBRECHT

■ Physiotherapeutische Befundung

Anatomie, Physiologie und Pathophysiologie des lumbalen Bandscheibenvorfalles setzt der Autor als bekannt voraus.

Wird der Patient nach der ärztlichen Untersuchung zum Physiotherapeuten zur konservativen Behandlung geschickt, muss als erstes eine ausführliche Befundung durchgeführt werden.

Anamnese

Neben den üblichen anamnestischen Erhebungen (Alter, Geschlecht, Beruf, usw.) sind zunächst die Schmerzsymptomatik, deren Lokalisation und die Ursache von entscheidender Wichtigkeit.

Meistens beginnt der Schmerz im Bereich der LWS, um sich dann in eine Gesäßhälfte zu verlagern und schließlich ins Bein auszustrahlen. Ist dabei ein Dermatom betroffen und sind gleichzeitig Sensibilität und/oder Motorik beeinträchtigt, gibt dies schon einen deutlichen Hinweis auf die Kompression eines Spinalnerven. Die Schmerzen nehmen bei Belastung zu.

Ist die Dura in der LWS irritiert, hat der Patient oft tiefsitzende Kreuzschmerzen, die ringförmig in beide Leisten und evtl. in die Oberschenkel ausstrahlen. Dabei führt eine Flexion der Wirbelsäule zur Schmerzverstärkung, manchmal reicht dabei ein Vorbeugen des Kopfes (HWS-Flexion) zur Reizung der Dura aus.

Die meisten Bandscheiben-Patienten haben schon lange Beschwerden, die schleichend zunehmen. Ein akutes Ereignis wie z. B. ein Verheben beim Tragen von Gegenständen ist wesentlich seltener.

Häufigster Faktor für die Erkrankung ist eine Fehlbeanspruchung der Wirbelsäule mit falschen Bewegungsmustern oft über Jahre. Ungünstige Konstitution und Statik beschleunigen dabei den Verschleiß noch zusätzlich.

Sichtbefund

Die meisten Patienten mit einem lumbalen Bandscheibenvorfall haben eine deutliche Schonhaltung. Dabei wird das betroffene Bein schmerzbedingt nicht voll belastet, die LWS wird entlordosiert.

Beim dorsomedialem Bandscheibenvorfall wird dabei das Becken selten zu einer Seite translatiert, hier überwiegt die Entlordosierung. Beim dorsolateralem Vorfall unterscheidet man zwei Entlastungstypen:
- Der Vorfall sitzt oberhalb des betroffenen Spinalnerven: Die Patienten neigen sich lateralflektorisch von der betroffenen Seite weg.
- Der Vorfall sitzt unterhalb des betroffenen Spinalnerven: Die Patienten neigen sich zur betroffenen Seite hin. Dieser Fall ist seltener.

In beiden Fällen wird der Vorfall durch die Schonhaltung vom Nerven „weggedrückt bzw. weggezogen" und dadurch der Schmerz vermindert.

Eine Atrophie der Beinmuskulatur kann man oft bei motorischen Ausfällen erkennen. Die Kennmuskeln und Reflexe seien hier noch einmal aufgeführt. Ist es bereits zu einer längeren Schonhaltung/Entlastungshaltung gekommen, ist oft die gesamte Beinmuskulatur betroffen.

Kennmuskeln und Reflexe

L3	M. quadriceps femoris, M. illiopsoas	Patellasehnenreflex
L4	M. quadriceps femoris, M. tibialis anterior	Patellasehnenreflex
L5	M. extensor hallucis longus, M. extensor digitorum brevis	Achillessehnenreflex
S1	Mm. peronei, M. triceps surae, M. glutaeus maximus	Achillessehnenreflex

Weiterhin sollte man eine Ganganalyse durchführen. In fast allen Fällen ist das Gangbild verändert, besonders natürlich bei motorischen Ausfällen oder Atrophien der Muskulatur.

Dabei beobachtet man bei einer Quadrizepsschwäche oft eine Instabilität des Kniegelenkes in der Standbeinphase, die durch eine Hyperextension kompensiert werden soll. Patienten berichten oft von einem „Wegknicken des Beines".

Bei einer Fußheberschwäche findet man eine stark veränderte Abrollphase. Bei einer Schwäche der Wadenmuskulatur ist die Abdruckphase vermindert.

Tastbefund

Ein erhöhter Tonus findet sich oft in den Muskeln, die den Körper in seiner Schonhaltung fixieren. Die atrophierte bzw. paretische Muskulatur ist dagegen sehr hypoton.

Bezogen auf die Haut finden sich oft Empfindungsstörungen im zugehörigen Dermatom. Dabei kann es zu den bekannten Schmerzausstrahlungen

mit Hypoqualitäten kommen. Die Kibler-Falte ist dabei in diesem Hautareal positiv.
Beachten sollte man auch die zugehörigen Arthrotome. Oft ist die Gelenkkapsel des zugehörigen Wirbelgelenkes druckschmerzhaft.

Neurologische Befundung

Die neurologische Befundung sollte folgende Punkte untersuchen:
- Prüfung der Sensibilität (siehe auch Tastbefund),
- Prüfung der Reflexe (wie bei der ärztlichen Untersuchung),
- Prüfung der Muskulatur auf Kraft und Beweglichkeit.

Die beim lumbalen Bandscheibenvorfall benötigten motorischen Schnelltests sind:
- der Zehenspitzengang (Testung M. triceps surae bei Vorfall L5/S1),
- der Fersengang (Testung M. extensor hallucis longus bei Vorfall L4/L5),
- der Fußaußenkantengang (Testung M. tibialis anterior bei Vorfall L3/L4).

Die neuralen Strukturen sollten mit den folgenden Tests untersucht werden:
- SLR (Straight-leg-raise) mit evtl. positivem Lasègue-Zeichen,
- Bragard-Test,
- Umgekehrter Lasègue,
- Slump-Test,
- Erb-Test.

Sie geben weitere Aufschlüsse über die Lokalisation der betroffenen Struktur.
Die Prüfung der Beweglichkeit sollte in der akuten Phase hubfrei erfolgen. Dabei sollen schmerzerleichternde Ausgangstellungen und Bewegungsrichtungen herausgefunden werden, die dann in der Therapie genutzt werden können. Verkürzte Muskulatur kann dabei die Einnahme von schmerzfreien/schmerzarmen Haltungen verhindern.

■ Behandlung

Akutstadium

Im Akutstadium steht die Schmerzlinderung im Vordergrund. Dabei muss die Schonhaltung des Patienten unbedingt berücksichtigt werden. Auf keinen Fall sollte man den Patienten „mit Gewalt" aus dieser Haltung herausbringen.
Beginnen sollte man in einer Entlastungslagerung, in der die Schonhaltung manchmal sogar verstärkt werden kann. Viele Patienten genießen es sehr, nach Tagen des Schmerzes einmal schmerzfrei liegen zu können.

Eine weitere Schmerzlinderung kann das Gehen mit Unterarmgehstützen sein, um zunächst einmal das betroffene Bein zu entlasten.

Im breiten Spektrum der physikalischen Therapie finden sich z. B. folgende Therapiemöglichkeiten:
- Hitzeanwedungen (Heiße Rolle) mit detonisierender Wirkung und Dämpfung des Parasympathikus,
- Fango/Heißluft,
- Elektrotherapie mit den unterschiedlichsten Formen (Hochvolt, Interferrenz, diadynamische Ströme, Quer- und Längsgalvanisation, usw.),
- Stanger-/Vierzellenbad,
- Massage und Weichteiltechniken,
- Ganzkörperkältetherapie (Kältekammer).

Krankengymnastisch ist die Aufhängung im Schlingentisch ein guter therapeutischer Behandlungsansatz, bei der der Patient zunächst einmal stabil (Mehrpunktaufhängung) und entlordosierend gelagert wird.

Intermittierende Traktion auf die LWS kann dann zur Dekompression und damit zur Schmerzlinderung beitragen. Außerdem wird der Stoffwechsel angeregt und schmerzauslösende Stoffe können besser abtransportiert werden. Der Heilungsprozess wird gefördert.

Weiterhin sollte die Wirbelsäule so früh wie möglich schonend mobilisiert werden. Dabei sollten die bei der Befundung gefundenen schmerzfreien/schmerzarmen Bewegungsrichtungen genutzt werden. Durch die Bewegungen, die ständigen Reize von Druck und Zug bekommt die Bandscheibe die benötigte Ernährung, um wieder im Sinne des Heilungsprozesses zu regenerieren. Umgekehrt würden Schmerzreize eher eine Verminderung der Ernährung des Gewebes und daher zu einer schlechteren Heilung führen, daher ist die Schmerzfreiheit eine so wichtige Komponente.

Behandlung nach der akuten Phase

Auch nach der akuten Phase sollte die Mobilisation der Wirbelsäule eine wichtige Rolle spielen. Dabei wird das Augenmerk jetzt mehr auf die Körpersymmetrie und das Erarbeiten seitengleicher Bewegungen gesetzt.

Im Sinne der Prämisse „vom Leichten zum Schweren" wird von hubfrei/hubarm auch zu hubstarken Bewegungen übergegangen, die Ausgangsstellungen werden entsprechend variiert. Die Wirbelsäulen- und Beckenbewegungen sollten dann auch in diesen belastenden Stellungen wieder frei vorhanden sein.

Weiterhin können die neuralen Strukturen vorsichtig mobilisiert und so Verklebungen in der Wundheilunsphase gelöst oder vermieden werden.

Zum Erarbeiten der Symmetrie gehört auch die Haltungskorrektur, dabei lernt der Patient, die aufrechte Haltung zu erarbeiten und schließlich auch zunehmend in vertikaler Stellung zu halten. Dabei ist eine Rückenschule zu empfehlen und auch in späteren Phasen immer wieder zu durchlaufen, um das Körpergefühl zu trainieren.

Parallel dazu sollten Bewegungen des Alltags (ADL) besprochen und ökonomisiert erarbeitet werden. Insbesondere in Berufssituationen kommt es immer wieder zu stereotypen einseitig belastenden Bewegungen. Hier sollten dann auch mögliche Alternativbewegungen gefunden und über Hilfsmittel bzw. Änderung von Arbeitsbedingungen und Arbeitsmitteln gesprochen werden.

Als nächster Schritt erfolgt die Verbesserung von Kraft und Ausdauer. Dabei ist in letzter Zeit die medizinische Trainingstherapie (MTT) immer weiter in den Vordergrund getreten.

Zunächst sollten die abgeschwächten Muskelgruppen auftrainiert werden. Parallel dazu sollte die gesamte Körpermuskulatur einem allgemeinem Training unterzogen werden. Ein zusätzliches Herz-Kreislauf-Training zur Verbesserung der aeroben Kapazität ist sinnvoll, da dies den Heilungsprozess zusätzlich unterstützt.

In der MTT sind dabei zwei Dinge besonders zu beachten:
- die Hauptausgangstellung des Patienten bei der Arbeit,
- die Utilisierung der Bewegungen beim Training.

Dies bedeutet für das Training, dass der Patient, wenn er z.B. überwiegend im Stehen arbeitet, auch im Training die Übungen überwiegend im Stand ausführen sollte. Außerdem muss eine Utilisierung der Bewegungen stattfinden, deren Komponenten in der MTT erarbeitet werden.

Das heißt konkret, der Patient beübt Muskelgruppen, die er für eine Bewegung braucht. Sofort im Anschluss übt er diese Bewegung in einem mit dem Therapeuten erarbeiteten ökonomischen Ablauf. Das Üben dieser Bewegung soll im Rahmen der MTT so lange erfolgen, bis der Patient diese Bewegung automatisiert hat, das heißt diese Bewegung für ihn jederzeit nutzbar (utilisierbar) ist.

Parallel zur Verbesserung von Kraft und Ausdauer sollte die segmentale Stabilisation in der Krankengymnastik durchgeführt werden. Nach neueren Studien aus Australien spielen die Muskeln, die der Wirbelsäule topographisch am nächsten liegen, eine wichtige Rolle in der Stabilisation bei distalen Bewegungen.

So wurde festgestellt, dass der M. multifidus und der M. transversus abdominis bei Patienten mit Rückenproblemen, z.B. bei der Armelevation, signifikant später angespannt wurden als bei gesunden Personen. Daraufhin wurden spezielle Übungen für diese beiden Muskeln entwickelt und als Zusatztraining in die Therapie eingebaut.

Ein Ergebnis einer weiteren Untersuchung war dann, dass die Patienten mit dem Zusatztraining auch nach 12 Monaten keine oder nur wenige Beschwerden hatten, während in der Kontrollgruppe bereits nach sechs Monaten wieder stärkere Rückenprobleme auftraten.

Dieses Ergebnis zeigt, dass eine segmentale Stabilisation auf jeden Fall eine absolut notwendige Maßnahme zur Rehabilitation ist und insbesondere für Langzeiterfolge benötigt wird.

Die Maßnahmen der physikalischen Therapie sollten zur weiteren Unterstützung des Heilungsprozesses und der krankengymnastischen Zielsetzung fortgeführt werden.

Behandlung bei neurologischen Ausfällen

Bei Abschwächung oder Parese der Muskelfunktion sollte die betroffene Muskulatur besonders beachtet werden. Dabei sollten folgende Punkte im Vordergrund stehen:

- Stimulation der Muskulatur
    - durch manuelle Muskel-/Hautreizung z. B. Tapping, Eis-Ausstreichungen, Bürstungen/Streichungen in Kontraktionsrichtung auch in Verbindung mit passiver/assistiver Bewegung in Richtung der Verkürzungsfunktion des betroffenen Muskels.
    - durch Ausnutzung des Overflows in PNF (Propriozeptive neuro-muskuläre Faszilitation, krankengymnastische Technik) Innervierung einer größeren Anzahl von motorischen Einheiten,
    - E-Technik (Entwicklungskinesiologische Technik) nach Peter Hanke, Stimulation durch Aktionsverstärker (Druckpunkte) direkt oder über Overflow,
    - Elektrotherapie mit Erstellung einer IT-Kurve zur optimalen Bestimmung der Stromform.
- Verbesserung der Trophik
    - Lymphdrainagen,
    - Hochlagern,
    - manuelles Ausstreichen/Bürstungen,
    - Wärmeanwedungen,
    - BGM (Bindegewebsmassage).
- Kontrakturenprophylaxe
    - passives/assistives Durchbewegen im gesamten Bewegungsausmaß,
    - Dehnungen der Antagonisten,
    - Lagerung,
    - Lösen von Verklebungen,
    - mobilisierende Massagen/Ausstreifungen.
- Hilfsmittelversorgung
    - Versorgung mit orthopädischen Hilfsmitteln, z. B. Schienen,
    - Schulung der Benutzung dieser Hilfsmittel,
    - evtl. Abtrainieren der Hilfsmittel.

Zusammenfassung

Die Physiotherapie stellt einen sehr wichtigen Faktor in der Rehabilitation des lumbalen Bandscheibenvorfalles dar. Dabei muss nach einer gezielten Diagnostik und Befundung die Lokalisation der Schädigung und die weiter betroffenen Strukturen herausgefunden werden.
Erst danach kann eine gezielte Behandlung mit den vielfältigen Möglichkeiten der physikalischen Medizin und der Physiotherapie einsetzen. Der Beitrag hat bei weitem nicht alle Techniken vorstellen können, jedoch sind aus Sicht des Autors die wichtigsten Methoden und Richtlinien der Behandlung dargestellt worden.
Wichtig ist, noch zu erwähnen ist, dass der Therapeut nur in Zusammenarbeit mit dem Arzt und dem Patienten unter Berücksichtigung des sozialen Umfeldes (Familie, Hobby, Beruf usw.) einen langfristigen Therapieerfolg erreichen kann. Gerade dies aber kann auch ein sehr schwieriger Faktor sein.
Aufgrund der Entwicklung der physiotherapeutischen Möglichkeiten in den letzten Jahren hat der Patient insbesondere in der frühen Phase (die ersten sechs Wochen) eine gute Chance auf weitgehende Rehabilitation, sofern er konsequent mitarbeitet.

■ Literatur

1. Dölken M (1998) Lehrbuchreihe Physiotherapie, Band 7, Orthopädie. Thieme, Stuttgart
2. Fortbildungszentrum Langenhagen (2001) Skripte zur Medizinischen Trainingstherapie
3. Hochschild J (1998 und 2002) Strukturen und Funktionen begreifen, Band 1 und 2. Thieme, Stuttgart
4. Kolster B, Ebelt-Paptotny G (1996) Leitfaden Physiotherapie. Gustav-Fischer, Stuttgart
5. Soyka M, Meholm D (2000) Physiotherapie bei Wirbelsäulenerkrankungen. Urban und Fischer, München
6. Tews G, Mutschler E, Vaupel P (1996) Anatomie, Physiologie und Pathophysiologie des Menschen. Wissenschaftliche Verlagsgesellschaft, Stuttgart

6 Stationäre minimal-invasive Wirbelsäulentherapie

T. THEODORIDIS, J. KRÄMER

Bevor bei erheblichen, ambulant therapieresistenten Wirbelsäulenbeschwerden operiert wird, sollte man eine 10-tägige stationäre minimal-invasive Intensivtherapie durchführen – es sei denn, akute gravierende Lähmungen zwingen zur sofortigen Operation. Meistens handelt es sich um Nervenwurzelkompressionssyndrome, hervorgerufen durch einen Bandscheibenvorfall, eine Spinalkanalstenose oder postoperative Narben.

Die stationäre, minimal-invasive Wirbelsäulentherapie steht bei diesen Erkrankungen zwischen der ambulant fachorthopädischen Behandlung und der offenen Operation.

Mit täglichen wirbelsäulennahen Injektionen in Form von Spinalnervanalgesien und epidural-perineuralen Infiltrationen, begleitet von einem speziellen physiotherapeutischen Programm, das nach der Entlassung weitergeführt wird, gelingt es in den meisten Fällen, die Beschwerden so nachhaltig zu bessern, dass eine offene Operation nicht mehr in Frage kommt.

Das Konzept der stationären minimal-invasiven Wirbelsäulentherapie (SMIWT) ist multimodal und enthält ärztlich-interdisziplinäre, physiotherapeutische und psychotherapeutische Komponenten.

Die stationäre minimal-invasive Wirbelsäulentherapie hat sich in der Orthopädischen Universitätsklinik am St.-Josef-Hospital Bochum in den letzten 15 Jahren bei insgesamt 2800 Patienten bewährt und wurde aufgrund eigener Erfahrungen und wissenschaftlicher Studien ständig optimiert.

Die wesentlichen Bestandteile des multimodalen Programmes – wirbelsäulennahe Injektionen, Bewegungstherapie und Verhaltenstraining – sind Evidenz-basiert und werden von der Arzneimittelkommission der Deutschen Ärzteschaft ausdrücklich empfohlen.

Tabelle 6.1. Behandlung des Nervenwurzelkompressionssyndroms.

Ambulant	Stationär	Stationär
■ Hausarzt ■ Facharzt	SMIWT	Offene Operation

Tabelle 6.2. Evidenz konservativer und minimal-invasiver Behandlungsmethoden bei Rücken-/Beinschmerzen [2, 21].

	Studien	Evidenz
Epidurale Injektion	9	↑↑
LSPA	2	↑
Laser intradiskal	2	↓
Perkutane Nukleotomie	2	↓
Chemonukleolyse	4	↑
Physiotherapie	<6	↑
Rückenschule	18	↑
NSAR	25	↑↑
Myotonolytika	15	↑

Ärztliche Maßnahmen

Die ärztlichen Maßnahmen finden unter Leitung speziell ausgebildeter Orthopäden statt.
Dazu zählen u. a.:
- Wirbelsäulennahe Injektionen als Spinalnervanalgesie oder epidural-perineurale Infiltration als tägliche zentrale Maßnahme.
- Nach den minimal-invasiven Interventionen findet eine spezielle entlastende Lagerung oder Glisson-Extension statt, die vom Arzt individuell eingestellt und überprüft wird.
- Zeitversetzt erfolgen täglich weitere ärztliche Aktionen, z.B. als periphere Infiltration, manuelle Therapie, Akupunktur, je nach Befund.
- Schmerzniveau und klinisch-neurologischer Befund werden regelmäßig überprüft.
- Während des stationären Aufenthaltes wird die individuelle Schmerzmedikation eingestellt. Die Einstellung erfolgt interdisziplinär in der Schmerzkonferenz mit Algesiologen, Psychotherapeuten und Internisten. Die Schmerzmedikation wird auch nach der Entlassung ambulant in Abstimmung mit dem Hausarzt überprüft.

Physiotherapie

Die begleitende Physiotherapie besteht aus:
- Krankengymnastik,
- Rückenschule,
- Thermotherapie,
- Elektrotherapie.

Die physiotherapeutischen Maßnahmen sind in den Tagesablauf integriert. Zusätzlich findet die Einweisung in ein individuelles Sport- und Bewegungsprogramm nach dem BISFR-Konzept (Bewegung im schmerzfreien Raum) statt, das nach der Entlassung weitergeführt wird.

Psychotherapie

Die Veranstaltungen der Psychologen finden vorwiegend in den späten Nachmittagsstunden statt. Dazu gehören u. a.:
- Schmerzbewältigungstraining,
- Übungen zur gezielten Muskelentspannung nach Jacobson.

Die Patienten werden in ein Selbsthilfeprogramm eingeführt, das Ihnen auch nach der Entlassung Möglichkeiten, gibt mit Restbeschwerden umzugehen.

Spezielle Maßnahmen

Im Rahmen der stationären minimal-invasiven Wirbelsäulentherapie gibt es neben dem Standardprogramm in besonderen Fällen noch spezielle diagnostische und therapeutische Maßnahmen. Dazu zählen u. a.:
- CT- bzw. MRT-gesteuerte wirbelsäulennahe Infiltrationen,
- Diskographie und intradiskale Therapie,
- endoskopische Therapie interlaminär, transforaminal oder epidural-sakral,
- epidural-perineurale Infiltration mit Interleukin-Rezeptor-Antagonisten-Protein (IRAP) als sog. Eigenblutepidurale,
- interlaminärer oder epiduraler Katheter,
- Gipstest zur Fusionsabklärung,
- Radikulographie,
- Einzelkrankengymnastik,
- Einweisung in die Benutzung von Paresestimulationsgeräten,
- psychologische Einzeltherapie,
- Nebenerkrankungen, wie z.B. labile Hypertonie, Diabetes, Gastrointestinalbeschwerden, neurologische Erkrankungen werden konsiliarisch durch Ärzte anderer Fachrichtungen betreut.

Indikationen zur stationären minimal-invasiven Wirbelsäulentherapie

Hauptindikation sind Nervenwurzelkompressionssyndrome an der Hals- und Lendenwirbelsäule bei Bandscheibenvorfall, Spinalkanalstenose oder Postdiskotomiesyndrom. Häufig handelt es sich um eine Kombination dieser Ursachen. Weitere Indikationen sind Wirbelgleiten (isthmisch oder degenerativ), Fraktur bei Osteoporose und Synovialzysten.

Voraussetzung für eine stationäre Therapie von Wirbelsäulenerkrankungen ist die Erfassung von deren Schweregrad. Dazu gehören in erster Linie von der Wirbelsäule ausstrahlende Schmerzen in die Extremität und neurologische Ausfälle.

Im Röntgenbild, CT bzw. MRT sollte ein entsprechender Befund mit der klinischen Symptomatik korrelieren. Es muss immer eine ambulante fachärztliche Behandlung vorausgegangen sein, mit der es nicht möglich war, die Symptome nachhaltig zu beeinflussen. Es sollte keine absolute OP-Indikation mit Kaudasymptomatik oder akutem Ausfall funktionswichtiger Muskeln bestehen. In diesen Fällen **muss** operiert werden. Schließlich muss die Bereitschaft des Patienten vorhanden sein, sich stationär mit täglichen wirbelsäulennahen Infiltrationen behandeln zu lassen.

Die stationäre minimal-invasive Wirbelsäulentherapie erfordert eine adäquat ausgestattete Abteilung mit entsprechend ausgebildeten Ärzten, Physiotherapeuten und Psychologen. Der Raumbedarf besteht neben der stationären Unterbringung der Patienten aus 2 Infiltrationsräumen mit Zugang

Tabelle 6.3. Indikationen für eine stationäre minimal-invasive Wirbelsäulentherapie (SMIWT).

- Bandscheibenvorfall
- Spinalkanalstenose
- Postoperativ: Narbe, Instabilität
- Wirbelgleiten (degenerativ, isthmisch)
- Fraktur bei Osteoporose
- Synovialzysten

Tabelle 6.4. Voraussetzungen für eine stationär minimal-invasive Wirbelsäulentherapie.

- Schweregrad der Erkrankung
- Leidensdruck
- Vergebliche ambulante fachärztliche Behandlung
- Keine absolute OP-Indikation
- Bereitschaft des Patienten
- Adäquat ausgestattete Abteilung

Tabelle 6.5. Kontraindikationen für die stationäre minimal-invasive Wirbelsäulentherapie.

- Leichte bis mäßige Symptomatik
- Infektionen, offene Wunden
- Neurologische Anfallsleiden
- Schwere Überleitungsstörung
- Dekompensierte Herzinsuffizienz
- Blutgerinnungsstörungen (ASS, Marcumar)
- Bekannte Überempfindlichkeit gegenüber Lokalanästhetika

zu bildgebenden Verfahren. Anästhesisten und Internisten sollten am Hause sein.

Aus den Indikationen und Voraussetzungen ergeben sich die **Kontraindikationen**. Lokale Wirbelsäulensyndrome ohne Ausstrahlung mit mäßigem Leidensdruck stellen keine Indikation für eine stationäre Behandlung dar. Infektionen, offene Wunden, neurologische Anfallsleiden, schwere Herz-Kreislauf-störungen, Blutgerinnungsstörungen (ASS, Marcumar) und bekannte Überempfindlichkeiten gegenüber Lokalanästhetika stellen weitere Kontraindikationen für die minimal-invasive Wirbelsäulentherapie dar. Wegen der möglichen intrathekalen Applikation mit plötzlichem Blutdruckabfall sind neurologische Anfallsleiden und schwere Herz-Kreislauf-Störungen auszuschließen. Patienten, die wegen anderer Erkrankungen auf ASS oder Marcumar eingestellt sind, sollten eine Woche vor der stationären minimal-invasiven Therapie auf Heparin umgestellt werden.

Wenn aus einem der genannten Gründe die täglichen wirbelsäulennahen Infiltrationen nicht durchgeführt werden können, ist eine stationäre konservative Therapie im Akutkrankenhaus nicht indiziert.

■ Diagnostik vor der stationär minimal-invasiven Therapie

Vor Einleitung der minimal-invasiven Wirbelsäulentherapie muss die Diagnose gesichert sein. Durch eingehende Erhebung der Anamnese, klinisch neurologische Untersuchung, Laborstatus und Darstellung des betroffenen Wirbelsäulenabschnittes in einem bildgebenden Verfahren sollten alarmierende Symptome aufgedeckt werden.

Bei Kaudasymptomen und akutem Ausfall funktionell wichtiger Muskeln (Fallfuß) ist sofort ein Neurologe und ein Operateur hinzuzuziehen. Das Neurokonsil mit EMG-Befunderhebung ist auch bei weniger schwerwiegenden Paresen initial erforderlich, eimal zur Verlaufskontrolle und zum anderen als Grundlage zur Verordnung von Paresestimulationsgeräten.

Neben der somatischen Diagnostik ist auch eine psychologische Befunderhebung erforderlich. Es ist insbesondere nach Chronifizierungskriterien

Tabelle 6.6. Alarmierende Symptome (rote Flagge) bei Rücken-/Beinbeschwerden [2].

- Kaudasymptome, Fallfuß
- Auffälligkeiten im Laborbefund
- Gewichtsverlust
- Weitere neurologische Symptome
- Knochendestruktionen
- Anamnese mit Karzinom
- HIV u. a.

Tabelle 6.7. Risikofaktoren für die Chronifizierung von Rücken-/Beinschmerzen (gelbe Flagge) [2, 21].

- Berufliche Unzufriedenheit
- Geringe berufliche Qualifikation
- Psychosoziale Überforderung
- Emotionale Beeinträchtigung (Depression, Angst)
- Passive Grundeinstellung
- Inadäquate Krankheitsmodellvorstellungen
- Operante Faktoren (Krankheitsgewinnaspekte)
- Starkes Rauchen
- Geringe körperliche Kondition
- Weitere, nicht erklärbare Schmerzen

(gelbe Flagge) zu fahnden. Diese Risikofaktoren für das Auftreten chronischer Rückenschmerzen stellen nicht unbedingt eine Kontraindikation zur stationär minimal-invasiven Wirbelsäulentherapie dar, sind jedoch Anlass für eine spezielles physiotherapeutisches und psychotherapeutisches Programm.

Die wirbelsäulennahen Injektionen

Prinzip und Wirkungsweise

Wesentlicher Bestandteil der stationären minimal-invasiven Wirbelsäulentherapie sind die wirbelsäulennahen Injektionen.

Durch Injektion schmerzstillender, entzündungshemmender und entquellender Mittel an den Schmerzausgangspunkt im Bewegungssegment, d. h. in die unmittelbare Umgebung der komprimierten Nervenwurzel, gewinnt man Einfluss auf die Primärstörung, ohne den Gesamtorganismus mehr als nötig mit Medikamenten zu belasten.

Um an die Nervenwurzel im antero-lateralen Spinalkanal oder im Foramen intervertebrale zu gelangen, benötigt man 8–12 cm lange Injektionskanülen, die zum Teil in Doppelnadeltechnik entweder nach palpatorischanatomischen Orientierungspunkten oder unter Zuhilfenahme eines bildgebenden Verfahrens bis zum Applikationsort vorgeschoben werden.

Je nach Intention verwendet man für die therapeutische lokale Injektionsbehandlung Lokalanästhetika, Steroide oder andere entzündungshemmende Mittel.

Die therapeutische Lokalanästhesie (TLA) ist der wesentliche Teil der therapeutischen lokalen Injektionsbehandlung. Wenige Milliliter einer niedrigkonzentrierten (0,5-1,5%) Lokalanästhesielösung reichen aus, um sensibilisierte Nozizeptoren auszuschalten. Man erreicht damit eine:
- Schmerzreduktion,
- Desensibilisierung mit Herabsetzung der Nervenerregbarkeit,
- Lokale Durchblutungssteigerung.

Ein Nozizeptoren- oder Nervenblock bringt entsprechend der Wirkungsdauer der einzelnen Lokalanästhetika eine Schmerzreduktion zwischen 3 und 8 Stunden. Erfahrungsgemäß hält die schmerzlindernde Wirkung länger an, als von der Wirkdauer des Lokalanästhetikums zu erwarten ist, insbesondere bei wiederholter Applikation.

- **Nach wiederholter Applikation von Lokalanästhetika an gereizten Nervenwurzeln hält der Zustand verminderter Erregbarkeit an, sodass man mit einer Serie von Infiltrationen an 10–12 aufeinander folgenden Tagen eine Dauerwirkung erzielen kann.**

Durch mehrmalige Infiltration eines Lokalanästhetikums kommt es zu einer **Desensibilisierung** der überaktiven neuralen Elemente.

Wiederholte therapeutische lokale Anästhesie beugt dem Chronifizierungsprozess vor und baut eine bereits eingetretene Chronifizierung ab.

Die Grundlagen für die minimal-invasive Wirbelsäulentherapie mit wiederholten Nervenwurzelblockaden sind in den letzten Jahren durch die neurophysiologischen Untersuchungen [28, 31, 37–39] ermittelt worden und durch klinische Erfahrungen belegt [21, 23].

Tabelle 6.8. Wirkung der lokalen Applikation von Lokalanästhetika und Antiphlogistika.

- Schmerzbeseitigung
- Wurzelabschwellung
- Epidural venöse Abflussförderung
- Dechronifizierung
- Desensibilisierung
- Dekompensation/Kompensation

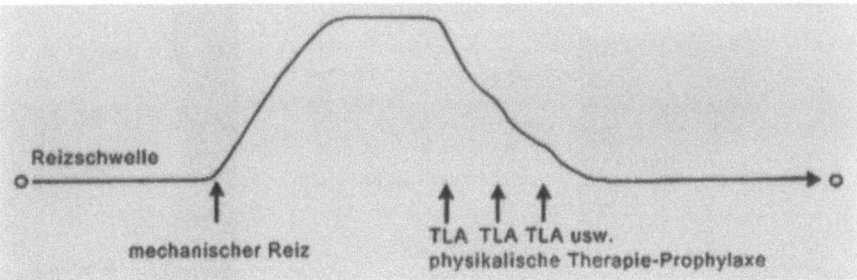

Abb. 6.1. Herabsetzen der Erregbarkeit von Nozizeptoren und afferenten Fasern durch wiederholte therapeutische Lokalanästhesie.

Mit der Abschwellung der Nervenwurzel und des perineuralen Gewebes erreicht man eine relative Raumerweiterung im Spinalkanal. Aus dem dekompensierten pathologisch-anatomischen Status bei protrusionsbedingter Enge, Spinalkanalstenose oder narbiger Einengung entsteht wieder ein kompensierter Zustand bei unverändertem Ausgangsbefund.

In der Literatur gibt es zahlreiche Untersuchungen, die belegen, dass Bandscheibenvorwölbungen und -vorfälle, Spinalkanalstenose und postoperative Narben im Wirbelkanal ohne Beschwerden vorliegen können – sie sind kompensiert [3, 21, 24, 29]. Eine der wesentlichen Aufgaben der stationären minimal-invasiven Wirbelsäulentherapie besteht darin, den Zustand der Kompensation wieder zu erreichen.

Die durch Noxeneinwirkung erhöhte Reizschwelle der Nozizeptoren und afferenten Fasern wird wieder auf das normale Ausmaß reduziert. Begleitende physikalische Therapie mit Lagerung, Krankengymnastik und Wärme verstärkt diesen Effekt [21].

Minimal-invasive Wirbelsäulentherapie an der HWS

Zervikale Spinalnervanalgesie (CSPA)

■ **Prinzip.** Posterolaterale Injektion eines Lokalanästhetikums, ggf. im Gemisch mit Steroiden, in die foraminoartikuläre Region der unteren zervikalen Bewegungssegmente. Mit der zervikalen Spinalnervanalgesie gewinnt man Einfluss auf diskogene (Ramus meningeus), arthrogene (Ramus dorsalis) und radikuläre (Ramus ventralis) Schmerzzustände im zervikalen Bewegungssegment.

■ **Indikation.** Als Hauptindikation gelten die zervikalen Wurzelsyndrome C5, C6, C7 und C8. Als weitere Indikationen kommen in Frage: zervikozephales Syndrom, posttraumatische Zervikalsyndrome.

Zu Beachten ist als wesentlichste **Komplikation** bei der zervikalen Spinalnervanalgesie die Möglichkeit einer Pleurapunktion mit Ausbildung ei-

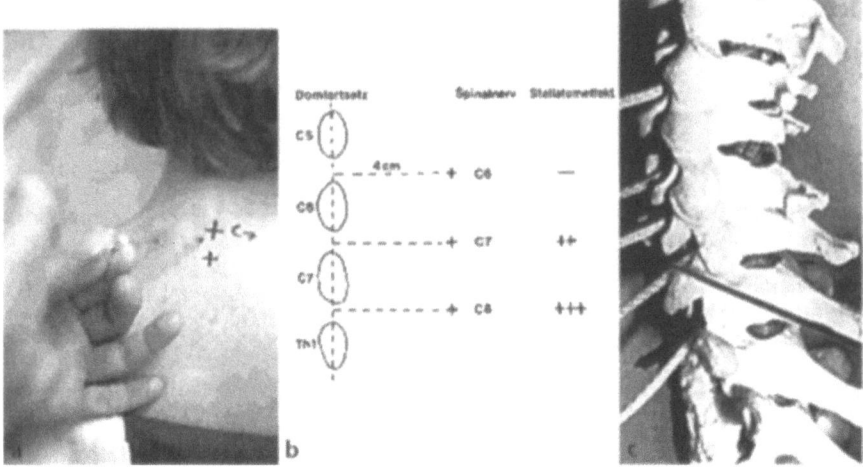

Abb. 6.2. Zervikale Spinalnervenanalgesie mit Einstichstelle zwischen den Dornfortsätzen, 3–4 cm lateral, je nach Segment.

nes Pneumothorax. In unserem Krankengut von über 9000 zervikalen Spinalnervanalgesien haben wir diese Komplikation in 0,8% der Fälle beobachtet. Klinisch verraten sich Pleura- und Lungenverletzungen sofort durch stechende Schmerzen, Atemnot und Hustenreiz. Direkte Hinzuziehung eines Internisten mit evtl. chirurgischer Intervention (Bülau-Drainage) ist erforderlich.

Zervikal-epidurale Injektion

■ **Prinzip.** Injektion einer Steroid-Kochsalz-Lösung durch das interlaminäre Fenster in den Epiduralraum der unteren Halswirbelsäule. Mit dieser Injektion erreicht man den im Wirbelkanal und im Foramen intervertebrale gelegenen inneren Anteil der austretenden zervikalen Nervenwurzeln.

■ **Indikation.** Zervikobrachialsyndrom C5, C6, C7 und C8.

Zu Beachten bei der zervikalen epiduralen Injektion sind die besonderen **Sicherheitsmaßnahmen.** Wegen des erhöhten Risikos, gegeben durch die ZNS-Nähe und epidurale Kontrastmittelgabe, ist diese minimal-invasive Therapie nur in Stand-by-Anästhesie bei liegendem venösen Zugang und laufendem EKG durchführbar. Das Vorschieben der Kanüle sollte **immer** unter Kontrolle eines bildgebenden Verfahrens erfolgen.

Die Steroid-Kochsalz-Lösung injiziert man über den interlaminären Zugang in den Epiduralraum zur Umflutung der Spinalnervenwurzeln.

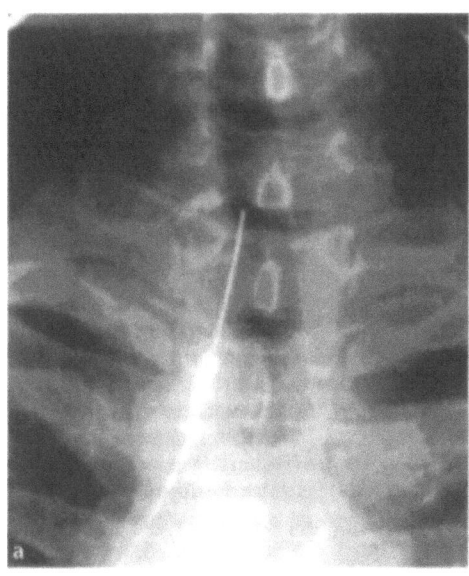 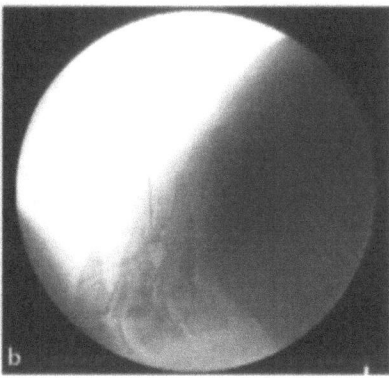

Abb. 6.3. Zervikal-epidurale Injektion.

Minimal-invasive Wirbelsäulentherapie an der LWS

Lumbale Spinalnervanalgesie (LSPA)

■ **Prinzip.** Posterolaterale Injektion eines Lokalanästhetikums, ggf. gemischt mit Steroiden, in die foraminoartikuläre Region des Bewegungssegmentes.

■ **Indikation.** Hauptindikation für die LSPA stellen alle akuten und chronischen Nervenwurzelreizerscheinungen im Bereich der Lendenwirbelsäule dar. Alle drei Äste des Spinalnerven werden infiltriert. Man behandelt damit alle radikulären, pseudoradikulären und lokalen Symptome beim Lumbalsyndrom.

Zu Beachten sind Nebenwirkungen (nicht als Komplikation) mit Taubheitsgefühl im Bein, vorübergehenden motorischen Störungen (Einknicken des Beines) bis zur kompletten Paralyse. Dieser Effekt tritt durch Diffusion über das Foramen intervertebrale in den Epiduralraum ein. Auch eine intrathekale Applikation in den Liquorraum über die Nervenwurzeltasche ist möglich. Selten – in unserem Krankengut zu 0,3% – kommt es über eine Wurzeltascheninjektion zu einer inkompletten oder kompletten Spinalanästhesie, die dann drei bis vier Stunden anhält. Der Patient muss dann mit erhöhtem Oberkörper entsprechend gelagert werden.

In diesen Fällen empfiehlt es sich auch, einen intravenösen Zugang zu legen und den Patienten mit einem EKG zu überwachen.

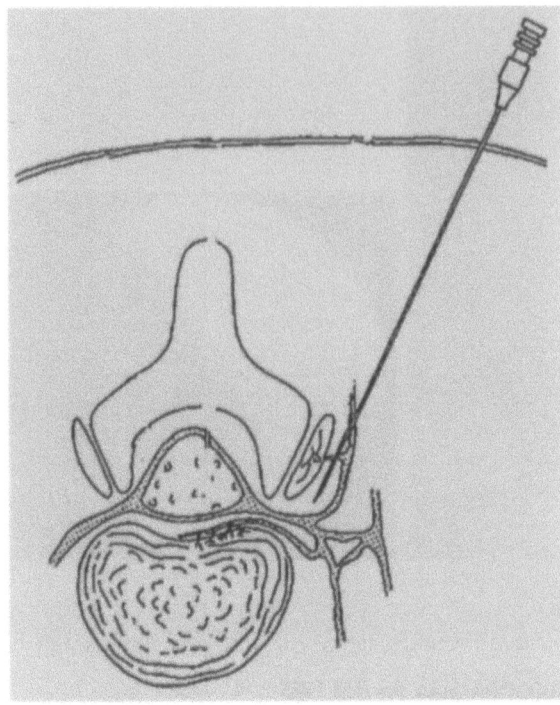

Abb. 6.4. Paravertebrale Spinalnervanalgesie lumbal mit Umflutung des Spinalnerven in der foraminoartikulären Region des Bewegungssegmentes.

Lumbale-epidurale Injektionen

Im Rahmen der minimal-invasiven Wirbelsäulentherapie haben sich drei epidurale Applikationsformen bewährt:
- epidural-sakrale Injektion,
- interlaminäre dorsale Injektion,
- epidural-perineurale Injektion.

Jede epidurale Applikationsform hat ihre besondere Indikation und kann über den Hiatus sacralis oder interlaminär sowohl als Einzelinjektion (Single-Shot-Technik) als auch mittels Kathetertechnik über mehrere Tage erfolgen. Die Single-Shot-Technik hat den Vorteil, dass die Patienten bei den übrigen Programmpunkten der stationären minimal-invasiven Wirbelsäulentherapie nicht durch den liegenden Katheter beeinträchtigt sind. Außerdem ist bei der Single-Shot-Technik die Infektionsgefahr geringer.

Zu Beachten ist bei allen epiduralen Applikationen die Folgeträchtigkeit einer **eventuellen bakteriellen Infektion**. Während bei den Spinalnervanalgesien allenfalls ein paravertebraler Abszess im Bereich der tiefen Rückenstreckmuskeln droht, kommt es bei einer Injektion in den Wirbelkanal zum Epiduralabszess ggf. gefolgt von einer Meningitis und Enzephalitis.

Deswegen sind bei allen epiduralen minimal-invasiven Maßnahmen besondere Vorkehrungen zu treffen:

- Die epidurale Injektion sollte in einem besonderen Infiltrationsraum, am besten im OP erfolgen.
- Hautdesinfektion mind. 3 Minuten.
- Sterile Handschuhe und Mundschutz für den Behandler.
- Sterile Zubereitung des Injektionsinstrumentariums.

Nach der Applikation ist etwaigen Entzündungszeichen (Schmerzzunahme, Fieber, Laborparameter) besondere Beachtung zu schenken, um ggf. sofort intervenieren zu können.

Epidural-sakrale Injektion

■ **Prinzip.** Injektion in den lumbalen Epiduralraum über den Hiatus sacralis.

Indikationen ergeben sich bei der Kokzygodynie und bei der S1-Ischialgie. Der Hiatus sacralis ist der einzige Zugang zum lumbalen Epiduralraum beim Zustand nach Fusion, wenn der interlaminäre Zugang durch Knochenspäne verlegt ist.

Epidural-dorsale Injektion

■ **Prinzip.** Gerade Injektion durch das interlaminäre Fenster in den dorsalen Epiduralraum des betroffenen lumbalen Bewegungssegmentes in der Loss-of-Resistance-Technik.

Mit der dorsal-interlaminären Injektionstechnik erreicht man gleichzeitig mehrere Wurzeln, ggf. auch auf beiden Seiten. Hauptindikationen stellen zentrale Spinalkanalstenosen und polyradikuläre Syndrome dar.

Da für die Loss-of-Resistance-Technik 21-G-Kanülen benutzt werden, um den Widerstandsverlust zu spüren, ist bei Durapunktion mit einem Liquorverlustsyndrom zu rechnen, das unter Umständen eine mehrtägige Infusionstherapie mit Bettruhe erfordert.

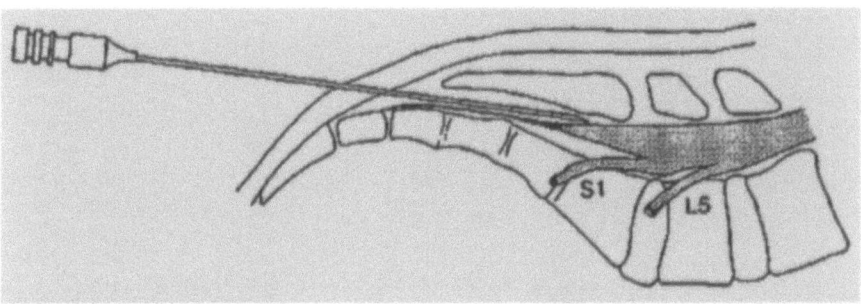

Abb. 6.5. Epidural-sakraler Zugang.

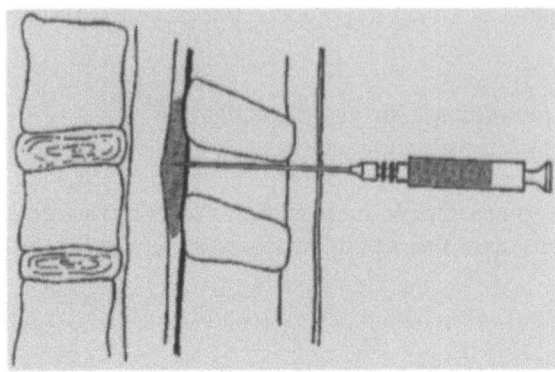

Abb. 6.6. Epidural-dorsale Injektion.

Epidural-perineurale Injektion

■ **Prinzip.** Injektion geringer Mengen von Steroiden und Lokalanästhetika in den antero-lateralen Epiduralraum über einen schrägen interlaminären Zugang mit Doppelnadeltechnik.

Hauptindikation stellen monoradikuläre lumbale Wurzelreizsyndrome dar, hervorgerufen durch diskogene, knöcherne oder narbige Bedrängung. Diese Technik erlaubt es, direkt den von der Narbe umgebenen Wurzelanteil zu infiltrieren.

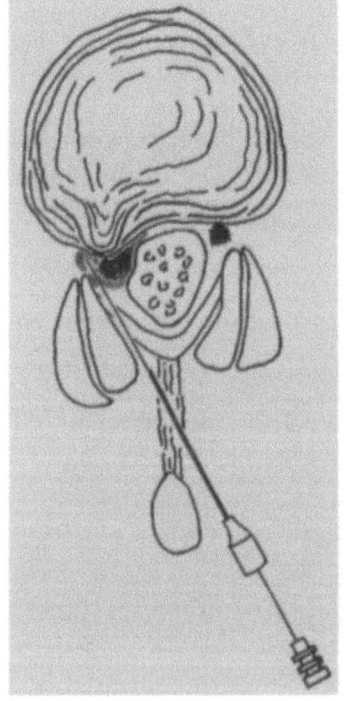

Abb. 6.7. Epidural-perineurale Injektion.

Zu Beachten ist die besondere **Technik**.
Die epidural-perineurale Injektion ist technisch anspruchsvoll und erfordert einige Erfahrung mit langer Lernkurve. Gegebenenfalls wird die Injektion unter Kontrolle eines bildgebenden Verfahrens durchgeführt.
Epidurale Injektionen werden im Gesamtbehandlungsablauf einer stationären minimal-invasiven Wirbelsäulentherapie 2- bis 3-mal durchgeführt. Dabei werden jeweils 10 bis 20 mg Triamcinolon oder ein entsprechendes anderes Antiphlogistikum nach vorheriger Wurzelanaesthesie appliziert.

■ Die zweite Arztaktion

Im Rahmen der stationären minimal-invasiven Wirbelsäulentherapie ist neben der täglichen zervikalen oder lumbalen Spinalnervanalgesie bzw. epiduralen Injektion eine zeitversetzte zweite Infiltration vorgesehen. Bei starken im Vordergrund stehenden radikulären Symptomen, ausgehend vom ventralen Ast des Spinalnerven, kann diese Zweitinfiltration in einer weiteren Spinalnervanalgesie bestehen. Zwischen den Injektionen sollte ein Mindestzeitraum von 6 Stunden liegen.
In der Regel gilt die Zweitinfiltration den Sekundärsymptomen außerhalb des Bewegungssegmentes. Zu den Zweitinfiltrationen zählen Injektionen in die Kreuzdarmbeinfugen, Triggerpunktinfiltrationen und Facettenkapselinfiltrationen.
Alternativ erfolg eine Akupunkturbehandlung, wenn der Patient auf diese Therapieform anspricht. Zu den ärztlichen Aktionen im Tagesablauf gehören bei gegebener Indikation u. a. auch manualtherapeutische Maßnahmen.

■ Lagerung

Die Nervenwurzel entlastende Lagerung ist neben der wirbelsäulennahen Infiltration die zweite wesentliche therapeutische Maßnahme im Rahmen der stationären Wirbelsäulenbehandlung. Zwischen den einzelnen Behandlungsmaßnahmen nimmt der Patient die entlastende Stufenlagerung ein, bzw. die Glisson-Extension beim Zervikalsyndrom. Bei verlagertem Bandscheibengewebe mit noch geschlossenem Anulus fibrosus besteht hierdurch eine gute therapeutische Chance zur Rückverlagerung des Gewebes ins Bandscheibenzentrum. An der HWS hat sich hierfür die Glisson-Extension bewährt, an der LWS der Flexionswürfel.
Das Anpassen dieser orthopädischen Hilfsmittel mit individueller Einstellung erfolgt durch den Arzt in Abhängigkeit vom klinisch-neurologischen Befund. Mit der Glisson-Extension soll möglichst in die manualmedizinisch ermittelte entlastende Richtung gezogen werden. An der LWS

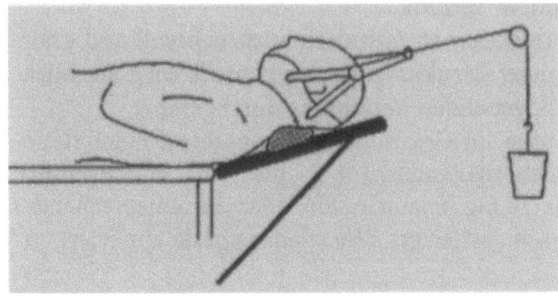

Abb. 6.8. Glisson-Kyphosezug an der HWS zur kausalen Schmerztherapie beim Zervikobrachialsyndrom.

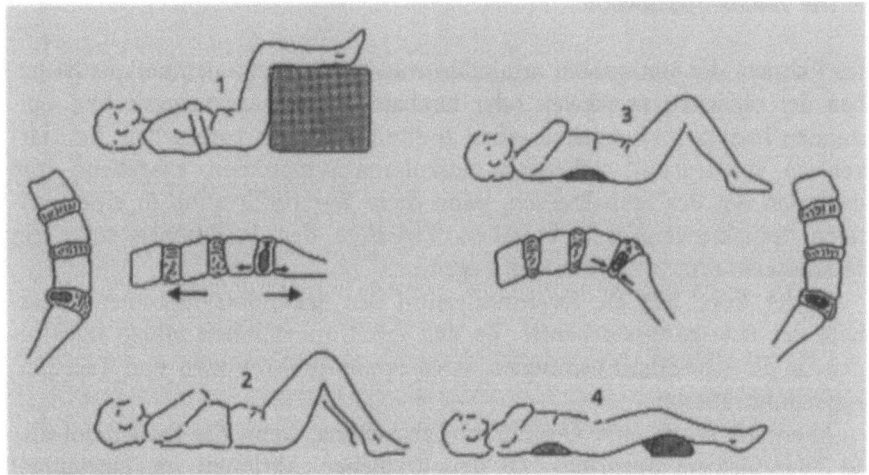

Abb. 6.9. Stufenlagerung beim radikulären Lumbalssyndrom: zunächst Lagerung und Übungen aus der Entlastungshaltung mit 90° gebeugten Hüft- und Kniegelenken und im weiteren Verlauf mit Abnahme der Beschwerden Übergang zu Übungen aus der physiologischen Lordose.

kann die Stufenlagerung mitunter verstärkte Beschwerden hervorrufen, sodass eine entlastende Seitlagerung mit flektierten Hüft- und Kniegelenken besser ist.

■ Schmerzmedikation

Die stationäre Betreuung der Patienten unter ständiger ärztlicher Aufsicht erlaubt es, bei erheblichen Schmerzen auch starke Schmerzmittel der WHO Stufe 3 einzusetzen. Das Ziel der minimal-invasiven Wirbelsäulentherapie, verbunden mit einem Langzeitbewegungsprogramm, besteht jedoch darin, ohne oder nur mit geringen Mengen von Schmerz lindernden Medikamenten auszukommen. Die Medikation wird vom Arzt täglich überprüft. In

Problemfällen mit erforderlicher Dauerschmerzmedikation wird der Patient in der interdisziplinären Schmerzkonferenz auf eine geeignete Schmerzmedikation eingestellt.

■ Physiotherapie

Die Physiotherapie unter stationären Bedingungen erlaubt es, Krankengymnastik, Thermotherapie und Elektrotherapie sinnvoll in den Tagesablauf, vor allem ergänzend zu den ärztlichen Maßnahmen, einzuordnen. Mit zunehmender Beschwerdebesserung folgen die Krankengymnastik mit Übungen aus der Entlastungshaltung, Bewegungsübungen im Rahmen der medizinischen Trainingstherapie und Einweisung in ein individuelles Sport- und Bewegungsprogramm.

Das BISFR-(Bewegung im schmerzfreien Raum)Konzept geht von der Beobachtung aus, dass Bewegung Schmerzen abbaut. Voraussetzung sind Bewegungen, die den Schmerz nicht verstärken, d.h. die Bewegungen müssen in den Körperabschnitten stattfinden, die vom Schmerzgeschehen nicht betroffen sind. Im Mittelpunkt des BISFR-Programms stehen deswegen dynamische sog. Gerade-Aus-Sportarten wie Schwimmen, Laufen, Radfahren.

Unter stationären Bedingungen werden die Patienten in erster Linie in das Standradfahren eingewiesen, das in der Regel auch bei stärkeren wirbelsäulenbedingten Schmerzsyndromen keine zusätzlichen Beschwerden verursacht.

Prospektiv randomisierte Studien haben gezeigt, dass bei vertebragenen Beschwerden Bewegung besser ist als Bettruhe [9, 14]. Durch Bewegung mit geeigneter Gymnastik und sportlicher Betätigung wird der venöse Abfluss im Wirbelkanal gefördert; außerdem kommt es durch den regelmäßigen Wechsel zwischen Be- und Entlastung zur besseren Ernährung des Bandscheibengewebes.

■ Psychotherapie

Psychologen bieten eine zusätzliche Hilfe zur Verminderung andauernder Schmerzen mit einem speziellen Schmerzbewältigungstraining. Dieses Programm beinhaltet Informationen zum Prozess der Schmerzverarbeitung und Übungen zur gezielten Muskelentspannung. Das Training findet täglich nachmittags statt.

Das am besten untersuchte Verfahren zum Training muskulärer Entspannung stammt von Jacobson [15] und ist mit der Bezeichnung „Progressive Muskelentspannung" bekannt geworden. Es ist ein Verfahren zum schrittweisen Erlernen einer verbesserten willkürlichen Kontrolle der Spannung und Entspannung einzelner Muskelgruppen. Die Übungen können in dem einwöchigen Kurs während der stationären Behandlung erlernt und ambulant weitergeführt werden.

■ Das 10-Tage-Programm

Das Standardprogramm zur stationären Behandlung des zervikalen oder lumbalen Nervenwurzelkompressionssyndrom umfasst eine tägliche minimal-invasive ärztliche Maßnahme in Form einer Spinalnervanalgesie oder epiduralen Injektion.

Diese wird erst dann durchgeführt, wenn nach der Aufnahmeuntersuchung, den Werten aus dem Labor und den ausgewerteten bildgebenden Verfahren die Diagnose feststeht.

Liegen die Daten durch ambulante Voruntersuchungen schon am Aufnahmetag vor, kann noch am Aufnahmetag mit einer minimal-invasiven Maßnahme begonnen werden.

Der Standardtagesablauf sieht an den folgenden Tagen vor, dass nach der wirbelsäulennahen Injektion (CSPA, LSPA, EPI) die Stufenlagerung bzw. Glisson-Extension eingenommen wird. Bei der Spinalnervanalgesie ist es die Stufenlagerung, nach epiduralen Injektionen je nach Injektionsart, die Seitlage mit angewinkelten Hüft- und Kniegelenken.

Das weitere Programm wird ergänzt durch Physiotherapie (Pt) mit Wärmeanwendungen, Elektrotherapie und Krankengymnastik in der Gruppe sowie Haltungs- und Verhaltenstraining im Rahmen der Rückenschule. Nachmittags und abends folgt je nach Situation auf der Station die zweite ärztliche Maßnahme mit Triggerpunktinfiltrationen (Tri), Facettenkapselinfiltration (Fac), Kreuzdarmbeingelenkinfiltration (ISG) oder Akupunktur (Akp). Wenn die radikuläre Symptomatik mit vorwiegender Beteiligung des Ramus ventralis des Spinalnerven krankheitsbeherrschend ist, kommt als Zweitaktion auch eine weitere Spinalnervanalgesie zervikal oder lumbal in Frage.

Die Aktionen der Psychologen beginnen mit einer Einführung in das Schmerzbewältigungstraining (Einf.SB), gefolgt von täglichen Übungen zur progressiven Muskelentspannung (PM).

Bei den in der Regel mit starken Schmerzen einhergehenden Wirbelsäulensyndromen ist eine ärztliche Behandlung auch am Samstag, Sonntag und an Feiertagen vorgesehen, nach dem Motto: „Bandscheibenschmerzen haben keinen Feiertag". Im Rahmen einer stationären Behandlung ist die Durchführung einer Schmerztherapie mit minimal-invasiven Maßnahmen, z.B. durch den diensthabenden Arzt, ohne weiteres möglich. Bei starken Schmerzzuständen kommt auch die zweite ärztliche Aktion zum Tragen.

Abgesehen von diesem Standardablauf bei zervikaler und lumbaler Wurzelkompression gibt es andere Abläufe, die auf das jeweilige Krankheitsbild bzw. auf die spezielle Therapie abgestimmt sind.

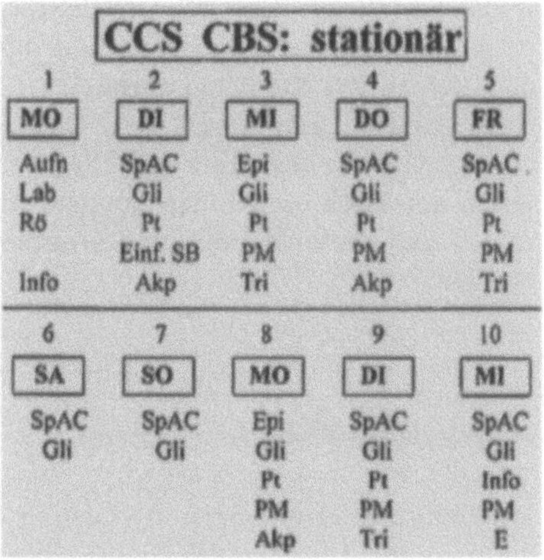

Abb. 6.10. Konzept der stationären minimal-invasiven Wirbelsäulentherapie bei zervikobrachialem (CBS) und zervikozephalem Syndrom (CCS) (aus Krämer, J., Nentwig, C.: Orthopädische Schmerztherapie, Enke 1999).

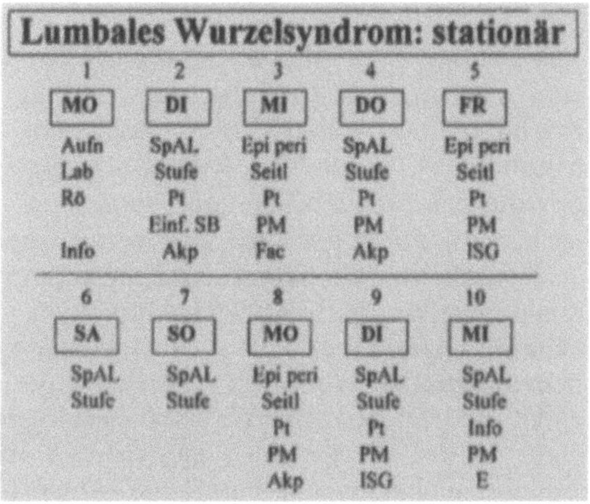

Abb. 6.11. Konzept der stationären minimal-invasiven Wirbelsäulentherapie beim lumbalen Wurzelsyndrom (aus Krämer, J., Nentwig, C.: Orthopädische Schmerztherapie, Enke 1999).

Dies gilt für die Serie von epidural-perineuralen Injektionen mit Interleukin-Rezeptor-Antagonisten-Protein (IRAP), für Katheterbehandlungen sowie für die eventuelle intradiskale Diagnostk und Therapie. In speziellen Fällen wird eine Einzelkrankengymnastik bzw. psychologische Einzeltherapie durchgeführt.

■ Fraktur bei Osteoporose

Eine stationäre minimal-invasive Wirbelsäulentherapie ist auch bei aktivierter Osteoporose mit osteoporotischer Wirbelfraktur möglich. Sobald die Diagnose osteoporosebedingte Fraktur feststeht, werden die Patienten sofort mobilisiert und mit wirbelsäulennahen Infiltrationen in die Umgebung des frakturierten Wirbels und durch eine entsprechende Schmerzmedikation, in der Regel mit Opioiden, sowie durch eine sofortige Orthesenversorgung so weit mobilisiert, dass sie ihre hygienischen Verrichtungen im Badezimmer mit Hilfe des Pflegepersonals durchführen und ihre Mahlzeiten am Tisch einnehmen können. Auch bei der aktivierten Osteoporose dauert das stationäre minimal-invasive Programm nicht länger als 10 bis 14 Tage.

Ambulante Weiterbehandlung

Am Ende des zehntägigen stationären Intensivprogramms sind die Patienten zwar nicht beschwerdefrei, in ihrem Schmerzniveau jedoch so weit gebessert, dass eine Operation nicht mehr zur Diskussion steht und die weitere Behandlung ambulant beim Facharzt oder beim Hausarzt erfolgen kann. Die Injektionstherapie ist beendet. Da sich die Steroidkristallsuspension bei den epiduralen Applikationen erst allmählich auflöst und freigesetzt wird, ist nach der Entlassung noch mit einer weiteren Besserung der Beschwerden zu rechnen. Nach Beseitigung der Hauptschmerzen verbleiben meistens Parästhesien, Reflexabschwächungen und motorische Störungen, die sich nach Wochen und Monaten bei entsprechendem Training weiter bessern und in der Regel ganz verschwinden.

Wiederholte stationäre Aufenthalte sind im Konzept der stationären minimal-invasiven Wirbelsäulentherapie nicht vorgesehen. Einmal kommt es beim diskogenen und ossären Wurzelkompressionssyndrom zu einer Spontanremission, die durch das Wegnehmen der Schmerzspitze mit der stationären minimal-invasiven Wirbelsäulentherapie beschleunigt wird, zum anderen werden die Patienten während des stationären Aufenthaltes in ein Übungs- und Bewegungsprogramm eingewiesen, das nachweisbar (9) den gebesserten Zustand stabilisiert.

Trotzdem gibt es immer wieder Fälle, in denen eine erneute stationäre minimal-invasive Wirbelsäulentherapie erforderlich ist:
- wenn ein neuer Bandscheibenvorfall bzw. eine Vorwölbung mit Nervenwurzelkompression auftritt,
- wenn beim Postdiskotomiesyndrom oder bei einer Spinalkanalstenose ein erneuter dekompensierter Zustand eintritt.

Bei wiederholter stationärer Behandlungsbedürftigkeit sind jeweils Befund und Operationsindikation erneut zu überprüfen.

■ Operationsindikation

Nicht alle diskogenen, ossären oder narbigen Nervenwurzelkompressionssyndrome sind mit der stationären minimal-invasiven Wirbelsäulentherapie so weit zu bessern, dass eine ausreichende Lebensqualität wiederhergestellt ist. Auch ohne das Vorliegen einer absoluten OP-Indikation mit Kaudasymptomen und funktionsbeeinträchtigenden Lähmungen muss in diesen Fällen allein wegen der nicht beherrschbaren Schmerzintensität eine operative Dekompression oder Fusion in Erwägung gezogen werden. Auszuschließen sind die in der Tab. 6.7 aufgeführten Kriterien für psychosoziale Risikofaktoren (gelbe Flagge).

Die Persistenz starker Beschwerden zeichnet sich schon in den ersten Tagen der stationären minimal-invasiven Wirbelsäulentherapie ab, wenn die Patienten nicht auf die wirbelsäulennahen Infiltrationen ansprechen. Wenn sich z. B. beim **großem Prolaps** und starken Schmerzen die Beschwerden nicht bessern, ergibt sich die Notwendigkeit einer offenen mikrochirurgischen Bandscheibenoperation. In diesen Fällen sollte auf weitere epidurale Steroidinfiltrationen verzichtet werden, um das Operationsergebnis nicht zu gefährden (Wundheilungsstörungen, nicht verheilende Liquoraustrittsstellen). Die Entscheidung zur Operation fällt in der Regel nach zwei bis drei Tagen.

Bei der lumbalen **Spinalkanalstenose** gelingt es in einigen Fällen nicht, den Patienten mit der minimal-invasiven Wirbelsäulentherapie und dem begleitenden Bewegungsprogramm aus dem Zustand der Dekompensation zu befreien. Wenn Schmerzen und Beeinträchtigung der Gehstrecke unverändert bleiben, kommt eine offene Mikrodekompressionsoperation in Frage. Bei dieser Operation werden nur die interlaminären, einengenden knöchernen und ligamentären Strukturen über einen 3 cm langen Hautschnitt und unter Verwendung des Operationsmikroskops entfernt. Die früher üblichen breiten Laminektomien, ggf. mit Fusion, sind bei der degenerativen Spinalkanalstenose nicht erforderlich.

Die Indikation zur Mikrodekompression bei lumbaler Spinalkanalstenose sollte jedoch erst nach der Entlassung anlässlich eines erneuten ambulanten Untersuchungstermins gestellt werden, da mit einer verspäteten Wirkung der epiduralen Applikationen und der Bewegungstherapie noch gerechnet werden kann.

Postdiskotomiesyndrome stellen die eigentlichen Problemfälle der ambulanten und stationären Behandlung dar. Selbst nach erfolgreicher stationärer minimal-invasiver Wirbelsäulentherapie kommt es immer wieder zur Rezidiven. Wenn ein nicht beherrschbarer radikulärer narbenbedingter Schmerz im Vordergrund steht, kommt eine offene operative Neurolyse mit Fettlappenplastik in Frage. Wenn die instabilitätsbedingten Rückenschmerzen im Vordergrund stehen, wird während der stationären Behandlung der sog. **Gipstest**, bestehend aus einem Rumpfgips mit Einschluss des betroffenen Beines, durchgeführt, um zu sehen, ob der Patient mit der simulierten Wirbelsäulenversteifung eine Besserung seiner Beschwerden erfährt.

Man muss dem Patienten erläutern, dass sowohl mit der Neurolyse als auch mit der Fusionsoperation nur eine Beschwerdebesserung, jedoch keine Beschwerdebeseitigung erzielt werden kann. Wenn die Patienten nach mehrfacher Voroperation aus verständlichen Gründen jeden weiteren offenen Eingriff ablehnen, verbleibt die ambulante, ggf. in größeren Abständen durchgeführte stationäre Schmerztherapie.

■ Ergebnisse

Behandlungsergebnisse zum größten Teil aus kontrollierten Studien liegen sowohl für die Einzelaktionen der stationären minimal-invasiven Wirbelsäulentherapie als auch für das Gesamtprogramm vor. Zur Wirksamkeit **epiduraler Injektionen** von Glukokortikosteroiden bei Patienten mit radikulärer Symptomatik liegen klinische Studien vor [1, 5, 7, 8, 11, 14, 16, 17–20, 34]. Positive Ergebnisse einzelner randomisierter kontrollierter Studien, gemeinsame metaanalytische Auswertungen [25, 35] der vorliegenden Daten machen eine analgetische Wirkung sehr wahrscheinlich. Diese Aussage entspricht weitgehend auch der klinischen Erfahrung [2].

Die **zervikale Spinalnervanalgesie** stellt eine Standardtherapie der Zervikobrachialgie und der Zervikozephalgie dar [4, 6, 10, 12, 26, 27]. Rubenthaler u. Mitarb. [30] haben in einer prospektiv randomisierten Doppelblindstudie – isotone Kochsalzlösung gegen Lokalanästhetika – die Effektivität der zervikalen Spinalnervanalgesie nachgewiesen.

Zur Effektivität der **lumbalen Spinalnervanalgesie** gibt es bisher zwei prospektiv randomisierte Studien vor [13, 20].

Studien zur Bewertung des **Gesamtprogramms** der stationären minimal-invasiven Wirbelsäulentherapie an der Hals- und Lendenwirbelsäule liegen vor [9, 19, 22, 32, 33, 36].

Lepper [22] führte eine retrospektive Untersuchung der stationär minimal-invasiv behandelten Patienten mit zervikaler Nervenwurzelkompression durch. Aus diesem Kollektiv musste letztlich nur ein Patient operiert werden. Bei lumbaler Nervenwurzelkompression ist die stationäre minimal-invasive Wirbelsäulentherapie in 92% der Fälle so weit erfolgreich, dass nicht mehr operiert werden musste [19].

Siebertz [33] ermittelte den Zufriedenheitsgrad der Patienten während und nach Abschluss der Behandlung mit dem Ergebnis, dass die Gesamtbeurteilung des multimodalen Therapieprogrammes bei 91,3% der Patienten positiv bewertet wurde, insbesondere, was die minimal-invasiven Maßnahmen und die Zweitinjektion betraf.

Dietrich [9] stellte bei seinen Nachuntersuchungen ein Jahr nach der stationären Behandlung eine andauernde Beschwerdebesserung durch das Bewegungsprogramm (BISFR) fest, im Vergleich zu einer Kontrollgruppe mit Patienten ohne Bewegungsprogramm.

Zusammenfassend zeigen die Ergebnisse, dass nach erfolgloser fachärztlicher Behandlung bei Nervenwurzelkompressionssyndromen an der Hals- und Lendenwirbelsäule erst noch der Versuch einer stationären minimalinvasiven Wirbelsäulentherapie unternommen werden sollte, bevor die Indikation zur Operation gestellt wird.

Literatur

1. Agency for Health Care Policy and Research (AHCPR) (1994) Acute Low Back Problems in Adults. Clinical Practice Guideline Number 14, AHCPR Publication No. 95-0642: December 1994
2. Arzneimittelkommission der Deutschen Ärzteschaft (2000) Therapieempfehlungen bei Kreuzschmerzen, 2. Auf
3. Boden,SD, Davis DO, Thomas SD, Patronas NJ, Wiesel SW (1990) Abnormal magnetic-resonance scans of the lumbar spine in asymptomatic subjects. J Bone Joint Surg 72:404–410
4. Bogduk N (1981) Local anesthetic block of the second cervical ganglion: a technique with application in cervical headache. Cephalgia 1:41–50
5. Bogduk N (1995) Epidural steroids. Spine 20(7):845–848
6. Bush H, Hillier S (1996) Outcome of cervical radiculopathy treated with periradicular/epidural corticosteroid injection: a prospective study with indipendent clinical review. Eur Spine J 5:319–325
7. Carette S, Leclaire R, Marcoux S et al (1997) Epidural corticosteroid injections for sciatica due to herniated nucleus pulposus. N Engl J Med 336:1634–1640
8. Cuckler JM, Bernini PA, Wiesel S et al (1985) The use of epidural steroids in the treatment of lumbar radicular pain. J Bone Joint Surg 67-A(1):63–66
9. Dietrich P (1999) Das BISFR-Programm. Eine prospektiv randomisierte Studie bei Patienten mit Rückenschmerzen. In: Krämer J, Nentwig C (Hrsg) Orthopädische Schmerztherapie. Enke, Stuttgart
10. Fortuna A, Fortuna A de O (1993) Saline versus water for epidural injection. Anesth Analg 77:864–865
11. Griffin MR, Ray WA, Schaffner W (1988) Nonsteroidal anti-inflammatory drug use and death from peptic ulcer in elderly persons. Ann Intern Med 109:359–363
12. Grifka J (1996) Injektionstherapie bei Zervikalsyndromen. Orthopäde 25:524–532
13. Grifka J, Schleusz Th (1995) Prospektiv randomisierte Akupunkturstudie beim Lumbalsyndrom. Orthopädische Praxis 31:134–138
14. Hildebrandt J, Pfingsten M (1998) Rückenschmerz – Diagnostik, Therapie und Prognose. Zeitschrift ärztliche Fortbildung Qualitätssich 92:13–22
15. Jacobson E (1938) Progressive Relaxation. University Press, Chicago
16. Klenermann L, Greenwooid R, Davenport HT, White DC, Peskett S (1984) Lumbar epidural injections in the treatment of sciatica. Br J Rheumatol 23:35–38
17. Koes BW, Scholte RJPM, Mens JMA, Bouter LM (1995) Efficacy of epidural steroid injections for low-back pain and sciatica: a systematic review of randomised clinical trials. Pain 63:279–288

18. Koes BW, Scholten RJPM, Mens JMA, Bouter LM (1999) Epidural steroid injections for low back pain and sciatica: An updated systematic review of randomised clinical trials. Pain Digest 9:241–247
19. Krämer J, Ludwig J, Bickert U, Owczarek V, Traupe M (1997) Lumbar epidural perineural injection: a new technique. European Spine Journal 6:357–361
20. Krämer J, Bickert U, Haaker R, Witte H (1997) Die paravertebrale lumbale Spinalnervenanalgesie zur orthopädischen Schmerztherapie. Standards-Leitlinien – neue Techniken-Ergebnisse. Z Orthop 135:9–14
21. Krämer J, Nentwig C (1999) Orthopädische Schmerztherapie. Enke, Stuttgart
22. Lepper M (2002) Stationär konservative Therapie zervikaler Bandscheibendegeneration. Medizinische Dissertation, Bochum 2002. Zeitschrift für Orthopädie (im Druck)
23. Mayer J, Donner B (1993) Nervenblockaden, Triggerpunktinfiltration, Neuraltherapie. In: Lenz M, Jurna I (Hrsg) Lehrbuch der Schmerztherapie. Wissenschaftliche Verlagsgesellschaft, Stuttgart
24. McCulloch J, Young P (1998) Essentials of Spinal Microsurgery. Lippincott-Raven, New York
25. McQuay H, Moore A (1998) Epidural corticosteroids for sciatica. In: An Evidence-based Resource for Pain Relief. The Bath Press Ltd., Bath, pp 216–218
26. Moore DC (1965) Block of the cervical plexus. In: Moore DC: Regional Block, 4th edn. Thomas, Springfield, IL, pp 112–122
27. Morcet N, Guggenbuhl P, Rolland Y, Meadeb J, Bousquet C, Veillard E, Duvauferrier R (1999) Cervical epidural injection technic under computer tomography guidance in the treatment of cervicobrachial neuralgia. J Radiol 80:161–162
28. Olmarker K, Rydevik B (1993) Biochemical influence of nucleus pulposus on cauda equina nerve roots. Spine 18:1425–1432
29. Postaccini F (1999) Spine update. Surgical management of lumbar spinal stenosis. Spine 24:1043–1047
30. Rubenthaler F, Bolucki D, Wittenberg R (2000) Isotone Kochsalzlösung gegen Lokalanästhetika. Prospektiv randomisierte Doppelblindstudie bei zervikaler Spinalnervanalgesie. Der Schmerz 14:92–96
31. Rydevik B (1990) Etiology of sciatica. In: Weinstein J, Wiesel S: The Lumbar Spine. Saunders, Philadelphia
32. Schmidt St (2000) Ergebnisse der stationär minimal-invasiven Wirbelsäulentherapie. Medizinische Dissertation, Bochum
33. Siebertz H (2002) Bedeutung des Stellenwertes der unterschiedlichen Therapiemaßnahmen der stationären minimal-invasiven Wirbelsäulentherapie. Medizinische Dissertation, Bochum
34. Van Tulder MW, Koes BW, Bouter LM (1997) Conservative treatment of acute and chronic non-specific low bak pain: a systematic review of randomised controlled trials of the most common interventions. Spine 22 (18):2128–2156
35. Watts RW, Silagy CA (1995) A meta-analysis on the efficacy of epidural corticosteroids in the treatment of sciatica. Anaesth Intens Care 23:564–569
36. Wiese M, Rubenthaler F, Luitjens A, Bernsmann B (2001) Therapie des Lumbalsyndroms – Ergebnisse aus 13 Jahren. Orthop Praxis 37.3:181–183
37. Yabuki S, Kawagucki Y, Olmarker K, Kirguchi S, Rydevik B (1996) Effect of Lidocaine Infiltrations in a Pig Herniated Nucleus Pulposus Model. Abstract ISSLS, Burlington

38. Zieglgänsberger W, Tölle TR (1993) The pharmacology of pain signaliting. Curr Opin Neurobiol 3:611–618
39. Zimmermann M (1993) Physiologische Grundlagen des Schmerzes und der Schmerztherapie. In: Zenz M, Jurna J: Lehrbuch der Schmerztherapie, S. 3–11. Wissenschaftliche Verlagsgesellschaft, Stuttgart

Patienteninformation

Orthopädische Universitätsklinik im St.-Josef-Hospital Bochum
Direktor: Prof. Dr. med. J. Krämer

Das Spritzen-Würfel-Konzept zur Behandlung des lumbalen Bandscheibenvorfalls

Liebe Patientin, lieber Patient,

die Entscheidung ist gefallen: Sie werden nicht operiert: Wir wollen nun gemeinsam Ihren Bandscheibenvorfall mit dem Spritzen-Würfel-Konzept (SWK) behandeln, d.h. wir machen die Spritzen, Sie liegen auf dem Würfel. Außerdem nehmen Sie am weiteren Tagesprogramm unseres Behandlungskonzepts teil. Dieses besteht aus Gymnastik in der Gruppe, Fangopackungen, progressiver Muskelentspannung, Diadynamik und Rückenschule. Der stationäre Aufenthalt wird voraussichtlich 10 bis 14 Tage dauern.

Der Unterschied zu einer ambulanten Behandlung besteht darin, dass Sie täglich (auch Samstags und Sonntags) zwei Injektionen an den Bandscheibenvorfall bzw. in die Umgebung der gereizten Nervenwurzel erhalten, die im Rahmen Ihres stationären Aufenthaltes „rund um die Uhr" dafür sorgen, dass der komprimierte Nerv entlastet wird. Zur Entlastung dient in erster Linie die Stufenlagerung auf dem Würfel, die Sie bitte regelmäßig vom Stationsarzt überprüfen lassen. Durch diese Therapie wird sich Ihr Bandscheibenvorfall allmählich zurückziehen und der Druck auf die Nervenwurzel nachlassen.

Dass dieser Erfolg anhält, dafür sorgen Sie jedoch selbst: Wir geben Ihnen Anleitungen für ein rückenschonendes Sport- und Gymnastikprogramm, das zusammen mit der Rückenschule ab jetzt Ihr Leben verändern wird. Informationen hierzu erhalten Sie aus den Unterlagen, die Ihnen bei der stationären Aufnahme überreicht werden. Außerdem empfehlen wir als Lektüre das Taschenbuch „Bandscheibenschäden – Vorbeugen durch Rückenschule", Heyne-Verlag.

Darüberhinaus bestehende Fragen, die Ihren speziellen Fall betreffen, werden wir bei unseren täglichen ärztlichen Behandlungen (2×) besprechen, um Ihr Rückenproblem zu lösen.

Wir wünschen Ihnen einen angenehmen Aufenthalt.

Ihr Team der Orthopädischen Klinik

7 Minimal invasive epidurale Wirbelsäulenkathetertechnik nach Prof. Racz

R. SCHNEIDERHAHN

Die minimal-invasive epidurale Wirbelsäulenkathetertechnik unter Einsatz eines speziell entwickelten Kathetersystems wurde Anfang der 80iger Jahre von Prof. Gabor Racz in Texas, USA, entwickelt. Die epidurale Wirbelsäulenkathetertechnik (EWK) ist ein minimal-invasives Operationsverfahren, welches bei akuten, ambulant ungelösten Schmerzgeschehen mit hoher Schmerzintensität sowie bei chronischen Schmerzen bei Patienten, bei denen bisherige Therapieformen den gewünschten Erfolg nicht erzielen konnten, im Bereich der Hals-, Brust- und Lendenwirbelsäule eingesetzt wird.

Waren es 1998 noch weniger als zehn Anwender in der Bundesrepublik Deutschland, so gab es im Jahr 2000 mehr als hundert Anwender. In 43 Kliniken, davon 17 Universitätskliniken bzw. Lehrkrankenhäuser von Universitäten, wurde diese Behandlungsmethode im Jahre 2000 bereits durchgeführt.

Bei der Patientenaufklärung muss darauf hingewiesen werden, dass vorübergehend folgende **Nebenwirkungen** auftreten können:
- Blutdruckabfall,
- Atemstörungen,
- Gefühllosigkeit und Kraftlosigkeit der betroffenen Extremitäten,
- Blasen-Mastdarm-Funktionsstörungen,
- sexuelle Dysfunktion,
- Infektion
- sowie die Möglichkeit des Abscherens des Katheters.

Anlässlich der Konsensuskonferenz „Invasive interventionelle Schmerztherapie" des Schmerztherapeutischen Kolloquiums im Februar 2000 in Innsbruck wurden Standards zur Durchführung dieser Behandlungsmethode festgelegt.

Folgende **Indikationen** wurden zusammengefasst:
- Bandscheibenprotrusion/Bandscheibenprolaps,
- Wurzelreizung/Wurzelreizsyndrom durch mechanische Irritation bei hypertrophem Ligamentum flavum oder bei hypertrophen Facettengelenkarthrosen,
- Postdiskektomiesyndrom,
- epidurale Fibrose sowie postoperative epidurale Narbengewebebildung.

Die **präoperative Vorbereitung** sollte folgende Untersuchungen beinhalten:
- EKG (nicht älter als zehn Tage),
- Blutlaboruntersuchungen (nicht älter als zehn Tage),
- Absetzen von blutverdünnenden Medikamenten (z. B. Aspirin) oder Umstellung der Medikation (z. B. von Marcumar auf Heparin) in Kooperation mit dem behandelnden Internisten,
- Röntgen-Thoraxaufnahmen (bei Patienten über 60 Jahre).

Wichtig: Gefordert werden Normwerte der Gerinnungsparameter.

Die **Selektionskriterien** wurden wie folgt zusammengefasst:
- Bei Patienten mit pathomorphologischen Veränderungen, bei denen trotz intensiver ambulanter konservativer Behandlung über drei bis vier Wochen keine wesentliche Besserung erreicht werden konnte,
- bei chronischen Schmerzgeschehen,
- bei therapierefraktären Beschwerden.

Gefordert werden von der Arbeitsgemeinschaft **Nachuntersuchungen** und entsprechende Dokumentationen (Follow up).
Befragung der Patienten nach folgendem Schema:
- Durchführung einer klinischen Untersuchung sowie Befragung der Patienten mittels standardisiertem Fragebogen vor Durchführung der EWK.
- Klinische Untersuchung der Patienten sowie Befragung mittels standardisiertem Fragebogen in einem Zeitraum zwischen zwei bis vier Wochen postoperativ.
- Befragung der Patienten mittels standardisiertem Fragebogen drei Monate nach Durchführung der EWK.
- Untersuchung und Befragung der Patienten mittels standardisiertem Fragebogen nach einem halben bzw. einem Jahr.

Bezüglich der **räumlichen Voraussetzungen** zur Durchführung der EWK wurden einheitliche Standards festgelegt:
- generelle Durchführung unter stationären Bedingungen,
- aseptischer Operationssaal einer Klinik mit Vorbereitungsbereich,
- Intensiv- bzw. Wachstation ist Voraussetzung,
- Höhenverstellbarer und lageverstellbarer Operationstisch,
- Bildwandler mit Monitor und der Möglichkeit einer Bilddokumentation mit Papierausdruck oder Röntgenbild,
- Überwachungseinheit (Pulsoxymeter, kontinuierliche EKG-Überwachung, kontinuierliche Blutdruckmesseinrichtung),
- Sterilisationseinrichtung.

Die Maßnahmen zur Dokumentation der **Qualitätssicherung** wurden ebenso definiert:

Eine Dokumentation des Bildwandlerbildes in zwei Ebenen nach endgültiger Platzierung des Katheters und Kontrastmittelinstillation mit Dokumentation auf Röntgenfolie oder Papier.

Zusätzlich Erfassung der Untersuchungsergebnisse einschließlich der Patientenbefragung, wie bei „Follow up" aufgeführt.

Die Erbringung der Leistung der EWK ist an einen entsprechend qualifizierten Facharzt gebunden.

Eine **Infektionsprophylaxe** durch intravenöse Antibiotikagabe am Operationstag sowie am ersten und zweiten postoperativen Tag sowie eine orale Antibiose für weitere sechs Tage mit einem abgestimmten Antibiotikum wird dringend empfohlen. Eine Thromboseprophylaxe während der stationären Behandlung ist selbstverständlich.

Generell wird die **Durchführung** des Eingriffes in Kooperation mit einem Anästhesisten empfohlen. Wir führen diesen Eingriff generell in Analgosedierung des Patienten durch. Je nach Zugangsweg erfolgt zusätzlich die lokale Betäubung im Bereich der Hautdurchtrittsstelle des Introducers.

Der wesentliche Unterschied dieser minimal-invasiven Behandlungsmethode zu herkömmlichen, rein schmerztherapeutischen Platzierungen von Kathetersystemen liegt in der Lenk- und Steuerbarkeit des speziell entwickelten Kathetersystems.

Gefordert werden für die korrekte Platzierung des Katheters:
- das Erreichen der exakten Höhe,
- das Platzieren auf der betroffenen Seite sowie
- das exakte Platzieren im ventralen Epiduralraum.

Häufig gestalten sich diese geforderten korrekten Platzierungen auf Grund der zu beachtenden individuellen Besonderheiten und Variationen in der Anatomie der Patienten sowie der häufig anzutreffenden Veränderungen als äußerst schwierig. Einengungen, Verklebungen im Epiduralraum sowie postoperative epidurale Narbenbildungen führen zu erheblichen Schwierigkeiten bei der Platzierung des Kathetersystems an der gewünschten Stelle. Die schmerztherapeutisch geforderte Platzierung des Kathetersystems im ventralen Epiduralraum ergibt sich aus der Konzentration von Nozizeptoren in diesem Bereich. Eine weitere Schwierigkeit bei der Platzierung des Katheters im ventralen Epiduralraum ergibt sich aus der entsprechenden Konzentration der dort befindlichen Blutgefäße (80% der Venen verlaufen im ventralen Epiduralraum). Hieraus folgt eine entsprechende äußerst sorgfältige und oft sehr zeitaufwendige Vorgehensweise.

Zusammenfassung der unterschiedlichen **Zugänge** bei der EWK-Technik:
- **Kaudal**
  Hiatus sacralis für die Behandlung der Lendenwirbelsäule wie auch der Brustwirbelsäule.
- **Zervikal**
  Beim zervikalen Zugang wird 1 bis 2 cm kontralateral des Processus spi-

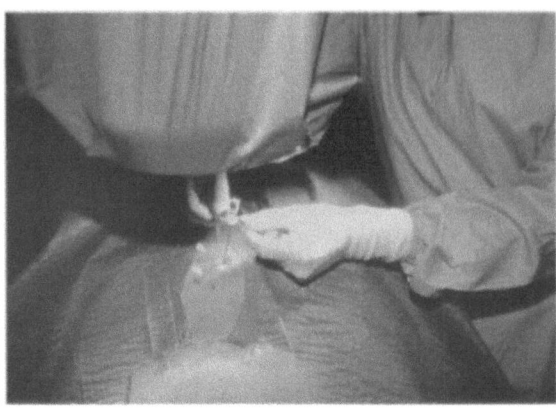

Abb. 7.1. Zugang zur Halswirbelsäule im oberen Bereich der Brustwirbelsäule.

nosus bei TH1 oder TH2 mit dem Introducer in die Haut eingegangen (Abb. 7.1).

- **Transforaminal**

Der technisch schwierigste Zugang ist der transforaminale Zugang, bei dem 4 bis 5 cm lateral des Processus spinosus ca. ein Segment kaudal des betroffenen Segmentes mit dem Introducer in den Epiduralraum eingegangen wird. Dieser Zugang kommt bei folgenden Voraussetzungen zum Einsatz:
- Doppelkathetertechnik,
- bei anatomischen Besonderheiten,
- bei epiduralen Hindernissen (z. B. Fibrose, Narbengewebe).

■ Technische Vorgehensweise:

Die genaue Platzierung ist notwendig, um eine maximale Konzentration der dann durch den Katheter einzubringenden Wirkstoffe genau dort zu erreichen, wo das Gewebe durch diese beinflusst werden soll. Die exakte Lage des Katheters, z. B. an der Nervenwurzel, der post-operativen epiduralen Narbe oder epiduralen Verklebung, ist somit wesentliche Voraussetzung dafür, dass die Einengung der Nervenwurzel bzw. der Bandscheibenvorfall durch zielgenaue Abgabe begrenzter Volumina an Arzneimitteln beseitigt oder zur Rückbildung gebracht werden kann (Abb. 7.2 und 7.3).

Hierin liegt ein weiterer entscheidender Unterschied bezüglich der Art der Therapie und ihrer technischen Durchführung zu einer epiduralen oder subarachnoidale Spinalanästhesie. Denn bei letzterer wird weitgehend ungezielt und dementsprechend ohne Kontrolle der Führung und Lage der Injektionsnadel an irgendeiner Stelle des Rückens bzw. der Wirbelsäule in den jeweiligen Raum, nämlich in den Epiduralraum bzw. in den Subarachnoidalraum, eingegangen, um durch den danach eingeführten Kunststoff-

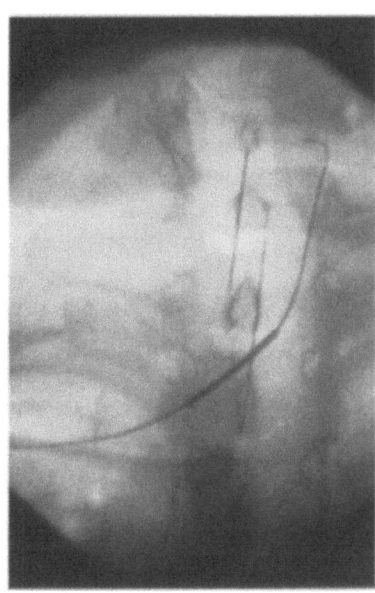

Abb. 7.2. Die korrekte Platzierung der Katheterspitze auf der betroffenen Seite und Höhe sowie im ventralen Epiduralraum.

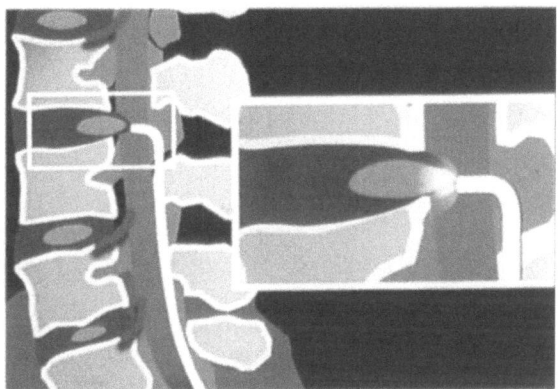

Abb. 7.3. Bei der Wirbelsäulen-Katheterbehandlung wird die Medikamentenkombination direkt an die betroffene Nervenwurzel gespritzt.

katheter mit Hilfe einer Lokalanästhetikumgabe eine ungezielte Anästhesie der umgebenden Strukturen durchzuführen.

Überdies ist bei der Racz-Behandlung ein wiederholtes Platzieren sowie ein subtiles Führen des Spezialkatheterinstrumentariums erforderlich, wobei unterschiedlichste diagnostische Möglichkeiten wie die Epidurographie und wiederholte Bildwandlerkontrollen eingesetzt werden müssen. Auch diese besondere Vorgehensweise, die als technisch schwierige therapeutische Maßnahme mit entsprechendem besonderen Zeitaufwand anzusehen ist und eine entsprechend lange Lernkurve voraussetzt, unterscheidet sich ganz prinzipiell von der Art der Durchführung, dem Zeitaufwand und der Schwierigkeit einer Spinalanästhesie.

Ein drittes wesentliches Unterscheidungsmerkmal besteht darin, dass die Platzierung des steuerbaren Katheters im Bereich der oben genannten Stellen ein mechanisches Lösen von Vernarbungen und Verklebungen durch geschicktes Torquieren der Katheterspitze zu erreichen vermag. Dieser Behandlungsschritt lässt sich mit dem Ablösen von Briden oder Verklebungen z. B. in einem Gelenk vergleichen. Jedoch handelt es sich bei der Katheterbehandlung um ein deutlich schwierigeres Procedere, da deutlich weniger Raum im Bereich der epiduralen Engen zur Verfügung steht.

Nach der endgültigen und korrekten Platzierung des Katheters im ventralen Epiduralraum erfolgen die neuerliche Kontrastmittelgabe und Bilddokumentation. Es folgt nunmehr die Medikamenteninstillation, die den vorliegenden anatomischen bzw. pathomorphologischen Veränderungen und individuellen Besonderheiten des Patienten angepasst werden muss. In der Originalschrift von Prof. Racz wird eine dreimalige Medikamenteninjektion beschrieben. Wir selber führen eine fünfmalige Injektion der Medikamentenkombination durch.

Nach Entlassung aus der stationären Behandlung empfehlen wir für zwei Wochen die Einhaltung einer körperlichen Schonung ohne physiotherapeutische Behandlungsmaßnahmen. Danach sollte eine gezielte Physiotherapie mit dem Schwerpunkt des isometrischen Muskelaufbaus für ca. vier Wochen angeschlossen werden. Eine abgestimmte Physiotherapie und physikalische Therapie und ggf. medizinische Trainingstherapie sollte danach durchgeführt werden.

■ Wirkprinzip

- Durch den Lokalanästhesieeffekt erreicht man eine gezielte Schmerzunterbindung.
- Über den antiödematösen Effekt bzw. die osmotische Wirkung erfolgt eine Entlastung der betroffenen Nervenwurzel(n) durch Schrumpfung der weichteiligen, bedrängenden Strukturen, z. B. Prolaps oder Narbe.
- Der entzündungshemmende Effekt führt zu einer Reduktion der Empfindlichkeit auf mechanische Reize bei Nozizeptoren und nozizeptiven Axonen.
- Der adhäsiolytische Effekt wiederum führt zu einem Lösen von Vernarbungen und Fibrosen.

8 Die klassische Nukleotomie

M. Brandt

Die Inzidenz für degenerativ bedingte Wirbelsäulenoperationen in der BRD beträgt 87 pro 100 000 Einwohner und Jahr. Dieser Wert umfasst Operationen der ICD-9-Klassifizierung 721 bis 724 (ICD 10 1150–1154) einschließlich zervikaler und thorakaler Eingriffe. Der Wert ist in den letzten fünf Jahren stabil. Es zeigt sich jedoch ein Trend von stationär durchgeführten Eingriffen hin zu ambulanten Operationen. Aktuell werden 16% dieser Eingriffe ambulant durchgeführt. Im Vergleich mit anderen europäischen Nationen zeigen sich ähnliche Operationshäufigkeiten. In den USA zeigt sich hingegen eine massive Zunahme der Operationsfrequenz. Der Vergleichswert beträgt dort 192/100 000 [3]. Weltweit werden pro Jahr fast eine Million Bandscheibenoperationen durchgeführt [7].

Das Behandlungsspektrum lumbaler Bandscheibenvorfälle reicht von der konservativen Therapie einschließlich gezielter Infiltrationsverfahren über perkutane, minimal invasive Operationsverfahren bis hin zur klassischen Nukleotomie, die heute in der Regel mikrochirurgisch durchgeführt wird.

Bei der lumbalen Nukleotomie in modifizierter Bauchlage oder Knie-Hocklage erfolgt nach radiologischer Sicherung des operativen Segmentes und interlaminärer Fensterung die Darstellung des Bandscheibenvorfalls bzw. Bandscheibensequesters. Primäres Ziel des Eingriffs ist die Dekompression nervaler Strukturen, insbesondere der betroffenen Nervenwurzel und der spinalen Dura. Hierzu ist eine mikrochirurgische Separierung von Radix und Dura einerseits und Bandscheibenvorfall bzw. -sequester andererseits erforderlich. Das epidurale und periradikuläre Fettgewebe soll so weit wie möglich erhalten bleiben, um späterer Narbenbildung vorzubeugen. Ein freiliegender Sequester wird entfernt. Falls ein subligamentärer Sequester oder ein Bandscheibenvorfall bei erhaltenem hinteren Längsband vorliegt, wird dieses eröffnet und der Bandscheibenvorfall bzw. subligamentäre Sequester entfernt. Der betroffene Zwischenwirbelraum wird ausgeräumt. Falls erforderlich, wird die Nervenwurzel auch von knöchernen bzw. osteophytischen Strukturen dekomprimiert, wobei jedoch die Stabilität, insbesondere die der kleinen Wirbelgelenke, zu erhalten ist. Die Blutstillung geschieht durch bipolare Diathermie und temporäres Einbringen von Tamponaden. In der Regel empfiehlt sich das Einbringen einer Redon-Drainage, die für ca. 24 Stunden belassen wird.

Das Ausmaß der knöchernen Dekompression richtet sich nach der Lage des Bandscheibenvorfalls. Ziel ist es, die knöchernen Strukturen so weit wie möglich zu erhalten, zum Beispiel genügt es bei einem vollständig sequestrierten Bandscheibenvorfall oft, nur eine mediale partielle Hemilaminektomie durchzuführen.

Bei **extraforaminalen Bandscheibenvorfällen** empfiehlt sich der extraforaminale Zugang mit Orientierung an den Processus transversi als Landmarken [4]. Am häufigsten kommt dieser Zugang bei einem extraforaminalen lateralen Bandscheibenvorfall LW4/LW5 bei klinischem L4-Syndrom und entsprechenden radiologischen Befunden in Betracht.

■ Indikation

Die Operationsindikation zur lumbalen Nukleotomie richtet sich nach der klinischen Symptomatik und den radiologischen Befunden (MRT, CT) (Abb. 8.1–8.3 a, b). Bei der klinischen Symptomatik ist zunächst zwischen lumbaler und radikulärer Symptomatik zu unterscheiden. Eine ausschließlich lumbale Symptomatik stellt in der Regel keine Operationsindikation dar. Bei der für die Indikation zu fordernden radikulären Symptomatik ist zwischen Nervenwurzelirritation und Nervenwurzelkompression zu unterscheiden.

Bei einer **Nervenwurzelirritation** liegen lediglich radikuläre Schmerzen oder allenfalls diskrete sensible radikuläre Ausfälle vor. Demgegenüber be-

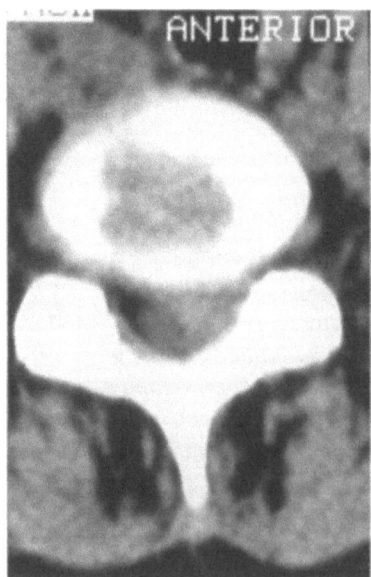

Abb. 8.1. Computertomographie eines Bandscheibenvorfalls L5/S1 links. Indikation zur Nukleotomie bei Therapieresistenz.

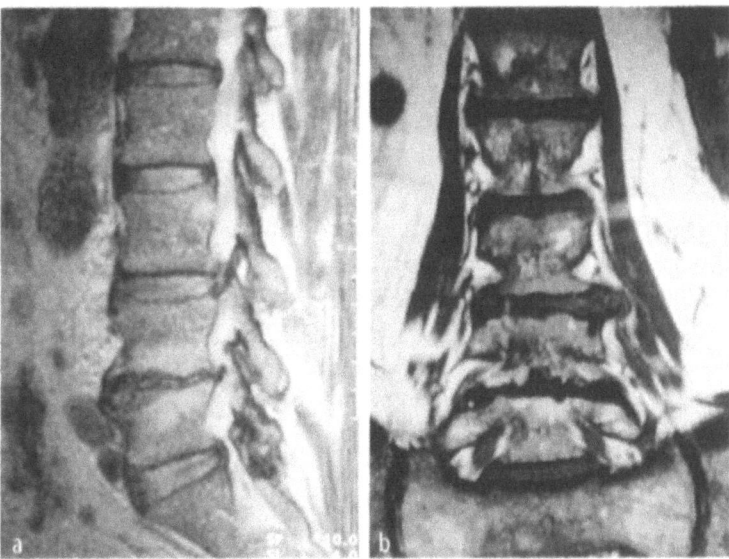

Abb. 8.2. a MRT der LWS seitlich ohne sicheren Nachweis eines Bandscheibenvorfalls. **b** MRT der LWS frontal – Nachweis eines Bandscheibenvorfalls L3/4 links.

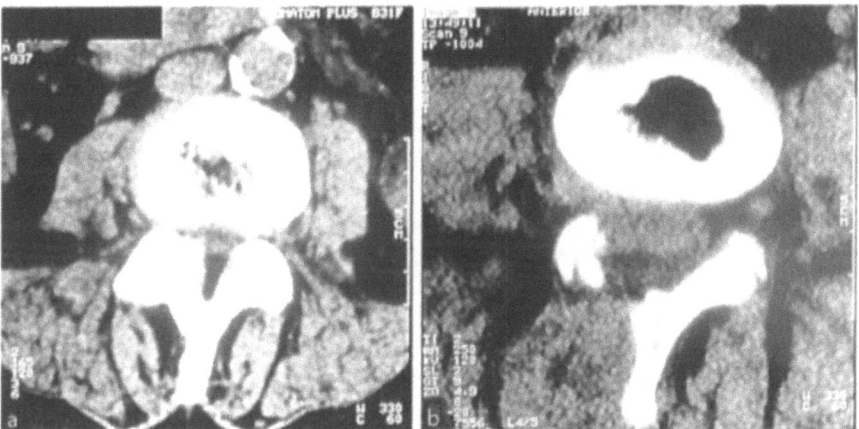

Abb. 8.3. a Extraforaminaler Bandscheibenvorfall L3/4 links bei L3-Syndrom links. Indikation zum lateralen, extraspinalen Zugang [6]. **b** Extraforaminaler Bandscheibenvorfall L4/5 rechts. Persistierende Beschwerden nach klassischer Nukleotomie L4/5 rechts. Indikation zum lateralen, extraspinalen Zugang [6].

stehen bei einem lumbalen **Nervenwurzelkompressionssyndrom** eindeutige sensible und möglicherweise auch motorische Ausfälle. Ein Nervenwurzelirritationssyndrom ist primär eine Indikation für die konservative Therapie und/oder perkutane minimal-invasive Operationsverfahren.

Liegt eine Nervenwurzelkompression vor, ist zwischen absoluter und relativer Operationsindikation zu unterscheiden.

Eine **absolute Operationsindikation** besteht bei
- Cauda-Syndrom mit Blasen-Mastdarmstörungen,
- schwerwiegenden neurologischen Ausfällen, insbesondere motorischen Störungen.

Bei Blasen-Mastdarmlähmung besteht die **notfallmäßige Operationsindikation**.

Eine **relative Operationsindikation** besteht dann, wenn die intensive konservative Therapie erfolglos ist. Hier spielt auch die persönliche Einstellung des Patienten nach ausführlicher Aufklärung über den Spontanverlauf und die Möglichkeiten der operativen Therapie eine entscheidende Rolle. Bei Vorliegen motorischer Störungen muss der Befund regelmäßig und engmaschig überwacht und dem Patienten die Möglichkeit einer operativen Dekompression vorgeschlagen werden. Wenn keine neurologischen Ausfälle vorliegen, stehen die Beeinflussbarkeit des radikulären Schmerz und das subjektive Schmerzerleben des Patienten im Mittelpunkt der ärztlichen Beratung. Grundsätzlich sollte dem Patienten auch eine stationäre konservative Therapie, zum Beispiel auch in einer entsprechenden Reha-Einrichtung, empfohlen werden. Ein wichtiges Kriterium für die Entscheidung zur Operation bei relativer Operationsindikation ist nach unseren Erfahrungen die Zunahme von Beschwerden bei balneo-physikalischen Maßnahmen, insbesondere die schmerzbedingte Nichtdurchführbarkeit einer professionellen Krankengymnastik.

Voraussetzung für die korrekte Indikationsstellung ist eine sorgfältige neurologische Untersuchung im Hinblick auf radikuläre Ausfälle. Hierbei ist insbesondere auch auf die selteneren, aber dennoch typischen L2/L3- und L4-Syndrome hinzuweisen. Grundsätzlich haben eine Gangprüfung einschließlich Zehen- und Fersengang, ein Stuhlsteigeversuch und eine Überprüfung des Musculus iliopsoas zu erfolgen. Neben Sensibilitäts- und Reflexprüfungen sind auch das Lasègue-Zeichen, das umgekehrte Lasègue-Zeichen sowie der Flexionstest nach Krämer [4] zu prüfen. Grundsätzlich ist nach Ischiadikus-Pressmechanismen (Schmerzverstärkung beim Husten, Niesen, Pressen) und Miktionsstörungen zu fragen.

Insbesondere bei Vorliegen einer relativen Operationsindikation steht zur Erörterung des Für und Wider des operativen Eingriffs ein vertrauensbildendes und ausführliches Aufklärungsgespräch mit dem Patienten im Vordergrund. Hierbei sollte sowohl auf den Spontanverlauf mit einer möglichen Zunahme von bisher nur diskreten neurologischen Ausfällen sowie auch auf das Abklingen der Schmerzsymptomatik unter gezielter konservativer Therapie hingewiesen werden. Für die Aufklärung selbst empfehlen sich die im Handel erhältlichen ausführlichen Aufklärungsbögen [2].

Behandlungsergebnisse nach lumbaler Nukleotomie

Aufgrund einer Sammelstatistik von Nachuntersuchungsergebnissen nach 14722 Bandscheibenoperationen wurde der Anteil guter und befriedigender Ergebnisse im Mittel mit 80% bis 90% angegeben. Die mäßigen und unbefriedigenden Ergebnisse lagen zumeist um 10% [4]. Im Rahmen einer Meta-Analyse kamen aus 1800 Treffern einer Med-Line-Recherche der Jahre 1983 bis 1996 nur geeignete Publikationen mit 20148 Patienten zur Auswertung [7]. Die Durchschnittsergebnisse (Prozent) bei Wichtung der Studienqualität wurden für die „offene" Nukleotomie wie folgt angegeben:
- Gut 81
- Mittel 12
- Schlecht 7

In einer weiteren Sammelstatistik [1] wurden bei 100000 lumbalen Bandscheibenoperationen in 6,5% bis 10,9% der Fälle Reoperationen erforderlich, die Hälfte hiervon bezog sich auf ein echtes Rezidiv, die zweite Hälfte auf ein Rezidiv anderer Etagen oder auf andere Ursachen (Narben etc.). Eine klinisch relevante Narbenbildung wurde in 1,0% aller Fälle angegeben, eine Instabilität in 1,0% bis 3,0%.

Die genannten Zahlen entsprechen auch unseren Beobachtungen bei durchschnittlich 500 mikrochirurgisch-lumbalen Bandscheibenoperationen pro Jahr.

Bezüglich der Narbenbildung hat sich nach unseren Erfahrungen, insbesondere bei Rezidiv-Operationen, die Durchführung einer gestielten Fettlappenplastik bewährt. Hierbei wird über eine zusätzliche kleine, meistens glutäal gelegene Hautinzision ein gestielter Fettlappen mobilisiert und sowohl um die betroffene Wurzel als auch um die Dura platziert (Abb. 8.4). Die periradikuläre und epidurale Instillation von Polyglykan (Adcon-Gel) kann nach unserer Auffassung noch nicht abschließend beurteilt werden. Anfänglich optimistischen Mitteilungen aus den USA stehen eher skeptische Mitteilungen aus Europa gegenüber. Entscheidend für die Prophylaxe

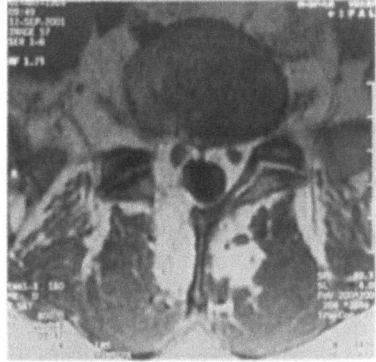

Abb. 8.4. MRT der LWS. Zustand nach gestielter epiduraler und periradikulärer Fettlappenplastik L5/S1 rechts bei Postdiskektomiesyndrom.

einer postoperativen Narbenbildung ist die subtile mikrochirurgische fettgewebsschonende OP-Technik, sorgsame Blutstillung sowie die weitestgehende Erhaltung knöcherner Strukturen.

In der bereits erwähnten Sammelstatistik von 100 000 Fällen [1] betrug die **Häufigkeit des Postdiskektomiesyndroms**

nach mikrochirurgische Operationen
- nach erster Operation   2,0% bis 12,0%,
- nach zweiter Operation   19,0%,

nach makrochirurgischen Operationen
- nach erster Operation   5,0% bis 30%,
- nach zweiter Operation   10,0% bis 70%.

Neben der schonenden mikrochirurgischen OP-Technik einschließlich sicherer prä- oder intraoperativer Segmentbestimmung und Schonung des epiduralen Fettgewebes bleibt die richtige Stellung der Indikation zur primären Bandscheibenoperation die wichtigste Forderung zur Vermeidung des Postdiskotomiesyndroms [4].

Bei der bekanntermaßen schwierigen Therapie des Postdiskotomiesyndroms sind konservative Verfahren einschließlich Infiltrationsmethoden, TENS, epidurale Neurostimulation, gestielte Fettlappenplastik und auch die Spondylodese in Betracht zu ziehen.

Komplikationen

Im Rahmen einer Sammelstatistik von etwas über 100 000 lumbalen Bandscheibenoperationen fanden sich folgende Komplikationen (Angaben in Prozent) [1] (s. Tabelle 8.1).

Zusammenfassung

Die klassische lumbale Nukleotomie stellt nach wie vor das Standardverfahren bei der operativen Therapie des lumbalen Bandscheibenvorfalls dar [7]. Im Hinblick auf die zur Verfügung stehenden konservativen und minimalinvasiven perkutanen Operationsverfahren kommt der Indikationsstellung zur klassischen lumbalen Nukleotomie die entscheidende Bedeutung zu. Da nur 10% bis 15% aller lumbalen Bandscheibenvorfälle einer Operation bedürfen [4], ist die vorrangige ärztliche Aufgabe die Auswahl des richtigen therapeutischen Instrumentes im Einzelfall. Im Vordergrund stehen hierbei die sorgfältige klinische, insbesondere neurologische Untersuchung des Patienten, aussagekräftige radiologische Diagnostik (CT, MRT), Erfassung atypischer Lokalisation (extraforaminaler Bandscheibenvorfall, obere

Tabelle 8.1. Komplikationen nach lumbaler Bandscheibenoperation (Angaben in Prozent).

Insgesamt	5,1 bis 6,5
Nicht-chirurgisch	1,0 bis 2,0
Letalität	0,01 bis 0,3
Thrombophlebitis	0,5 bis 1,7
Tiefe Beinvenenthrombose	0,5 bis 2,9
Lungenembolie	0,1 bis 1,5, aber tödlicher Verlauf 0,1 bis 0,3
Kardiovaskuläre Probleme	0,2 bis 0,7
Pneumonie	0,2 bis 0,7
Harnwegsinfekt	0,2 bis 0,3
Lagerungsschaden	0,25
Läsion des Nervus ulnaris	0,03
Retroperitoneale Verletzungen	0,04 bis 0,1
Duraverletzung	0,3 bis 6,0
Liquorfistel	0,1 bis 0,5
Nervenwurzelverletzung	0,2 bis 1,0
Epidurale Nachblutung	0,3 bis 1,7
Wundheilungsstörungen	2,1 bis 4,5
Oberflächliche epifasziale Infektion	6,2 bis 8,2
Subfasziale epidurale Infektion	0,2 bis 0,3
Sepsis bei Wundheilungsstörung	0,1 bis 0,3
Meningitis	0,2 bis 0,4
Diszitis	0,2 bis 3,0
Motorische Verschlechterung	0,5 bis 1,0
Cauda-Syndrom postoperativ	0,07 bis 0,3

lumbale Segmente), individuelle Erörterung des Spontanverlaufs und der unterschiedlichen Therapiemöglichkeiten mit dem Patienten. Wegen der Komplexität des Bandscheibenleidens sollte dem Patienten die gesamte Kompetenz aller beteiligten Fachrichtungen durch interdisziplinäre Zusammenarbeit zugute kommen.

■ Literatur

1. Grumme Th, Kolodziejczyk D (1994) Komplikationen in der Neurochirurgie. Bd 1: Wirbelsäulen-, Schmerz- und Nervenchirurgie. Blackwell, Berlin
2. Grumme Th, Kolodziejczyk D, Weidner A, Schlund GH (1997) Bandscheibenvorfall im Lendenwirbelbereich – offener Eingriff. Perimed Compliance, Erlangen

3. Kast E, Antoniadis G, Richter HP (2000) Epidemiologie von Bandscheibenoperationen in der Bundesrepublik Deutschland. Zentralblatt für Neurochirurgie 61(1):22–25
4. Krämer J (1994) Bandscheibenbedingte Erkrankungen. Thieme, Stuttgart New York
5. Reulen HJ (1993) Neurosurgial operations. In: Bauer R, Kerschbaumer F, Poisel S: Atlas of Spinal Operations. Thieme, Stuttgart New York
6. Reulen HJ, Pfaundler S, Ebeling U (1987) The lateral microsurgical approach to the „extracanalicular" lumbar disk herniation. Acta Neurochir 84:64–67
7. Schulitz KP, Abel R, Schöppe K, Assheuer J (1999) Der Bandscheibenvorfall. Dt. Ärzteblatt 96(9):B424–428

9 Chemonukleolyse

R. STEFFEN, R. VON BREMEN-KÜHNE, R. H. WITTENBERG

■ Einleitung

Der Begriff der Chemonukleolyse wurde von Lyman Smith [21] für die chemische Auflösung des Nucleus pulposus beschrieben. Bereits Feffer hatte 1956 Hydrokortison zur intradiskalen Injektion eingesetzt, um durch ein Abschwellen des Nukleusgewebes eine mechanische Entlastung des Anulus fibrosus zu erreichen. Der minimal-invasive Ansatz zur Therapie des lumbalen Bandscheibenvorfalls gewann in den Folgejahren ein immer größer werdendes Interesse mit zahlreichen wissenschaftlichen Studien, die die Wirksamkeit zunächst der Chemonukleolyse belegten. In den 80er und 90er Jahren wurden alternative minimal-invasive Behandlungsmethoden, d.h. die perkutane Nukleotomie und die Laserbehandlung, entwickelt. Vergleichende Studien zwischen Chemonukleolyse und perkutaner Nukleotomie bzw. Chemonukleolyse und Laser-Diskusdekompression konnten eine Überlegenheit der neueren Verfahren nicht bestätigen.

■ Entwicklung und Wirkungsweise

Papain und Chymopapain aus der Milch der karibischen Papayapflanze wurden erstmals von Jansen und Balls 1941 beschrieben [10]. Thomas entdeckte 1955 die Wirkung von Chymopapain auf Knorpelgewebe, in dem er Kaninchen Papain intravenös injizierte und am nächsten Tag beobachtete, dass die Ohren der Tiere nicht mehr aufrecht standen [23]. Histologisch konnte er eine Zerstörung der Mukopolysaccharidstruktur in der Knorpelgrundsubstanz der Versuchstiere nachweisen. Chymopapain ist eine Cysteinproteinase, die die Peptidbindungen von Mykopolysacchariden spaltet und so das Proteoglykanmakromolekül zerstört. Bei einer Injektion in die Bandscheibe kommt es im Gegensatz zur intravenösen Applikation zu einer ausschließlichen lokalen Wirkung auf das Bandscheibengewebe. Durch den Verlust der Wasserbindungsfähigkeit wird ein sofortiger Abfall des intradiskalen Druckes erreicht. Die Enzymmoleküle bleiben an die Proteoglykanfragmente gebunden und werden über die Niere ausgeschieden. Die enzymatische Wirkung des Chymopapain tritt spezifisch an Proteoglykanen auf. Kollagene Fasern sind nicht betroffen. Die Enzymaktivität des Chymopapains wird in Einheiten beschrieben. Eine Einheit ist definiert als die Menge Enzym, die in einer Minute aus säuredenaturiertem Hämoglobin bei einem pH von 4 ein Hydrolysat erzeugt, das photometrisch bei 275 Nanometer die Dichte einer Tyrosinlösung aufweist, die 1 µg/ml Tyrosin enthält. 10 000 Einheiten Enzym entsprechen 20 mg Trockensubstanz. Die Wirkung des Enzyms ist bereits nach wenigen Stunden abgeschlossen. Aus der Bandscheibe austretendes Enzym wird durch die Bindung an a_2-Makromolekülen blockiert und über Katepsin abgebaut. Eine extradiskale Chymopapainwirkung ist so weitgehend ausgeschlossen [18].

■ Veränderungen der Bandscheibe durch Chemonukleolyse

Durch die Injektion des Chymopapains kommt es neben der unmittelbaren Reduzierung des Bandscheibeninnendrucks auch zu einer Druckreduzierung im Bandscheibenvorfall. Im klinischen Verlauf zeigen sich diese Veränderungen an einer röntgenologisch nachweisbaren Verschmälerung des Bandscheibenraumes.

Biomechanische Untersuchungen zur Chemonukleolyse liegen ausschließlich im Tierversuch vor. Bredford et al. [5] untersuchten die Auswirkung von Chymopapain auf Hundebandscheiben. An den Versuchstieren wurde Chymopapain intradiskal appliziert. Die Tiere wurden nach 3 Wochen bzw. 3 Monaten getötet. Die LWS-Präparate wurden biomechanisch untersucht. Als Instabilitätskriterien bestimmten sie die sogenannte Steifigkeit und das Kriechverhalten der behandelten Bewegungssegmente im Vergleich zu unbehandelten Kontrollen. 3 Wochen nach Chemonukleolyse fand sich eine signifikante Abnahme der Steifigkeit der Bewegungssegmente gegenüber der Kontrollgruppe unter axialer Last und unter Torsion. Entsprechend nahm das Kriechverhalten zu. Diese Veränderungen waren 3 Monate nach Chymopapainapplikation deutlich geringer ausgeprägt. Im weiteren tierexperimentellen Verlauf zeigte sich röntgenologisch ein Wiederaufbau der Bandscheibenhöhe auf 75% des ursprünglichen Wertes.

Eine weitere Untersuchung an Hunden wurde von Spencer u. Miller 1985 [22] durchgeführt. Sie führten verschiedene biomechanische und histologische Untersuchungen über einen Zeitraum von 52 Wochen durch. Sie konstatierten bis zu 12 Wochen nach Chymopapaininjektion eine Instabilität für Flexion und bis zu 4 Wochen für Torsion und laterale Biegung. Nach 26 Wochen war eine Instabilität, definiert durch die Zunahme der Flexibilität, nicht mehr nachweisbar. Kahanovitz et al. [12] verglichen ebenfalls an Hunden den Chymopapaineffekt mit einer mechanischen Ausräumung des Nucleus pulposus und innerer Anulusanteile. Die Veränderung der Bandscheibenhöhe war für beide Maßnahmen gleich, jedoch zeigte sich nach Chemonukleolyse ein deutlich ausgeprägteres Instabilitätsmuster im Vergleich zur mechanischen Bandscheibenausräumung. Die Chemonukleolyse verursachte einen Verlust an Steifigkeit unter Flexion und unter medio-lateraler Translation sowie unter Torsion. Die Bandscheibenausräumung zeigte lediglich eine Abnahme der Steifigkeit unter Flexion bei normalen Werten für medio-laterale Translation und Torsion. Diese Untersuchungen bestätigten die Annahme, dass die Chemonukleolyse zu einer Beeinträchtigung der Anuluseigenschaften führt und dadurch eine vorübergehende Instabilität des Bewegungssegmentes verursacht. Die Autoren sahen hierin eine Erklärung für die Rückenschmerzproblematik nach Chemonukleolyse.

Zusammenfassend ist davon auszugehen, dass die Chemonukleolyse zu einer Proteoglykanzerstörung im Nukleus- und Anulusbereich führt. Hierdurch entsteht vorübergehend ein Instabilitätsmuster des behandelten Segmentes für Flexions-, Torsions- und Translationsbelastung. Dieser Effekt geht über die Auswirkung einer mechanischen Nukleusausräumung hinaus. Eine Schrumpfung des Bandscheibenvorfalls tritt zwischen 4 und 3 Monaten nach der Injektion auf [4, 9, 13].

■ Behandlungsergebnisse

Der erste wissenschaftlich anerkannte Nachweis der Wirksamkeit der Chemonukleolyse geht auf Javid et al. [11] zurück. In einer placebokontrollierten Doppelblindstudie konnte eine deutliche Überlegenheit der Chemonukleolyse mit Chymopapain gegenüber der Placebogruppe erarbeitet werden. 6 Monate nach dem Eingriff lag die Erfolgsrate der Chemonukleolyse bei 73% im Vergleich zu 42% der Kontrollgruppe. Der Unterschied war statistisch signifikant. Vorausgegangen waren 2 Studien [14, 20] die in jeweils placebokontrollierten Studien eine Wirksamkeit des Chymopapains nicht nachweisen konnten. Da diese Studien erhebliche methodische Mängel aufwiesen, führten sie zunächst zu einer Verweigerung der Medikamentenzulassung. Dabezies et al. [6] zeigten in einer weiteren randomisierten Multicenter-Studie eine statistisch signifikante Überlegenheit in der Chymopapaingruppe im Vergleich zur Kontrolle bei der Behandlung lumbaler Bandscheibenvorfälle. Eine von Fraser durchgeführte Doppelblindstudie [8] wurde nach 6 Monaten und nach 10 Jahren ausgewertet. Nach 6 Monaten zeigte sich ein Therapieerfolg bei 80% der chymopapainbehandelten Patienten und bei 57% der placebobehandelten Patienten. Nach 10 Jahren bewerteten 80% der Chymopapaingruppe die Behandlung als erfolgreich, in 6 Fällen (20%) war eine offene Bandscheibenoperation erforderlich geworden. In 4 Fällen wurde der Eingriff bereits innerhalb von 6 Wochen nach der Chymopapaininjektion durchgeführt. 2 weitere Operationen folgten innerhalb der ersten 2 Jahre. Danach war keine weitere operative Maßnahme bei den chymopapainbehandelten Patienten mehr zu verzeichnen. Nach 10 Jahren beschrieben lediglich 34% der Placebobehandlungsgruppe den Eingriff als Erfolg. Die mit Chymopapain behandelten Patienten gaben nach

10 Jahren eine komplette Beschwerdefreiheit bezogen auf die Ischialgie mit 53% und die Kreuzschmerzen mit 60% an (im Vergleich dazu 29 respektive 26% der Placebogruppe). 77% der Chymopapaingruppe beschrieben eine zumindestens deutliche Besserung der Ischialgie und Kreuzschmerzen im Vergleich zu 38% der Placebogruppe.

Zum Vergleich Chemonukleolyse/offene Bandscheibenoperation liegen sowohl kurzfristige Verläufe wie auch 10-Jahres-Verlaufsstudien vor. Van Alphen et al. [25] konstatierten eine Überlegenheit der offenen Bandscheibenoperation und begründeten dies damit, dass in der Chemonukleolysegruppe nachträglich Operationen durchgeführt werden mussten. Bezüglich des Gesamterfolgs nach einem Jahr konnte kein signifikanter Unterschied zwischen Chemonukleolysepatienten und primär operierten Patienten mehr nachgewiesen werden. 10-Jahres-Verlaufsstudien wurden von Weinstein et al. [26] und Tregonning et al. [24] vorgestellt. Beide Studien sind nicht prospektiv angelegt, sondern stützen sich auf eine nachträglich gebildete Kontrollgruppe. In der Weinstein-Studie waren nach 10 Jahren 86% der mit Chymopapain behandelten Patienten und 80% der primär operierten Patienten mit dem Behandlungsergebnis zufrieden. Die Wiedererlangung der Arbeitsfähigkeit betrug 90% respektive 87% (Chymopapain/Operationspatienten). Nach einem zunächst erfolgreichen Behandlungsergebnis betrug die Rezidivquote innerhalb des ersten Jahres 12% in der Chemonukleolysegruppe und 18% in der Diskotomiegruppe. Nach 10 Jahren war in 32% der chymopapainbehandelten Patienten und 39% der primär operativ behandelten Patienten ein weiterer Eingriff erforderlich geworden. Im Gegensatz dazu konstatierten Tregonning et al. eine leichte Überlegenheit der primär offenen Bandscheibenoperation gegenüber der Chemonukleolyse nach 10 Jahren. Bezüglich der Behandlungsergebnisse nach Chemonukleolyse besteht auch Übereinstimmung mit der prospektiv angelegten Fraser-Studie, die, wie bereits oben aufgeführt, einen 10-Jahres-Erfolg von 77% aufwies.

Ein Vergleich Chemonukleolyse/automatisierte perkutane Diskotomie (APLD) wurde von Revell et al. [19] vorgestellt. In dieser prospektiv randomisierten Studie zeigte sich nach einem Jahr eine Gesamterfolgsrate von 66% für die Chemonukleolyse und von 37% für die APLD. Unter Ausschluss der Patienten, bei denen eine offene Bandscheibenoperation erforderlich wurde, zeigte sich eine Erfolgsrate in der Chemonukleolysegruppe von 83% und von 61% für die APLD.

Die Ergebnisse einer prospektiv randomisierten Studie Chemonukleolyse/Laser-Diskusdekompression zeigten ebenfalls eine deutliche Überlegenheit der Chemonukleolyse. Die Chemonukleolyse wurde mit 4000 Einheiten Chymopapain, die Laserbehandlung mit einem Holmium-YAG-Laser mit einer Gesamtenergie von 1200 bis 1500 Joule durchgeführt. Die Indikation war beschränkt auf Bandscheibenprotrusionen und kleine Bandscheibenvorfälle, die nur unwesentlich nach kaudal oder kranial gewandert waren. Das Endergebnis wurde nach 12 Monaten erhoben. Es zeigte sich ein gutes oder sehr gutes Behandlungsergebnis nach den McNab-Kriterien in 31% der Lasergruppe und 53% der Chemonukleolysegruppe [28].

■ Komplikationen und Nebenwirkungen

Eine typische, von verschiedenen Autoren beschriebene Komplikation ist das vorübergehende Auftreten von Paresen. Diese können durch ein kurzfristiges Aufquellen der Bandscheiben post injectionem sowie durch eine vorübergehende intradiskale Druckzunahme bedingt sein. Das Auftreten von neurologischen Komplikationen wird mit 0,04% angegeben [17]. Die gravierendste neurologische Komplikation stellt die transverse Myelitis dar. Sie kann sowohl nach Chemonukleolyse als auch nach Diskographie auftreten und geht mit einer akuten Paraparese, segmentalen Sensibilitätsstörung und dem Verlust der Sphinkterfunktion einher. Es werden eine virale Genese sowie eine allergische Spätreaktion im Sinne einer Autoagression als Ursache der transversen Myelitis diskutiert [1, 2], wobei bisher weltweit nur Einzelfälle nach Chemonukleolyse beschrieben sind.

Eine weitere Komplikation, die durch eine Antibiotikaprophylaxe während und nach der Injektion weitgehend vermieden werden kann, ist die Diszitis mit einer Häufigkeit von 0,07% [2].

Systemische Nebenwirkungen wie Nausea, Erbrechen, Kopfschmerzen, Urtikaria, Juckreiz, Quincke-Ödem bis hin zum anaphylaktischen Schock treten als Ausdruck allergischer Reaktionen in einer Rate zwischen 1,6 und 2% auf: Day 1,6% [7], Wiltse et al. 2% [27], Bouillet 2% [3]. Bis zu 10 bis 14 Tage post injectionem können geringe allergische Reaktionen (Juckreiz, Urtikaria, Quincke-Ödem) mit einer Häufigkeit von 2% auftreten, die keine Therapie erfordern [15]. Abzugrenzen von den allergischen Reaktionen sind Anaphylaxien, die einen schweren Verlauf nehmen können. In der europäischen Statistik beschreibt Bouillet [3] eine Anaphylaxierate von 0,2%. Aufgrund dieser geringen Frequenz von schweren allergischen Reaktionen hat sich auch ein vor dem Eingriff durchzuführender Allergietest nicht durchgesetzt.

■ Zusammenfassung

Die Chemonukleolyse ist das älteste und bewährteste minimal-invasive Verfahren zur Behandlung eines lumbalen Bandscheibenvorfalls. Die Wirksamkeit wurde in prospektiv randomisierten Studien eindrucksvoll dargestellt. Auch im 10-Jahres-Verlauf konnten Behandlungsergebnisse dem Vergleich zur offenen konventionellen Bandscheibenoperation standhalten. Durch die Einführung konkurrierender minimal-invasiver Behandlungsverfahren wie APLD und Laser-Diskusdekompression wurden die Zahlen der Chemonukleolyseanwendungen so weit zurückgedrängt, dass sich der Hersteller zur Vertriebseinstellung des Chymodiaktin® entschlossen hat.

Literatur

1. Abramsky O, Teitelbaum D (1977) The autoimmune features of acute transverse myelopathy. Ann Neurol 2:36–40
2. Agre K, Wilson RR, Brim M, McDermott DJ (1984) Chymodiactin postmarketing surveillance. Demographic and Adverse Experience Data. Spine 9:479–486
3. Bouillet R (1987) Complications de la nucleolyse discale par la chymopapaine. Acta Orthop Belg 53:250–261
4. Boumphrey FR, Bell GR, Modic M, Powers DF, Hardy WR (1987) Computed tomography scanning after chymopapain injection for herniated nucleus pulposus. A prospective study. Clin Orthop 219:120–123
5. Bradford DS, Cooper KM, Oegema TR (1983) Chymopapain, chemonucleolysis and nucleus pulposus regeneration. J Bone Jt Surg 65 A:1220–1231
6. Dabezies EJ, Murphy CP (1985) Dural puncture using the lateral approach for chemonucleolysis. Spine 10:93–96
7. Day PL (1974) Early, interim and long term observations on chemonucleolysis in 876 patients with special comments on the lateral approach. Clin Orthop 99:64
8. Fraser RD (1982) Chymopapain for the treatment of intervertebral disc herniation. A preliminary report of a double blind study. Spine 7:608–612
9. Gentry LR, Strother CM, Turski PA, Jarvid MJ, Sackett FJ (1985) Chymopapain chemonucleolysis: Correlation of diagnostic radiographic factors in clinical outcome. AJR 145:351–360
10. Jansen EF, Balls AK (1941) Chymopapain: a new cristalline proteinase from papaya latex. J Biol Chemistry 137:459–460
11. Javid MJ, Nordby EJ, Ford LT, Henja WJ, Whistler WW, Burton C, Millet DK, Wiltse LL, Widell EH, Boyd RJ, Newton SE, Thisted R (1983) Safety and efficacy of chymopapain (chymodiactin) in herniated nucleus pulposus with sciatica. JAMA 249:2489–2494
12. Kahanovitz N, Arnoczky SP, Kummer F (1985) The comparative biomechanical, histologic, and radiographic analysis of canine lumbar discs treated by surgical excision or chemonucleolysis. Spine 10:178–183
13. Kato F, Mimatsu K, Kawakami N, Iwata H, Miura T (1992) Serial changes observed by magnetic resonance imaging in the intervertebral disc after chemonucleolysis. Spine 17:934–939
14. Martins AN, Ramirez A, Johnston J, Schwetschenau PR (1978) Double-blind evaluation of chemonucleolysis for herniated lumbar discs: late results. J Neurosurg 49:816–827
15. Moneret-Vautrin DA, Laxenaire MC (1985) Anaphylaxis to purified chymopapain. In: Sutton JC, Current Concepts in Chemonucleolysis. 77–89
16. Moneret Vautrin DA, Feldmann L, Kanny G, Baumann A, Roland J, Pere P (1994) Incidence and risk factors for latent sensitization to chymopapain: predictive skin-prick-tests in 700 candidates for chemonucleolyses. Clin Exp Allergy 24:471–476
17. Nordby EJ, Wright PH, Schofield SR (1993) Safety of chemonucleolysis. Adverse effects reported in the United States, 1982-1991. Clin Orthop (293):122–134
18. Potter JL (1961) On papain and flop-eared rabbits. Arthritis Rheum 4:389–394
19. Revell M, Payan C, Vallee C, Laredo JD, Lassale B, Roux C, Carter H, Salomon C, Delmas E, Roucoules J, et al (1993) Automated percutaneous lumbar

discectomy versus chemonucleolysis in the treatment of sciatica. A randomized multicenter trial. Spine 18:1-7
20. Schwetschenau PR, Ramirez A, Johnston J (1976) Double-blind evaluation of intradiscal chymopapain injection for herniated lumbar discs: Early results. J Neurosurg 45:622-629
21. Smith L, Garvin PJ, Gesler RM, Jennings RB (1963) Enzyme dissolution of the nucleus pulposus. Nature 198:1311-1312
22. Spencer DL, Miller JA (1985) The effects of chemonucleolysis on the mechanical properties of the canine lumbar disc. Spine 10:555-561
23. Thomas I (1956) Reversible collapse of rabbit ears after intravenous papain and prevention of recovery by cortisone. Exp Med 104:245
24. Tregonning GD, Transveldt EE, McCullough JA, McNab I, Nachemson A (1991) Chymopapain versus conventional surgery for lumbar disc herniation - ten years results of treatment. J Bone Jt Surg 73B:481-486
25. Van Alphen HAM, Braakman R, Bezemer D, Broere G, Berfello W (1989) Chemonucleolysis versus discectomy: A randomized multicenter trial. J Neurosurg 70:869-875
26. Weinstein J, Spratt K, Lehmann T, McNeill T, Hejna W (1986) Lumbar disc herniation. A comparison of the results of chemonucleolysis and open discectomy after 10 years. J Bone Jt Surg 68-A:43-54
27. Wiltse LL, Widell EN, Yuan NA (1975) Chymopapain chemonucleolysis in lumbar disc disease. JAMA 231:474-479
28. Wittenberg RH, Steffen R (1997) Minimal invasive intradiskale Therapie lumbaler Bandscheibenvorfälle. Bücherei d. Orthopäden, Bd. 68. Enke, Stuttgart

10 Nukleoplastie

P. Simons

■ Einführung

Mit verschiedenen Techniken wurde in den letzten 50 Jahren versucht, perkutan eine Druckentlastung in der Bandscheibe zu erreichen.

Zur enzymatischen Schrumpfung wurde Chymopapain eingesetzt. Nach einem anfänglichen Boom ist das Enzym in Deutschland nicht mehr erhältlich.

Relativ erfolgreich wurde die APLD (automatisierte perkutane lumbale Diskektomie) mit dem Nukleotom (Surgical Dynamics) durchgeführt. Weitere endoskopisch kontrollierte Behandlungen sind noch im Einsatz.

Bei der Nukleoplastie wird durch Anwenden der Koblationstechnik mittels Radiofrequenzenergie, das weiche Kerngewebe sowohl dissoziiert (Ablation) als auch durch Koagulation thermisch verändert. Aus dieser Anwendung resultiert eine Druckentlastung aber auch eine Gewebeveränderung im Diskus.

■ Grundlagen der Koblation

Durch Radiofrequenzenergie wird sowohl eine Ablation als auch eine Koagulation bewirkt.

Bei der Ablation wird ein Plasmafeld an der Spitze der Sonde generiert. Dieses Feld entsteht im wasserhaltigen Milieu der Bandscheibe. Die ionisierten Teilchen sind derart energiegeladen, dass molekulare Bänder im Gewebe zerstört werden. Der Bandscheibenkern unmittelbar an der Spitze der Sonde zerfällt in elementare Moleküle und niedermolekulare Gase. Typischerweise verursacht die Koblation eine molekulare Desintegration bei niedrigen Temperaturen und keine explosive Reaktion. Es resultiert eine Reduzierung von Kerngewebe ohne wesentliche Beeinträchtigung von benachbartem Gewebe (Abb. 10.1). Experimentell konnte die Koblation im Schweinediskus nachgewiesen werden.

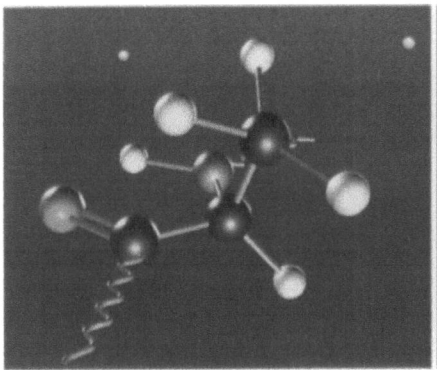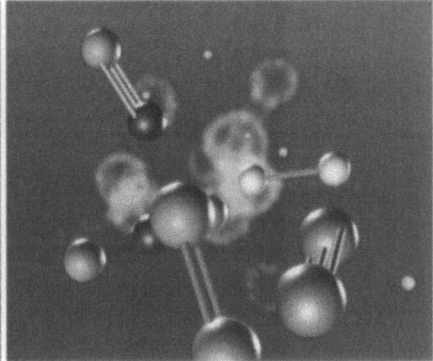

Abb 10.1. Koblation und Desintegration der Moleküle.

Indikation

Die Indikationen zur Nukleoplastie sind die gleichen wie bei den herkömmlichen perkutanen Verfahren. Nach erfolgloser konservativer Therapie über 6–8 Wochen bei anhaltender Lumbago oder Lumboischialgie kann der Patient mit der Nukleoplastie behandelt werden. Der Prolaps darf nicht mehr als 25% des Spinalkanals beanspruchen und die Bandscheibe nicht mehr als 50% im Vergleich zu den benachbarten „gesunden" Etagen in der Höhe abgenommen haben. Ein Sequester, signifikante neurologische Ausfälle sowie eine Fraktur oder ein Tumor der Wirbelsäule sind Ausschlusskriterien.

Methode

Der Patient wird in Analgosedierung in Bauchlage mit Entlordosierung in den OP gelagert. Die Zielhöhe wird mittels 1 oder 2 C-Bogen optimal eingestellt. Die Positionierung: AP- lateral als auch „Tunnel-vision", aber mit CT, sind möglich. Die Einstichstelle wird fixiert und lokal betäubt. Die Punktion erfolgt mit der sich im Set befindlichen Crawford-Nadel. Es ist auf die üblichen Risiken und Pitfalls bei der dorsolateralen Punktion des Zwischenwirbelraums zu achten.

Nach Erreichen des Anulus fibrosus wird die Nadel bis in den Nucleus pulposus weiter geführt. Nach Lagekontrolle erfolgt eine Diskographie mit 1:2 verdünntem Kontrastmittel. Die Verdünnung ist wesentlich, um später die Position der Sonde sicher überprüfen zu können. Bei Nichtaustreten von KM ist die Nukleoplastie möglich.

Die Crawford-Nadel wird zurückgezogen, bis die Spitze sich gerade im Nukleus befindet.

Die Sonde wird unter Durchleuchtung vorgeschoben bis zum Erreichen der Gegenseite des Anulus fibrosus. Diese tiefste Position wird mit dem

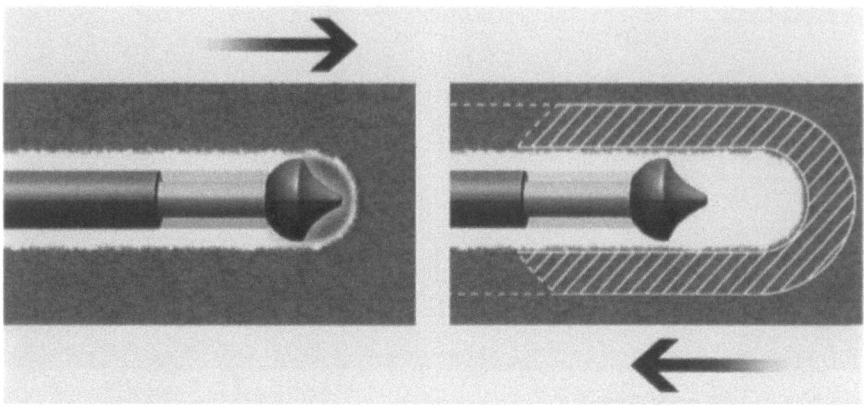

Abb 10.2. Koblation und Koagulation.

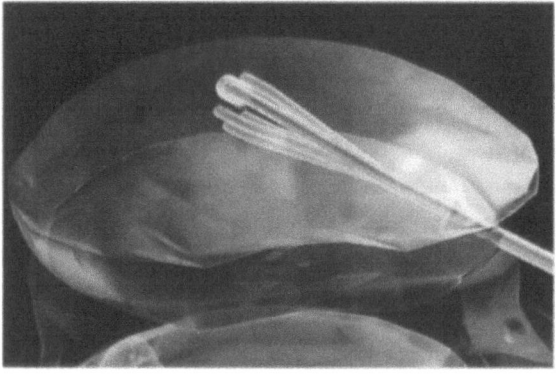

Abb 10.3. Die Nukleoplastie.

kleinen Schieber fixiert. Dann wird die Sonde zurückgezogen, bis der aktive Teil noch nicht in die Crawford-Nadel verschwindet. Die Bewegungsstrecke wird anhand der Markierungen registriert. Ein Zurückziehen bis in die Crawford-Nadel kann zu einer elektrischen Überleitung und Reaktion der Nervenwurzel führen.

Jetzt wird die Sonde mit der Konsole verbunden. Die Einstellung für die Koblation liegt zwischen 2 und 4. Die Sonde wird mit einer leichten Biegung auf „12 Uhr" eingeführt. Langsames Vorschieben führt zu der Bildung eines 2 mm breiten Kanals. Beim Erreichen der tiefsten Stelle wird der Modus auf Koagulation geschaltet und die Sonde mit einer Geschwindigkeit von etwa 0,5 cm/s zurückgezogen. Hierdurch wird eine Koagulationstiefe von etwa 1 mm erreicht (Abb. 10.2).

Dann wird die Sonde in die Position „2 Uhr" gebracht und der Vorgang wiederholt, ebenso für die Positionen 4, 6, 8 und 10 Uhr (Abb. 10.3).

Dann werden Nadel und Sonde entfernt.

Der Patient wird im Aufwachbereich 2 Stunden nachbeobachtet.

■ Resultate

In den USA sind bisher weit über 8000 Patienten behandelt worden, in Deutschland 135. Weltweit hat sich die Zahl der durchgeführten Eingriffe auf 12 000 erhöht.

Die Frühergebnisse sind vielversprechend. Es zeichnet sich eine Erfolgsquote bei Rücken- und Beinschmerzen von 82% bei reinem Rückenschmerz von 65% ab.

Wesentlich in Vergleich zu anderen Techniken ist die erfreuliche Tatsache, dass bisher keine durch die Behandlung ausgelösten Komplikationen aufgetreten sind.

■ Schlussfolgerung

Durch die Kombination der Koblation und der Koagulation bietet die Nukleoplastie sowohl die Möglichkeit der Gewebeentfernung als auch ein Schrumpfen der Bandscheibe. Vergleichbar hiermit wäre der kombinierte Einsatz von Holmium- und Neodym-YAG-Laser.

Die Punktion ist leicht zu erlernen und in erfahrenen Händen mit sehr wenigen Risiken behaftet.

Die Koblation und die Koagulation bedienen sich derart niedriger Temperaturen, dass die unerwünschte Einwirkung auf benachbartes Gewebe ausbleibt.

Wie bei den anderen perkutanen Verfahren ist die Indikation streng zu stellen und in „Konkurrenz" zu dem natürlichen Verlauf eines Bandscheibenleidens zu sehen.

Die bisherigen Ergebnisse sind vielversprechend. Weltweit laufen kontrollierte Studien, um eine Langzeitauswertung zu erhalten.

■ Literatur

1. Stalder KR, Woloszko J, Brown IG et al (2001) Repetitive plasma discharges in saline solutions. Applied Physics Letters 79:4503–4505
2. Chen YC, Lee SH, Lehman NL et al (2001) Histology Findigs of Discs and Neural Tissue Satus Post Percutaneus Disc Decompression: Nukleoplastie (Coblation Technology): an experimental Study. Accepted at the international Spinal Injection Society (ISIS) 9th annual Meeting. September 2001 Boston, MA
3. Chen YC, Lee SH (2001) Intradiscal Pressure Study with Nucleoplasty in Human Cadaver. Accepted at the international Spinal Injection Society (ISIS) 9th annual Meeting. September 2001 Boston, MA
4. Sharps L (2002) Percutaneous Disc Decompression using Nukleoplastie. Submitted to North American Spine Society (NASS) 17th Annual Meeting. October 2002 Montreal, Canada

11 Laser-Diskusdekompression und -Nukleotomie

J. Hellinger

■ Einleitung

Die intradiskale Therapie setzte vor mehreren Jahrzehnten mit der Chemonukleolyse wegen der allseits bekannten Komplikationen der offenen Diskuschirurgie ein. Es wurden dann über die endoskopische intradiskale Diskektomie bis hin zur automatisierten Absaugdiskektomie und zur transkutanen Diskektomie verschiedene Verfahren entwickelt, die zu mechanischen Entlastungen führen sollten. Vor diesem Hintergrund ist die 1986 eingeführte nonendoskopische perkutane Laser-Diskusdekompression und -Nukleotomie (PLDN) mit dem Nd-YAG-Laser 1064 nm [2] als Pionierleistung zu sehen.

■ Wirkung des Nd-YAG-Lasers auf die Bandscheibe

Grundgedanke und Zielstellung war, durch intradiskale Druckentlastung auch eine Entlastung der nervalen Strukturen im Spinalkanal und Wirbelloch zu erzielen. Dies fußte auf der Kenntnis der Interaktion eines Laserlichtstrahles mit dem Diskusgewebe. Bei dem Beschuss von Diskusgewebe mit dem Nd-YAG-Laser 1064 nm entsteht ein kleiner **Vaporisationsdefekt,** der mit einem Karbonisationssaum ausgekleidet ist. Diese Ablation des Diskusgewebes ist messbar gering. Der Nd-YAG-Laser 1320 nm führt zu einer gering höheren Ablation im Vaporisationsbereich [1]. Der intradiskale Druckabfall wurde durch diese Arbeitsgruppe eindrucksvoll mit hoher statischer Signifikanz für den Nd-YAG-Laser 1064 nm demonstriert. Der Ablationsdefekt durch die Vaporisation ist selbstverständlich bei Anwendung mechanischer Diskektomieverfahren größer. Bedeutsam erscheinen experimentelle Untersuchungen der Osaka-Gruppe [32] mit dem Nachweis, dass der Ablationsdefekt in der Bandscheibe weder alters- noch degenerationsgradabhängig ist.

Da die klinischen Ergebnisse mechanischer Verfahren jedoch nicht an die Resultate der Anwendung des Nd-YAG-Lasers intradiskal heranreichen, mussten noch andere Mechanismen Wirkung zeigen. Neben der Vaporisation ist besonders ein **thermischer Effekt** bemerkenswert. Nach Beschuss des Diskusgewebes mit hoher Hitzeentwicklung an der Spitze der Laserfiber entsteht durch Koagulation jenseits des Karbonisationssaumes des Vaporisationsdefektes eine Schrumpfung der Kollagenfibrillen. Dies ist in experimentellen Untersuchungen [13] und an histologischen Präparaten bei Re-Operationen nachgewiesen [27]. Durch die bekannte Textur der Kollagenstruktur des Faserrings der Bandscheibe ist mit einer Verkleinerung des Gesamtvolumens zu rechnen. Experimentelle Untersuchungen beim Beschuss von Meniskusresektaten mit einer schlagartigen Schrumpfung des halbmondförmigen Gebildes nach Nd-YAG-Laser(1064 nm)-Beschuss [6] ließen den Schluss zu, dass auch ein zirkuläres Gebilde wie die Bandscheibe einem derartigen **Shrinking-Effekt** nach Beschuss unterliegen müsste.

An explantierten Rinderbandscheiben konnte dieses Shrinking-Phänomen eindrucksvoll demonstriert werden. Der Verlust an Durchmesser der Bandscheiben betrug dabei bis zu 14%. Vergleichende Untersuchungen [9] mit dem Holmium-YAG-Laser erbrachten dabei lediglich Werte bis zu 1% (Tab. 11.1). Der Nachweis dieses Shrinking-Phänomens ist auch durch weitere In-vitro-Untersuchungen belegt. Turgut et al. [29] haben den Wasserverlust, die Proteoglykanveränderungen und die Kollagenveränderungen eindrucksvoll nachgewiesen. Auch in vivo konnte der Effekt bewiesen werden. Japanische Autoren [16] berichten über die Messung der Größe extrudierter Diskusanteile bei offenen Operationen und gleichzeitiger intradiskaler Nd-YAG-Laser-Diskusdekompression und -Nukleotomie mit deutlicher Verkleinerung um Millimetergröße des prolabierten Anteiles. Dem entspricht auch die Demonstration der CT-Videos von Grönemeyer [5] mit der sichtbaren Wirkung des Shrinking-Effektes durch schlagartige Verkleinerung der Zirkumferenz des Diskus. Mayer [18] hat bei endoskopisch Nd-YAG-Laser-assistierter perkutaner Nukleotomie ein schlagartiges Zusammenziehen der intradiskalen Strukturen in seinen Videos ebenfalls nachgewiesen. Hellinger [7] hat diesen Effekt immer wieder veranschaulicht.

Klinische Untersuchungen zur Dichte des protrudierten oder extrudierten Bandscheibenanteils im Spinalkanal erbrachten eine signifikante Senkung der Houndsfield-Einheiten nach dem Laserbeschuss [12]. Bildgebend konnte der Nachweis einer Druckentlastung im Spinalkanal mit MRI-Myelographie statistisch gesichert nachgewiesen werden [31].

Der hintere Faserring der Bandscheibe ist mit einer Vielzahl von Nozizeptoren bestückt. Für die Entstehung der vertebragenen Schmerzen bei Diskuserkrankungen ist dies eine bedeutsame Feststellung. Durch die Hitzewirkung des Nd-YAG-Lasers 1064 nm wird mit Sicherheit ein Teil der

Tabelle 11.1. Shrinking-Effekt boviner Bandscheiben. Messung des Durchmessers der explantierten Disci nach Applikation von 1000 Joule.

Nd-YAG (1064 nm), nicht gepulst	0,1–14%
Nd-YAG (1064 nm), repetetiver Kurzbeschuss	0–2%
Ho-YAG (2010 nm), gepulst	0–1%

Nozizeptoren zerstört. Damit ist ein weiterer Wirkungsmechanismus beschrieben. Jedoch werden nicht nur Nozizeptoren ausgeschaltet, sondern auch Nervenfasern, die im Zuge einer Vaskularisation des degenerierten Bandscheibengewebes nachgewiesen sind, mit zerstört. Dafür genügt teilweise bereits eine Temperatursteigerung bis 42 °C.

Ein vierter Wirkungsmechanismus ist in der **Denaturierung von Chemokininen** aus dem zerrissenen Bandscheibengewebe zu erwähnen. Diese Chemokinine besitzen für die Schmerzentstehung im Rahmen der degenerativen Diskuserkrankungen mit intradiskaler Zerreißung, Protrusionen und Extrusionen eine große Bedeutung.

Alle operativen Maßnahmen, ob minimal-invasiv oder nicht minimal-invasiv, führen zu einer weiteren Instabilität im Bewegungssegment. Das einzige Verfahren, bei dem keine Zunahme der Instabilität erfolgt, wie Siebert [25] demonstrieren konnte, ist der Nd-YAG-Laser 1064 nm. Im Gegenteil beschreiben Wittenburg u. Steffen [30] sogar eine Stabilitätszunahme bei ihren Messungen hinsichtlich der Translationsbewegung am Wirbelsäulenmodell. Zusätzlich zu dieser primären offenbaren Stabilitätszunahme kommen die in den experimentellen Untersuchungen nachgewiesenen Late-Shrinking-Effekte durch eine intradiskale Narbenbildung vom fibrokartilaginären Typ, die experimentell allerdings erst nach einem Jahr abgeschlossen sind. Zumindest ist eine weitere Instabilität eingriffsbedingt nicht mehr anzunehmen. Experimentelle Untersuchungen [28] zeigen die verbesserte intradiskale Narbenbildung durch biostimulatorische Wirkung des Nd-YAG-Laserstrahles. Dies erklärt auch die bisher nicht nachgewiesene Zunahme von Instabilitäten im Bewegungssegment.

Eine wichtige experimentelle Voraussetzung war der Nachweis über die Eindringtiefe des Nd-YAG-Laserstrahles neben dem Vaporisationsdefekt an der Spitze der Laserfiber und die Wärmeverteilung in der Bandscheibe. Dazu liefert die Arbeitsgruppe um Siebert [28] die Grundlagen mit ihren Messungen. Bei einer definierten Dosis von 20 Watt und einer Beschussdauer von einer Sekunde ist mit einer Eindringtiefe von 6 mm zu rechnen. In keinem Fall wurden Temperaturen oberhalb des Koagulationsniveaus der Proteine im Spinalkanal oder in den anschließenden Deck- und Grundplatten bei korrekter Lage der Fiberspitze gemessen. Die Untersuchungen sind für die Sicherheit des Eingriffs von entscheidender Bedeutung gewesen. Daraus schlussfolgernd konnte für die Technik der lumbalen, thorakalen, dorsolateralen Zugangswege die Nadelplatzierung im dorsolateralen Drittel der Bandscheibe festgelegt werden.

Die Dosis-Wirkungs-Beziehung im klinischen Einzelfall ist noch nicht völlig geklärt. Maximaldosen mit 1600 Joule pro Bandscheibenbereich wurden nach den experimentellen Untersuchungen für den Lumbal- und unteren Thorakalbereich postuliert. Im oberen thorakalen Bereich wurden wegen der kleineren Bandscheibenfläche Gesamtdosen bis 1000 Joule und entsprechend bis 360/400 Joule im HWS-Bereich errechnet. Im klinischen Experiment der Pilotstudien zeigte sich, dass eine Dosis von 15 Watt und einer Sekunde Beschussdauer die Obergrenze der Toleranz bei Regionalanästhesie und Analgosedierung darstellte. Die Einzelschussdosis wurde im Laufe der Jahre verkürzt und in der Gesamtdosis auf durchschnittlich 900–1100 Joule reduziert, ohne dass die Ergebnisse sich negativ veränderten. Mit diesen Dosen wurden im Gegensatz zur Anwendung des Holmium-YAG-Lasers und des Nd-YAG-Lasers 1320 keinerlei Grund- und Deckplattenschäden festgestellt. Vereinzelt in MRI-Aufnahmen sichtbare Ödemveränderungen in den angrenzenden Wirbelkörpern der operierten Bandscheibe entsprechen den gleichen Veränderungen wie sie auch nach offen Eingriffen vorübergehend auftreten können.

Zusammenfassend ist festzustellen, dass der Nd-YAG-Laser 1064 nm bei nonendoskopischer perkutaner intradiskaler Anwendung zwei Wirkungsmechanismen zur Beseitigung der diskalen Schmerz- und Lähmungsursachen aufweist:

Zum ersten ist es ein Effekt wie bei der offenen intraspinalen Dekompression: Die mechanische Entlastung der intraspinalen Strukturen wie venöse Plexus, spinale Arterien, radikuläre Arterien und der nervalen Strukturen wie Nervenwurzel und selbst der langen Bahnen. Dieser Wirkungsmechanismus beruht auf der Verbindung der intradiskalen Druckminderung durch die Vaporisation und dem Shrinking-Phänomen mit der Druckentlastung maximal im Spinalkanal. Dabei kommt der venösen Kongestion größte Bedeutung zu, da sie bereits im geringen Ausmaße zu Veränderungen der Synapsen im dorsalen Spinalganglion führt. Die vom Autor präferierte multisegmentale Dekompression zur Verminderung der venösen Stase ist durch die Untersuchungen von Porter u. Ward [21] zur Bedeutung der Zweihöhenpathologie untermauert.

Der zweite Wirkungsmechanismus im Rahmen der Behandlung des vertebragenen diskogenen Schmerzsyndroms durch die intradiskale Nd-YAG-Laser-Anwendung ist in schmerztherapeutischer Hinsicht zu sehen. Die Zerstörung der Nozizeptoren im hinteren Faserring zählt dabei ebenso wie die Zerstörung der im Rahmen von Neovaskularisationen des Bandscheibengewebes eingesprossten Nervenfasern. Nicht zu unterschätzen ist die Denaturation von schmerzaktivierenden Kininen aus dem zerrissenen Bandscheibengewebe. Die dargestellten experimentellen Grundlagen in vitro, in vivo und in der klinischen Forschung lassen keinen Zweifel mehr an der Wirksamkeit des Nd-YAG-Laser 1064 nm auf das Gewebe des Discus intervertebralis und somit auf pathologische Erscheinungsformen mit klinischen Syndromen. Gegenüber anderen Lasertypen ist im Experiment der CO_2-Laser zu nennen. Diesem Lasertyp entspringt ebenfalls auf Grund seiner Wellenlänge ein hervorragender unmittelbarer Shrinking-Effekt [17]. Technische Schwierigkeiten bei der Applikation am Menschen haben jedoch der Verbreitung dieses Lasertyps Grenzen gesetzt. Die ähnlich dem Nd-YAG-Laser 1064 nm wirkende Wellenlänge von 1320 nm erfordert offenbar zur Erzielung eines ausreichenden Shrinkings der Bandscheibe höhere Dosen mit bis 8% nachgewiesenen Deck- und Grundplattenschäden. Der KTP-Laser ist in der Wirkungsweise dem Nd-YAG-Laser ähnlich, jedoch fehlen Grundlagenuntersuchungen wie beim Nd-YAG-Laser 1064 nm.

Der Diodenlaser 940 nm ist zweifelsfrei mit der größten thermischen Wirkung in der Bandscheibe anzusetzen und zeigt ein ähnliches Shrinking-Phänomen wie der Nd-YAG-Laser 1064 nm [20]. Dafür ist jedoch eine verringerte Jouledosis verantwortlich. Dies muss bei der klinischen Anwendung zur Vermeidung von thermischen Schäden an Deck- und Grundplatten unbedingt Berücksichtigung finden.

Der vielfach eingesetzte Holmium-YAG-Laser mit seiner Wellenlänge von 2100 nm als gepulster Laser ist für die nonendoskopische intradiskale Anwendung nach unseren Untersuchungen nicht geeignet. Die gegenüber dem Nd-YAG-Laser 1064 nm etwas größere Ablationsmenge bleibt jedoch im Grammbereich [24, 26], sodass dieser Effekt klinisch vernachlässigt werden kann. Die Anwendung des Holmium-YAG-Lasers 2010 nm sollte nur unter Sicht im Endoskop oder bei der Holmium-YAG-Laser-assistierten offenen Nukleotomie erfolgen [8].

■ Technik

Daraus schlussfolgernd konnte für die Technik der lumbalen, thorakalen dorsolateralen Zugangswege die Nadelplatzierung im dorsolateralen Drittel der Bandscheibe festgelegt werden.

Der Eingriff wird in örtlicher Betäubung mit Dämpfung des Patienten ausgeführt und kann in Bauchlage oder nach meiner Ansicht besser in Seitenlage wegen des leichteren Zugangs zu den Bandscheiben mit Punktion der Disci mit einer 1,8-mm-Nadel erfolgen. An der Halswirbelsäule wird der Eingriff in Rückenlage des Patienten von vorne durchgeführt.

■ Indikation

Ausgehend von der nosologischen Klassifikation diskogener vertebragener Schmerzsyndrome wurde die Indikation von mir von Anbeginn an weit gestellt, während Siebert [25] die Indikation auf die monoradikulären Symptome beschränkte. Die Indikation ist bei diskogenen Schmerzsyndromen im Bereich der HWS, BWS oder LWS mit bildgebend gesicherten Bulgings, Protrusionen und Extrusionen gegeben. Der Eingriff stellt den letzten Schritt vor einer sonst notwendigen offenen Operation oder dem therapeutischen Nihilismus bei konservativ austherapierten Patienten mit diesen Krankheitsbildern dar. Allgemeine Kontraindikationen bestehen mit Ausnahme schwerer Hämostasestörungen nicht. Eine Altersbegrenzung, auch nach oben, ist nicht gegeben, da immer noch schrumpfbare Kollagenfasern im Anulus vorhanden sind. Von der bildgebenden Pathologiedarstellung her ist bis zur gedeckten Extrusion heute Einheitlichkeit in der Indikationsstellung feststellbar (Abb. 11.1–11.2). Bei den nicht gedeckten Extrusio-

11 Laser-Diskusdekompression und -Nukleotomie

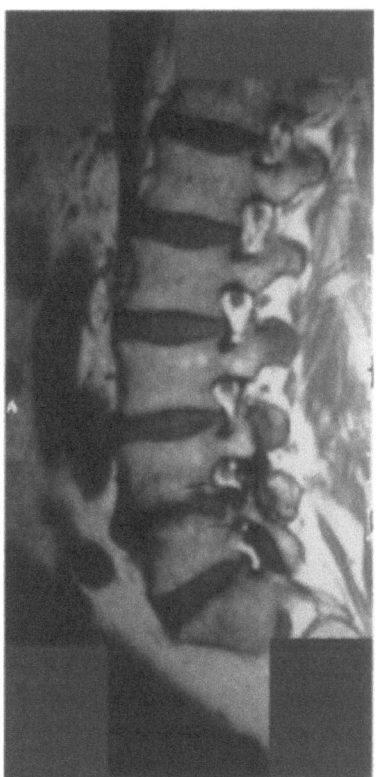

Abb. 11.1. 72-jähriger Patient mit lumbalem radikulären Schmerzsyndrom bei multisegmentaler Diskusprotrusion L3/4 bis L5/S1 und Bulging L2/3 mit Einengung der Wirbellöcher in Kombination mit einer osteoligamentären Spinalstenose. Vor einer offenen Operation bei konservativer Therapieresistenz steht die Indikation zur polysegmentalen Nd-YAG-Laser-Diskusdekompression und -Nukleotomie.

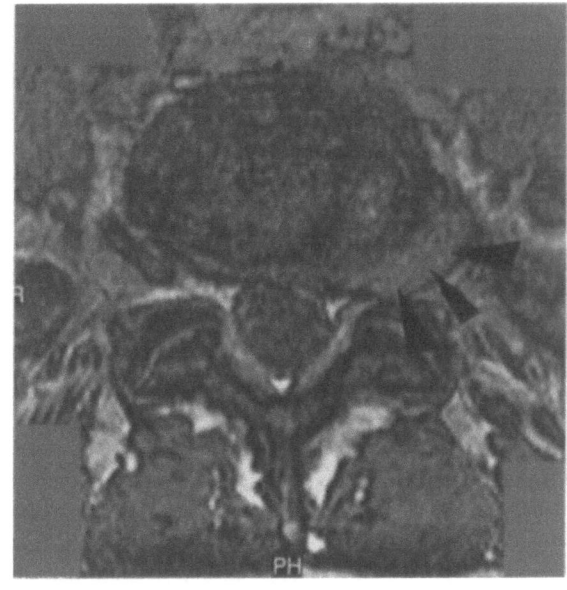

Abb. 11.2. 66-jährige Patientin mit lumbalem radikulären Schmerzsyndrom. Ursache ist eine laterale weitgehend extraforaminal gelegene gedeckte Diskusextrusion. Nach Nd-YAG-PLDN Schmerzfreiheit. Normalisierung des SLRT.

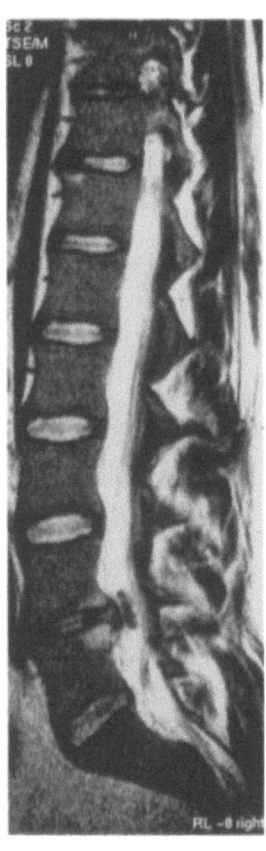

Abb. 11.3. 29-jähriger Patient mit konservativ therapieresistentem lumbalen radikulären Schmerzsyndrom. Es handelt sich um eine freie Sequestration bei gleichzeitig vorliegender nicht gedeckter Diskusextrusion mit vorwiegender Wirbellochbeteiligung. Nach der PLDN Rückbildung der Beschwerden. SLRT auf endgradig positiv rechts gebessert. Wegen Ziehen in der Wade längere konservative Nachbehandlung mit Wiederaufnahme der Arbeit nach 5 Monaten.

nen gibt es unterschiedliche Auffassungen. Da jedoch auch dort in einem hohen Prozentsatz das Behandlungsziel, nämlich das Vermeiden der offenen Operation, erreicht werden kann, wurden diese von mir einbezogen. Lediglich echte freie intraspinale Sequester stellen eine primäre Kontraindikation dar. In Ausnahmefällen ist auch hier abzuwägen, ob unter offener Operationsbereitschaft bei Prozessen im Wirbelloch nicht ein PLDN-Versuch möglich ist. Fälle von freiem Sequester mit konservativ erzielbarer Beschwerdefreiheit belegen dies (Abb. 11.3).

■ Patientenauswahl

Immer wieder wird darauf hingewiesen, dass eine Patientenauswahl nach besonderen Kriterien die Grundlage für den Erfolg sei. Im Klartext bedeutet dies, dass besonders Patienten mit beginnenden Somatisierungen ausgeschlossen werden. Dies halte ich nicht für gerechtfertigt, da die durchschnittliche Anamnesedauer länger als drei Monate ist. Damit wäre nach schmerztherapeutischer Definition bereits die Grenze der Chronifizierung erreicht. Für die Patientenauswahl gelten die für die Indikation aufgezeigten Definitionen mit dem Zusatz einer sechswöchigen erfolglosen konservativen Therapie bei indizierter offener Nukleotomie, Dekompressionsoperation oder Fusion. Die zweite Patientengruppe ist definiert durch Kontraindikationen verschiedenster Prägung zu offenen Eingriffen. Diese Gruppe wäre der Chronifizierung und Somatisierung ausgeliefert, wenn nicht die Nozizeption durch den Eingriff durchbrochen wird. Schließlich resultiert noch eine größere Gruppe von Patienten mit strikter Ablehnung offener Operationsmethoden.

■ Klinische Erfahrungen

In einer multizentrischen Megastudie wurden 4977 Patienten, davon 316 mit diskogenen zervikalen und 38 mit thorakalen bandscheibenbedingten Schmerzsyndromen zwischen dem 23. 11. 1989 bis 12. 1. 1999 in der beschriebenen Technik einheitlich behandelt. Die Dokumentation erfolgte konsekutiv mit Erfassung des Schmerzbildes, des klinischen Befundes, des neurologischen Befundes, der bildgebenden Diagnostik und zunehmend mit dem computerisierten Spine-Motion-Test mit integriertem Rückenmuskel-EMG zur Quantifizierung der lokalen vertebralen Befunde. Dieser als prospektive Studie mit repetitivem Kontrolldesign zu wertende klinische experimentelle Ansatz diente zur andauernden Evaluierung dieser zunächst als neulandmedizinisches Verfahren eingeführten Behandlungsmethode. Von Anfang an wurden auch bandscheibenvoroperierte Patienten mit Postnukleotomiesyndrom einbezogen. Deren Anteil betrug über die Jahre unverändert 20%. Auf Grund von langjähriger Erfahrung mit der offenen Bandscheiben- und Wirbelsäulenchirurgie wurde die polysegmentale Anwendung der nonendoskopischen perkutanen Laser-Diskusdekompression und -Nukleotomie mit dem Nd-YAG-Laser 1064 nm entwickelt. Alle Patienten wurden nach 6 Wochen kontrolliert. Die Nachuntersuchungsrate betrug dabei 90%. Die restlichen 10% wurden durch Telefoninterview befragt. Dieser vorgesehene Untersuchungszeitraum von 6 Wochen ist inzwischen durch vielfältige Studien bestätigt. Der Zeitraum ist für die primäre Vernarbung zerrissener Bandscheibenringteile repräsentativ angesetzt.

Die Ergebnisse sind während der Jahre unverändert gleich gut. Subjektiv ist die Erfolgsrate an der Lendenwirbelsäule mit 80%, an der Halswirbelsäule mit 86,5% und an der Brustwirbelsäule mit 90% positiv konstant. Objektiv ergibt sich mit 90% Besserung im Straight-leg-raising-Test bei LWS-Patienten vom ersten postoperativen Tag an unverändert eine gute Wirkung. Diese Befunde wurden auch bei Kontrolluntersuchungen bis zu 4 Jahren bestätigt. Die Rückbildung von Lähmungen in allen Wirbelsäulenbereichen konnte unverändert mit über 90% registriert werden. Zusätzlich wurden bei der computerisierten Messung der Wirbelsäulenbeweglichkeit deutliche Verbesserungen nach der 6-Wochen-Ruhigstellung in einer Orthese im Anschluss an den Eingriff festgestellt. Auch die Verspannung der paravertebralen Muskulatur war zu diesem Zeitpunkt signifikant gegenüber dem präoperativen Stand gebessert [15].

Die Komplikationsdichte ist für den Lumbalbereich bei 1‰ schwerer Komplikationen. An der Halswirbelsäule ist sie mit 0,77% im Laufe der Jahre weiter gesunken [10]. An der Brustwirbelsäule trat einmal ein Problem auf. Im Vergleich mit offenen Operationen ist somit eine außerordentlich niedrige Komplikationsdichte zu verzeichnen. Allerdings müssen in jedem Fall alle möglichen Risiken einer wirbelsäulennahen oder intradiskalen Intervention bedacht werden. Dies muss in der Aufklärung zum Eingriff Berücksichtigung finden.

Eine Metaanalyse beweist die Überlegenheit gegenüber dem auch diskutierten und konzeptionell weniger geeigneten Holmium-YAG-Laser [11]. Klinische Studien zur geringen Wirksamkeit des Holmium-YAG-Lasers bei dieser Technik liegen vor [22].

■ Diskussion

Zusammenfassend ist nochmals festzustellen, dass der Nd-YAG-Laser 1064 nm bei nonendoskopischer perkutaner intradiskaler Anwendung zwei Wirkungsmechanismen zur Beseitigung der diskalen Schmerz- und Lähmungsursachen aufweist.

Die dargestellten experimentellen Grundlagen in vitro, in vivo und in der klinischen Forschung lassen keinen Zweifel mehr an der Wirksamkeit des Nd-YAG-Lasers 1064 nm auf das Gewebe des Discus intervertebralis und somit auf pathologische Erscheinungsformen mit klinischen Syndromen. Die immer wieder aufgestellte Behauptung von psychologischen Effekten ist nicht aufrecht zu erhalten. Die Frage nach Wirksamkeit für den Patienten oder Spaß, Placebo oder gar Mumpitz, wie sie von nicht kompetenter Seite vor allem in der nicht wissenschaftlichen Presse aufgeworfen werden, kann eindeutig von der Grundlagenforschung her mit nachgewiesener Wirksamkeit zur intradiskalen und intraspinalen Druckentlastung bei minimalsten Schädigungsmöglichkeiten gegenteilig beantwortet werden [19]. Die klinischen Ergebnisse der Megastudie und die Auswertung der Metaanalyse bestätigen dies eindrucksvoll [11].

■ PLDN-ND-YAG zwischen konservativer und operativer Therapie

Die nonendoskopische perkutane Laser-Diskusdekompression und -Nukleotomie mit dem Nd-YAG-Laser 1064 nm ist zwischen erfolgloser konservativer Therapie und sonst notwendiger offener Operationstechnik, Bandscheibenoperationen in makrochirurgischer, mikrochirurgischer, endoskopischer oder Fusionstechnik bei mehretagigem Befall, angesiedelt. Sie stellt den letzten Schritt in dieser Palette vor dem sonst notwendigen Eingriff dar. Hoogland [14] hat kürzlich die Frage in den Raum gestellt, ob eine frühzeitige operative Behandlung von Bandscheibenvorfällen insgesamt besser wäre als eine konservative Behandlung. Dem kann aus meiner 40-jährigen Erfahrung auf diesem Gebiet nicht zugestimmt werden. Die Wahrscheinlichkeit, neuerlich an der Bandscheibe operiert zu werden, liegt nach finnischen Statistiken mit Totalerfassung aller bandscheibenoperierten Patienten innerhalb 10 Jahren bei 16% in Orthopädischen Kliniken und bei 24% in Neurochirurgischen Kliniken. Somit ist immer eine konservative Behandlung mit physikalischer Therapie unter verschiedenen Gesichtspunkten in Kombination mit einer medikamentösen abschwellenden und entzündungshemmenden Maßnahme sinnvoll. Allerdings darf nicht vergessen werden, dass die medikamentöse Therapie mit alleiniger NSAR-Medikation, ganz abgesehen von den Nebenwirkungen der notwendigen Glucocorticoide, immerhin mit schweren Komplikationen (bis 10% Magengeschwüren, 1% Magengeschwürkomplikationen und bis zu 0,1% tödlichen Zwischenfällen) belastet ist [4]. Damit ist die Komplikationsdichte der Nd-YAG-PLDN auch da niedriger, sodass nach einer 6-wöchigen erfolglosen konservativen Therapie die Indikation zum Eingriff gestellt werden sollte. Dieser ist auch bei Patienten mit schweren Allgemeinerkrankungen ohne Ausnahme möglich. Bisher habe ich in 12 Jahren der Anwendung noch keinen Patienten wegen Allgemeinerkrankung vom Eingriff ausschließen müssen.

■ Der richtige Laser muss es sein

Der Lasereinsatz erfordert natürlich die nötigen Kenntnisse in der Laserphysik und damit muss man selbstverständlich auch die Auswahl des geeigneten Lasers bedenken. Die Ergebnisse sind nur so positiv zu erzielen, wenn der richtige Laser mit der entsprechenden Wellenlänge, die auf das Bandscheibengewebe in der beschriebenen Weise wirkt, angewandt wird. Dies ist nach allen experimentellen und klinischen Ergebnissen der Nd-YAG-Laser 1064 nm. Auch der Nd-YAG-Laser 1320 nm bringt gute Ergebnisse, erfordert jedoch mindestens die zweifach höhere Dosis. Damit sind Schäden an den benachbarten Wirbelkörpern in 8% beschrieben [3]. Der Holmium-YAG-Laser ist bei der nonendoskopischen, also nur durch eine perkutane Nadelpunktion, durchgeführten Operation nicht geeignet. Er darf nach meinen experimentellen Untersuchungen und klinischer Erfahrung bei offenen Bandscheibenoperationen nur assistierend unter Sicht zur Anwendung kommen. Der zuletzt entwickelte Diodenlaser mit Wellenlängen um 940 nm besitzt die höchste thermische Wirkung, wie experimentelle Untersuchungen der eigenen Arbeitsgruppe mit sehr gutem Shrinking-

Mechanismus nachweisen lassen. Er bringt bei einer klinischen einfachen prospektiven randomisierten Blindstudie ohne Steigerung der Komplikationen die gleichen Ergebnisse wie der Nd-YAG-Laser 1064 nm [20]. Bedauerlicherweise wurden hier auch schon wieder Fälle mit viel zu hohen Dosen, von nicht operativ tätigen Medizinern angewandt. Schwere Schädigungen im Nachbarwirbel waren zu beobachten. Das gleiche gilt für den KTP-Laser, der bei richtiger Auswahl der Fiberspitze zum Geradeausschuss, gute Ergebnisse ohne Schäden an den benachbarten Wirbeln zeigt.

Neuerdings wird eine sog. **intradiskale Elektrowärmetherapie** empfohlen. Die von den Gebrüdern Saal entwickelte Methode wurde ganz speziell nur bei inneren Bandscheibenzerreißungen mit Rückenschmerzen angewandt [23]. Damit soll ein Shrinking-Effekt, wie er durch den Nd-YAG-Laser in viel höherem Maße und kürzerer Zeit erfolgen kann, erzielt werden. Die Methode ist viel aufwendiger und nach Aussage dieser Autoren nur für diese kleine Patientengruppe geeignet. Nach meinen langjährigen Erfahrungen in der offenen Wirbelsäulenchirurgie und jetzt den über 10-jährigen Ergebnissen der intradiskalen Nd-YAG-Laser-Anwendung ist diese gegenüber dem als IDET-Verfahren bezeichneten elektrothermischen Vorgehen von Seiten der physikalischen Wirkung auf das Gewebe gewissermaßen als Super-IDET zu bezeichnen. Zum Schluss bleibt noch einmal festzuhalten, dass trotz vielfacher Diskussionen um Sinn und Widersinn intradiskaler Therapie die nonendoskopische perkutane Laser-Diskusdekompression und -Nukleotomie mit dem Nd-YAG-Laser 1064 nm bei der Behandlung von bandscheibenbedingten Schmerzsyndromen lokaler oder ausstrahlender Art mit und ohne Lähmungen bei den Fällen ohne frei im Rückenmarkskanal liegenden Bandscheibenstücken und vorwiegend band- oder knochenbedingten Einengungen die Methode der Wahl vor der Durchführung offener Eingriffe ist. Im Gegenteil stelle ich die Frage, ob bei Kenntnis dieser Methode, die in der Hand der wenigen Experten hervorragende Ergebnisse liefert, es noch gerechtfertigt ist, dass in Deutschland jährlich über 60 000 Bandscheibenoperationen und über 10 000 Versteifungsoperationen ausgeführt werden, abgesehen von den chronifizierten diskogenen vertebragenen Schmerzsyndromen, die mit einer Daueropioidtherapie nach meiner Meinung kaum gerechtfertigt nur symptomatisch behandelt werden.

■ Zusammenfassung

Bei einer großen Zahl von Patienten konnte das diskogene vertebragene Schmerzsyndrom beseitigt oder auf ein erträgliches Maß reduziert werden. Die sonst notwendige offene Operation als Mikrodiskektomie, endoskopische transforaminale Sequestrotomie bis hin zur mehretagigen Fusions-Dekompressions-Operation ist in etwa 90% vermieden worden. Die Erfolgsrate beträgt an der Lendenwirbelsäule mit 80%, an der Halswirbelsäule mit 86,5% und an der Brustwirbelsäule mit 95% zufriedenen Patienten unter

Einbeziehung vieler Kranker, denen eine offene Operation überhaupt nicht zumutbar wäre, sehr hohe Werte. Bei einer Komplikationsdichte von bisher insgesamt nach Metaanalysen erhobenen 0,66% steht das Verfahren von dieser Seite her konkurrenzlos zur Verfügung.

Der Nd-YAG-Laser 1064 nm besitzt auf Grund seines Absorptionsspektrums nach experimentellen Untersuchungen beste Voraussetzungen durch Vaporisation von Diskusgewebe zu einem intradiskalen Druckabfall zu führen. Als noch wichtigeres Geschehen ist durch die thermische Wirkung die schlagartige Druckverminderung im Spinalkanal infolge des Shrinking-Effektes mit Verkürzung der Kollagenfibrillen im Verbund der Bandscheibe zu sehen. Zusätzliche Effekte sind die Stabilisierungssteigerung im Bewegungssegment sowie die Destruktion von Nozizeptoren und Nervenfasern im hinteren Faserring sowie der vaskularisierten Bandscheibe im Degenerationsprozess. Nicht zu vernachlässigen ist auch die Denaturierung von schmerzauslösenden bandscheibengenerierten Kininen.

Da auch hinsichtlich der Eindringtiefe des Nd-YAG-1064 nm-Laserstrahles und der Wärmekonvektion exakte Untersuchungen mit dem fehlenden Nachweis einer Schädigung bei richtiger Dosierung vorliegen, ist der Nd-YAG-Laser 1064 derzeit der Laser unserer Wahl für die intradiskale Bandscheibendekompression und -Nukleotomie.

■ Literatur

1. Choy DSJ, Altmann P, Trokel SL (1995) Efficiency of disc ablation with laser of various wave length. J Clin Laser Med & Surg 13:153–156
2. Choy DSJ, Case RB, Ascher PW (1987) Percutaneous laserablation of lumbar disc. Ann Meet Orthop Res Soc 1:19
3. Grasshoff H, Mahlfeld K, Kayser R (1998) Komplikationen nach perkutaner Laser-diskus-dekompression (PLDD) mit dem Nd-YAG-Laser. Lasermedizin 14:3–7
4. Gromnica-Ihle E (2000) Notfälle durch unerwünschte Arzneimittelwirkungen. Med Rev 4:8–9
5. Grönemeier D (1991) CT-guiden lumbar laser nucleotomy. Internat. Symposium "New Developments in Knee and Spine Surgery". Munich, Germany, 21. und 22.11.
6. Hellinger J (1992) Ein neuer Weg der Bandscheiben-Chirurgie. Ärzte Praxis 44:21–22
7. Hellinger J (1995) Nonendoskopische perkutane Laserdiskusdekompression und -Nukleotomie. Med Bild 5:49–56
8. Hellinger J (1995) Holmium-YAG-assistierte offene Nukleotomie. Laser Med Surg 11:86, 87
9. Hellinger J (1999) Technical aspects of percutaneous cervical and lumbar laser-disc-decompression and -nucleotomy. Neurol Res 21:99–102
10. Hellinger J (2002) Komplikationen der nonendoskopischen perkutanen Laserdiskusdekompression und -Nukleotomie (PLDN) mit dem Neodym-YAG-Laser 1064 nm. Orthop Praxis 38:335–341

11. Hellinger J, Stern S (2000) Nonendoskopische PLDN-Nd-YAG 1064 nm – Eine 10-Jahres-Bilanz als Megastudie und Metaanalyse. Newsletter Dornier Med Tech, S 2
12. Hellinger J, Linke DR, Heller HJ (2001) A biophysical explanation for Nd-YAG percutaneous laser disc decompression success. J Clin Laser Med & Surg 19:235–238
13. Hilbert J, Braun A, Papp J, Czech C, Wicke HJ (1995) Erfahrungen mit der perkutanen Laserdiskusdekompression bei lumbalem Bandscheibenschaden. Orthop Prax 31:217–221
14. Hoogland Th (2001) Neue Therapien bei Rückenschmerzen. Orthpress 2:52–54
15. Kornelli H, Hellinger J (1998) Der computerisierte Spine-motion-Test mit integriertem perkutanen Rückenmuskel-EMG prä- und postoperativ nach perkutaner Laserdiskusdekompression und -Nukleotomie. Schmerz 12:(Suppl 1/98) S 63
16. Kosaka R, Onomura T, Yonyzawa T et al (1992) Lasernucleotomy – a case report of open procedures. J Japan. Spine Res Soc 3:249
17. Kolařik J, Nadvornik B, Rozhold O (1990) Photonucleolysis of intervertebral disc and its herniation. Zbl Neurochir 51:69–71
18. Mayer HM (1991) Percutaneous Endoscopic laserdiscectomy. Internat. Symposium "New Developments in Knee and Spine Surgery". Munich, Germany, 21. und 22. 11.
19. Mayer HM, Müller G, Schwetlick G (1993) Lasers in percutaneous disc surgery: beneficial technology or gimmick? Acta Orthop Scand 64(Suppl 251):38–44
20. Paul M, Hellinger J (2000) Nd-YAG (1064 nm) versus diode (940 nm) PLDN: a prospective randomised blinded study. In: Brock M, Schwarz W, Wille C (ed), Spinal Surgery and Related Disciplines. Monduzzi, Bologna, pp 555–558
21. Porter RW, Ward D (1992) The significance of two level pathology. Spine 17:9–15
22. Reinhardt S, Wittenberg RH, Kraemer J (2000) Chemonucleolysis versus laser disc decompression. A prospective randomised trial. J Bone Joint Surg 82-B(Suppl 1) 247
23. Saal JS, Saal JA (2000) Management of chronic discogenic low back pain with a termal intradiscal catheter. Spine 25:382–388
24. Schlangmann BA, Schmolke S, Siebert WE (1996) Temperatur- und Ablationsmessungen bei der Laserbehandlung von Bandscheibengewebe. Orthopäde 25:3–9
25. Siebert W (1993) Percutaneous laserdiscdecompression: the European experience. Spine 7:103–133
26. Siebert W, Bise K, Breitner S et al (1988) Die Nucleus-pulposus-Vaporisation – Eine neue Technik zur Behandlung des Bandscheibenvorfalles? Orthop Praxis 12:733
27. Skuginna A, Reinicke J (1997) Open discectomy after failed percutaneous laser discdecompression; histological results. Abstr. III. Kongress Efort Barcelona, p 581
28. Thal DR et al (1996) Effects of Nd-YAG-Laserradiation in cultured porcine vertebral discus. SPIE, Vol 2623, pp 312–321
29. Turgut M et al (1996) Effect of Nd-YAG laser on experimental disc degeneration. Acta Neurochir (Wien) 138:1348–1354
30. Wittenberg RH, Steffen R (1997) Minimal-invasive Therapie lumbaler Bandscheibenvorfälle. Bücherei d Orthop 68:23–24

31. Wuttge R, Hellinger J, Hellinger S (2000) Pre- and postoperative MR-Myelography of PLDN. Spinal Surgery and Related Disciplines. In: Brock M, Schwarz W, Wille C (ed) Monduzzi, Bologna, pp 895–898
32. Yonyzawa T, Matomura K, Atsumi K, Kosaka R et al (1991) Laser nucleotomy – a preliminary study for vaporizing the degenerated nucleus. Laser in der Orthopädie, Symp. Hannover

12 Perkutane Diskektomie

J. Kaiser, W. Siebert

■ Einleitung

Erste Berichte über eine operative Therapie eines Bandscheibenleidens stammen aus dem Jahre 1909 [11]. Die offene Diskektomie erfuhr im weiteren Verlauf im Wesentlichen eine Minimalisierung des Zugangs bis hin zur Operation unter dem Mikroskop. Trotz der erheblich verfeinerten Operationstechnik ist die Rate von Fehlschlägen nicht unbeträchtlich. Neben operationsbedingten Gründen wird das Postnukleotomiesyndrom (PNS) als Ursache für persistierende Beschwerden verantwortlich gemacht [1, 8, 10]. Faktoren für die Entstehung eines PNS können bestehen in epineuraler Fibrosierung oder Arachnoiditis, Instabilität, Rezidivprolaps und sekundärer Facettenarthrose bzw. konsekutiver Spinalkanalstenose. Im Bestreben, die Faktoren eines PNS zu vermeiden, wurden bereits frühzeitig perkutane Operationsmethoden entwickelt. Durch Smith erfolgte 1963 die Einführung der Chemonukleolyse [14], 1975 kamen die perkutane lumbale Diskektomie (PLD) durch Hijikata [5], 1985 die automatisierte perkutane lumbale Diskektomie (APLD) durch Onik [3] hinzu. Erste Berichte über die perkutane Laser-Diskusdekompression (PLDD) erfolgten 1987 durch Choy [2]. Diese Methoden haben alle als intradiskale Therapieverfahren einen mehr oder weniger indirekten, ungezielten Effekt durch Druckminderung im Nucleus pulposus. Eine Kontrolle über die Wirkung mit entsprechender Steuerung ist nur bei endoskopischen Verfahren möglich [6, 9, 15]. Die transforaminale endoskopische Diskektomie erlaubt die Behandlung vieler sequestrierter und nicht sequestrierter Bandscheibenvorfälle über ein uniportales Arbeitssystem mit integriertem Arbeitskanal.

■ Transforaminale endoskopische Technik

Vorteile

- Pathologiezentriert,
- Vermindertes Risiko der postoperativen Fibrose und Instabilität,
- Erhalt gesunden Diskusgewebes,
- Sichtkontrolle.

Nachteile

- Zugang zu L5/S1 häufig schwierig oder unmöglich,
- technisch anspruchsvoll,
- Überblick eingeschränkt,
- bei Foramenstenose schwierig,
- nicht möglich bei sehr großen Vorfällen und erheblicher kaudaler/kranialer Dislozierung des Vorfalls.

Indikationen

- Extraforaminale, intraforaminale und mediolaterale Vorfälle,
- mediale Vorfälle ohne wesentliche Dislokation nach kaudal oder kranial,
- therapieresistente Beschwerden,
- positive Korrelation von Klinik und Befunden.

Kontraindikationen

- Erhebliche Foramenstenose,
- sehr großer Vorfall,
- spitzer Zugangswinkel zum Foramen L5/S1.
- kraniale/kaudale Dislokation.

OP-Technik

Die Operation kann in verschiedenen Narkoseformen durchgeführt werden, die höchste Sicherheit, wenngleich für den Patienten unkomfortabel, bietet die Durchführung in Lokalanästhesie. Der Patient befindet sich in Bauchlage in leichter Entlordosierung. Der Zugang erfolgt lateral oberhalb des Beckenkamms ca. 11-16 cm paravertebral. Nach Stichinzision wird ein Führungsdraht im distalen Bereich des Foramens in der sog. sicheren Zone platziert und bis in den Diskus vorgeschoben. Über diesen Führungsdraht werden der Dilatator und die Arbeitshülse vorgeschoben. Die Arbeitsschritte werden mit dem Bildwandler in beiden Hauptprojektionsrichtungen kontrolliert. Nach Einführen des starren Endoskops ist die exakte Ausrichtung zur Orientierung wesentlich. Es existieren verschiedene optische Systeme mit Winkeln von 0°, 20° oder 30°. Der gekühlten Ringer-Spüllösung wird eine Amp. Suprarenin (1 ml, 1:1000) pro 5 l zugesetzt. Hierdurch lässt sich die Blutungsneigung deutlich reduzieren.

Die Exploration erfolgt unter Zuhilfenahme des Holmium-YAG-Lasers mit einer 90°-abstrahlenden Faser sowie Rongeuren, Tasthaken, Messerchen etc. Blutungen aus epiduralen Gefäßen lassen sich mit dem Laser in niedrigen Energiestufen stillen.

Nachbehandlung

Die Mobilisation erfolgt in der Regel am 1. postoperativen Tag unter krankengymnastischer Anleitung. In der Regel folgt eine ambulante physiotherapeutische Behandlung z. B. im Rahmen einer EAP (erweiterte ambulante Physiotherapie), in Einzelfällen auch als AHB (Anschlussheilbehandlung).

Nachuntersuchung

Perkutane Laser-Diskusdekompression (PLDD)

Von 1994-1997 wurden in der Orthopädischen Klinik Kassel 165 Patienten einer PLDD unterzogen. Insgesamt wurden 207 Bandscheiben therapiert. 129 Patienten haben an einer Nachuntersuchung per Fragebogen teilgenommen, was einer Wiederfindungsquote von 78,2% entspricht. Gefragt wurde nach den aktuellen Bein- und Rückenschmerzen und der Schmerzintensität. Es erfogte eine Einschätzung anhand der visuellen Analogskala (Grad 0-10). Ferner wurde gefragt, ob sie sich in der selben Technik noch einmal operieren lassen würden.

Segmentverteilung:
L2/3 n = 1
L3/4 n = 3
L4/5 n = 108
L5/S1 n = 90
L3-L5 n = 4
L3-S1 n = 1

Transforaminale endoskopische Diskektomie

Von 1995-1997 wurden 77 Patienten, 33 weibliche und 44 männliche, einer endoskopischen Bandscheibenoperation über den transforaminalen Zugang unterzogen (1995: 13; 1996: 24; 1997: 40). Das Alter betrug 20-72 Jahre, im Durchschnitt 44,4 Jahre. Der mittlere Nachuntersuchungszeitraum betrug 6,4 Monate (3-23 Monate). 72 Patienten konnten nachbefragt werden.

Segmentverteilung:
L3/4 n = 11
L4/5 n = 54
L5/S1 n = 16
L5/6 n = 1

Bei 5 Patienten erfolgte eine bisegmentale Operation.
Die Nachuntersuchung erfolgte analog des o. g. Verfahrens per Fragebogen.

Ergebnisse

Perkutane Laser-Diskusdekompression (PLDD)

Von den 165 Patienten, die mit einer PLDD behandelt wurden, waren 81 weiblich und 84 männlich. Das durchschnittliche Alter lag bei 43 Jahren. Die mittlere Nachuntersuchungszeit betrug 21 Monate. 60% der Patienten berichteten über ein gutes oder sehr gutes Ergebnis, 67% gaben anhand der visuellen Analogskala eine aktuelle Schmerzstärke von 0-5 an. 73% würden diese Operation nochmals durchführen lassen. 27 Patienten wurden in unserer Klinik, 18 auswärts mit einer erneuten Bandscheibenoperation im selben Segment per Mikrodiskektomie im Durchschnitt nach 7,5 Monaten versorgt, was einer Nachoperationsquote von 35% entspricht.

Transforaminale endoskopische Diskektomie

Hinsichtlich der transforaminalen endoskopischen Diskektomie berichteten die Patienten im Rahmen unserer Ergebnisanalysen bezüglich ihrer Beinschmerzen in 35% über ein völliges Verschwinden, in 38% über eine Besserung. 19% hatten unveränderte Beinschmerzen, in 8% kam es zu einer Verschlimmerung. Insgesamt waren 73% gebessert oder beschwerdefrei hinsichtlich der Beinsymptomatik.

Bezüglich der Rückenschmerzen wurde in 25% über Schmerzfreiheit berichtet, 46% waren gebessert, 21% unverändert und 8% verschlechtert. Insgesamt profitierten 71% der Patienten hinsichtlich der Rückenbeschwerden von der Operation.

Auf die Frage, ob sie sich noch einmal dem selben Eingriff unterziehen würden, antworteten 80,5% mit ja. 9 Patienten unterzogen sich einer Reoperation, die in 6 Fällen in der Etage L4/5, in 3 Fällen im Segment L5/S1 als Mikrodiskektomie erfolgte. Bezüglich der Schmerzstärke noch bestehender Beschwerden auf einer Analogskala von 0-10, wobei 0 keine und 10 unerträgliche Schmerzen darstellen, lagen 53 Patienten im Bereich 0-3, 21 im Bereich 4-7 und 5 im Schmerzniveau 8.

■ Diskussion

Im Laufe der 80er Jahre wurden auf Grund negativer Ergebnisse der offenen Bandscheibenchirurgie im Sinne des Postnukleotomiesyndroms eine Reihe von intradiskalen Operationsmethoden des Bandscheibenvorfalls entwickelt, die alle zunächst eine relativ ungezielte, indirekte und nicht visuell kontrollierte Wirkungsweise beinhalteten. Nach einer ersten Serie PLDD aus den Jahren 1989-1993 [13] wurden in der Orthopädischen Klinik Kassel 165 Patienten in der zweiten Serie mit einer PLDD versorgt [12]. Trotz des insgesamt gesehen wenig belastenden und sehr komplikationsarmen

Verfahrens ist nach der anfänglichen Euphorie bezüglich der intradiskalen Therapieverfahren das Ergebnis von 60% guter und sehr guter Ergebnisse doch eher enttäuschend. Die Reoperationsquote von 35% ist auch unter Berücksichtigung der o.g. Faktoren als zu hoch einzustufen. Aus diesem Grund haben wir als Alternative zur PLDD 1995 mit der transforaminalen endoskopischen Diskektomie begonnen. Dieses Verfahren besitzt den Vorteil eines gegen die Pathologie gerichteten, gezielten, visuell kontrollierten Vorgehens. Es bestehen Hinweise [15], dass durch die minimalinvasive, von lateral erfolgende Exploration und Prolapsentfernung ein geringeres Risiko für die Entstehung postoperativer epiduraler Narben besteht.

Die ausschließlich auf die Pathologie gezielte Therapie ohne Entfernung gesunden Bandscheibengewebes beinhaltet eine geringere Gefahr zur Ausbildung einer postoperativen Instabilität.

Unsere eigenen Ergebnisse sowie die von anderen Studien geben keinen Anhaltspunkt für eine erhöhte Rezidivrate [1, 4, 6, 15].

Die technische Weiterentwicklung hat dazu geführt, dass mittlerweile starre Endoskope mit einer guten optischen Bildqualität zur Verfügung stehen. Die Arbeitsportale von ca. 3 mm erlauben hinsichtlich der mechanischen Bearbeitung des Bandscheibenprolapses nur die Verwendung relativ feiner Instrumente. Es empfiehlt sich der Einsatz eines Holmium-YAG-Lasers zur Gewebeablation und Koagulation epiduraler Gefäße. Hierzu wird eine 90°-abstrahlende Faser verwendet, die eine sichere, visuell gut kontrollierbare Anwendung gestattet.

Enge Neuroforamina können die Durchführung der transforaminalen Endoskopie erschweren, wenn nicht unmöglich machen. Ebenso können hochstehende Beckenformen einen sehr steilen Zugangswinkel zum Segment L5/S1 erfordern, wodurch mitunter dieses Segment einer transforaminalen Technik nicht zugänglich ist. Dementsprechend sind die genannten Zahlen für das Segment L5/S1 im Vergleich zu L4/5 geringer, als es der Segmentverteilung der Bandscheibenvorfälle entsprechen würde.

Kritisch anzumerken ist, dass letztendlich der endoskopisch erzielbare Überblick und die relativ kleinen Instrumente und Tasthaken noch nicht den Standard der mikroskopischen Technik erreichen, wenngleich die geringere Weichteiltraumatisierung mit geringerer Narbenbildung als Positivpunkt für die endoskopische Technik zu werten ist. Eine Weiterentwicklung der Instrumentarien führt hier möglicherweise noch zu einer weiteren Verbesserung des endoskopischen Überblicks und zu einer besseren Bearbeitungsmöglichkeit von Prolapsgewebe und auch knöchernen Stenosen. Derzeit ist die Mikrodiskektomie weiter als der Goldene Standard anzusehen. Insbesondere intra- und extraforaminale Bandscheibenvorfälle eignen sich auf Grund ihrer Lage zur transforaminalen endoskopischen Operation.

Literatur

1. Balderston RA, Gilyard GG, Jones AM, Wiesel SW, Spengler DM, Bigos SJ, Rothmann RH (1991) The treatment of lumbar disc herniation: simple fragment excision versus disc space curretage. J Spinal Disord 4:22-25
2. Choy DSJ, Case RB, Fielding W, Hughes J, Ascher PW (1987) Percutaneous laser ablation of lumbar discs. A preliminary report of in vitro and in vivo experience in animals and four human patients. Presented at the 33rd Annual Meeting of the Orthipedic Research Society (abstract 323)
3. Davis GW, Onik G, Helms C (1991) Automated percutaneous discectomy. Spine 16/3:359-363
4. Faulhauer K, Mannicke C (1995) Fragment excision versus conventional disc removal in the microsurgical treatment of herniated lumbar disc. Acta Neurochir 133:107-111
5. Hijikata S, Yamiagishi M, Nakkayamma T (1975) Percutaneous discectomy: a new treatment method for lumbar disc herniation. Toden Hosp 5:5-13
6. Kaiser J, Siebert W, Abesser M, Pfeil U (1998) Die endoskopische Bandscheibenoperation durch das Neuroforamen im Lumbalbereich. Technik, Indikationen, erste Ergebnisse seit 1995. In: Matzen KA (Hrsg) Therapie des Bandscheibenvorfalls. 5. Symposium Wirbelsäulenchirurgie. W. Zuckschwerdt, München, 33-40
7. Kambin P, Brager MD (1987) Percutaneous posterolateral discectomy. Anatomy and mechanism. Clin Ortop 223:145-154
8. Krämer J (1987) Das Postdiskektomiesyndrom - PDS. Z Orthop 125:622-625
9. Leu H, Schreiber A (1992) Endoskopie der Wirbelsäule: minimal-invasive Therapie. Orthopäde 21:267-272
10. Oppel U, Beyer HK, Fett H, Hedtmann A (1989) Kernspintomographische Untersuchungen mit Kontrastmitteln beim Postdiskektomiesyndrom. Orthopäde 18:41-52
11. Oppenheim H, Krause F (1909) Über Einklemmung bzw. Strangulation der Cauda equina. Dtsch Med Wochenschr 35:697-700
12. Pfeil U, Siebert W, Abesser M, Kaiser J (1998) Die Bandscheibenoperation im Lumbalbereich. Ergebnisse der perkutanen Laser Diskusdekompression (PLDD). In: Matzen KA (Hrsg) Therapie des Bandscheibenvorfalls. 5. Symposium Wirbelsäulenchirurgie. W. Zuckschwerdt, München, 189-192
13. Siebert W, Berendsen B, Tollgard (1996) Die perkutane Laserdiskusdekompression (PLDD, Erfahrungen seit 1989). Orthopäde 25:42-48
14. Smith L, Gravin PJ, Gesler RM, Jennings RB (1963) Enzyme dissolution of the nucleus pulposus. Nature 198:1311-1312
15. Stücker R, Krug Ch, Reichelt A (1997) Endoskopische Behandlung sequestrierter Bandscheibenvorfälle. Der perkutane transforaminale Zugang zum Epiduralraum. Orthopäde 26:280-287

13 Bandscheibenprothese

M. Ahrens, T. Niemeyer, Z. Fekete, H. Halm

■ Einleitung

Bereits seit über 40 Jahren beschäftigen sich zahlreiche Autoren mit der Entwicklung von künstlichen Bandscheiben, so soll bereits Präsident J.F. Kennedy Ende der 50er Jahre eine der ersten Prothesen vom Fernström-Typ erhalten haben [17]. Zahlreiche Entwicklungen jedoch blieben im Laufe der Zeit nur theoretisch und wurden bis heute nicht klinisch eingesetzt – allein im US-Patentamt finden sich über 80 verschiedene Konstruktionen zum Bandscheibenersatz. Die Pathophysiologie und Biomechanik der Bandscheibendegeneration und ihre vorzeitige Entstehung durch eine Nukleotomie im Segment oder Fusion im Nachbarsegment, der so genannten Anschlussdegeneration, werden ebenfalls schon seit Jahren untersucht, allerdings konnten viele Fragen bis heute nicht abschließend beantwortet werden. Die wichtigste Frage nach der Ursache und dem Ort der eigentlichen Schmerzentstehung ist immer noch Gegenstand kontroverser Diskussionen, ebenso wie der Begriff der Instabilität. Nach dieser langen Zeit der Forschung und Entwicklung, bei anfänglich nur mäßigen Erfolgen im Vergleich zur übrigen Prothetik und später auch Fusion, erfreut sich der Bandscheibenersatz nun erneut einer wachsenden breiten Aufmerksamkeit. Dies ist überwiegend bedingt durch erste ermutigende klinische Ergebnisse, verbesserte Werkstoffe und die zunehmende Anzahl an Patienten, die operativ behandelt werden müssen und eine Behandlungsalternative zur Fusion wünschen. Eine vorläufige Klassifikation der derzeitigen technischen und biologischen Möglichkeiten wurde von Maryanchik [17] unternommen, der eine Einteilung in sieben Klassen vorschlägt.

Diese Vielzahl an Behandlungsmöglichkeiten ist nicht unproblematisch, da viele Produkte und Konzepte den Nachweis ihrer klinischen Wirksamkeit und langfristig niedrigen Komplikationsrate noch erbringen müssen, was in der Orthopädie bekanntlich Jahre und bei den überwiegend jungen Kandidaten für Bandscheibenprothesen sogar Jahrzehnte dauern kann. Die Komplikationen einiger Prothesen aus den frühen Entwicklungs- und Anwendungsphasen dämpfen deshalb ein wenig die Euphorien. Nur saubere klinische Studien, die mit der Einführung eines neuen Implantates begonnen werden, können die Daten liefern, die in der Zukunft die klinische

Tabelle 13.1. Klassifizierung der 7 Bandscheibenersatz-Technologien nach Maryanchik [17].

Klasse	Typisches Produkt
Vollprothesen (Total disc replacement = TDR)	SB CHARITÉ III®, ProDisc®, Maverick®
Nukleusersatz	Ray-PDN®
Dynamische Stabilisation	Dynesys®
Bewegung erhaltende Implantate	X STOP System®
Facettenimplantate	Facet Replacement®
Anulusreparatur und -regeneration	Noch in der präklinischen Forschung
Nukleusreparatur und -regeneration	Codon ADCT®

Wirksamkeit nachweisen werden. Diese Erkenntnis ist nicht neu, denn schon einmal betrat die Orthopädie mit der Einführung des künstlichen Gelenkersatz der Hüfte in den sechziger Jahren völlig unbekanntes Neuland und die Pioniere der Hüftendoprothetik (Charnley, M.E. Müller, Mc Kee, Judet) standen vielen Widerständen und Skepsis gegenüber, die damals durch konsequente Studien, wie z.B. das skandinavische Prothesen-Register, und eine ständige Weiterentwicklung der Prothesen überwunden werden konnten. Die Implantation von Endoprothesen zum Erhalt der Gelenkfunktion ist dadurch heute für die Hüfte eine anerkannte Behandlungsmethode und erhebliche Verbesserung gegenüber der Arthrodese. Für die Bandscheibe scheint dies ebenfalls ein logischer Schritt zu sein, es bleibt allerdings abzuwarten, ob die biologischen Behandlungsmöglichkeiten zur Reparatur und Regeneration von Bandscheibengewebe den erhofften „Siegeszug" der Prothesen noch überholen werden, noch bevor dieser richtig ins Rollen kommt.

■ Biomechanik, Grundlagen

Der klinische Verlauf nach einer Bandscheibenoperation ist leider nur zu gut bekannt. Die vorzeitige und beschleunigte Degeneration durch den Verlust an Bandscheibengewebe und daraus resultierende Höhenminderung des Bandscheibenzwischenraumes führt in eine Situation, die meist mit dem umstrittenen Begriff der Segmentinstabilität in Verbindung gebracht wird. Nach Entfernung von Bandscheibenmaterials entsteht ein Höhenverlust von ca. 2,4 mm, der zu einer Zunahme des Bewegungsumfanges um etwa 20–30% und bis zu 100% in der so genannten neutralen Zone führt, was eine Instabilität insbesondere bei Scherbeanspruchungen verursachen kann [30, 33]. Ob dies immer klinisch relevant sein muss, bleibt fraglich, da Quelle und Sensor der lumbalen Schmerzen wahrscheinlich nicht identisch und derzeit noch Gegenstand umfangreicher Forschungsbemühungen

sind [7, 21, 32]. Hauptsächlich werden in diesem Zusammenhang sieben verschiedene Aspekte der Schmerzentstehung diskutiert:
1. Bandscheiben bedingt (diskogen),
2. Facetten-Degeneration oder -Arthrose,
3. Zerstörung der posterioren ligamentären Elemente,
4. Muskelspannung,
5. Einklemmung der Nervenwurzel,
6. Spinalkanal bedingt,
7. verschiedene psychologische Faktoren.

Schmerz kann zu jedem Zeitpunkt während des Degenerationsprozesses auftreten: Vom einfachen Einriss im Anulus fibrosus bis zur vollständigen Degeneration, Deformität, Instabilität und Beeinträchtigung der neuralen Strukturen.

Per Definition sollte deshalb ein „Gelenkersatz" zumindest teilweise die funktionelle Anatomie des Gelenkes wiederherstellen und somit die klinischen Hauptziele der Behandlung erreichen: Stabilität wieder herzustellen, Mobilität zu erhalten, die Bandscheibenhöhe wieder herzustellen oder zu erhalten und natürlich, am wichtigsten, den Schmerz zu beseitigen. Durch zumindest Teilerhaltung der Flexibiliät kann im operierten Segment u.U. eine Überlastung der Nachbarsegmente vermieden werden. Mit der richtigen Material- und Design-Auswahl kann die Lastverteilung zwischen Bandscheibe und den hinteren Elementen rebalanciert und somit auch die Wahrscheinlichkeit für Facettendegeneration- und schmerzen reduziert werden [9].

■ Indikation und Patientenauswahl

Das moderne Konzept einer chirurgischen Stufentherapie mit kleinen Schritten, wie Bertagnoli [5] sie vorgestellt hat, gibt eine gute Übersicht über die derzeitigen Therapieoptionen und ihren Stellenwert im Verlaufe der Bandscheibendegeneration. Einheitliche verbindliche Indikationsempfehlungen fehlen jedoch derzeit noch immer, weshalb die meisten Implantate im Rahmen von klinischen Studien getestet werden. Endgültige Empfehlungen sind auch nicht in der nahen Zukunft zu erwarten, da die wich-

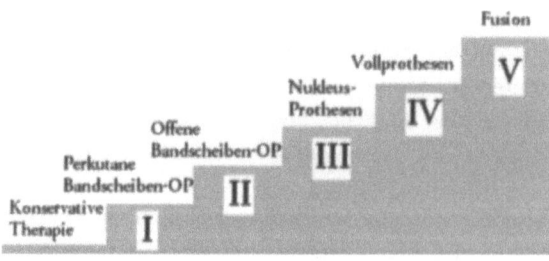

Abb. 13.1. Stufenbehandlung nach Bertagnoli [5].

tigen Ergebnisse wie bei anderen Implantaten in der Orthopädie erst nach Jahren, bei der sehr jungen Patientengruppe der Bandscheibenprothesen sogar erst nach Jahrzehnten zu erwarten sind.

Das derzeitige Indikationsspektrum für Vollprothesen wird noch sehr eng gefasst und beinhaltet idealerweise Folgen von Bandscheiben- oder Anschlussdegenerationen in höchstens ein bis zwei erkrankten Segmenten, ausschließlich tief sitzenden Rückenschmerz, Ausschluss einer Facettenarthrose, Nachweis der Erkrankung mit MRT und ggf. Diskographie, keine akuten Bandscheibenvorfälle (u.U. in der Zukunft großzügigere Indikation), keine schwere Osteoporose, Versagen der konservativen Therapie.

■ Vollprothesen (TDR)

Eine Vollprothese (engl. Total Disc Replacement = TDR) ersetzt die gesamte Bandscheibe und ist somit wenig abhängig vom Zustand des Bandscheibengewebes, da dieses vollständig entfernt wird. Ein Einsatz der TDR kann somit an jedem Punkt im Verlaufe der Degeneration erfolgen. Bei der Präparation werden neben der vollständigen Entfernung der Bandscheibe auch die Endplatten mit Kuretten angefrischt und somit einer der möglichen Entstehungsmechanismen für Schmerz über die Freisetzung von Prostaglandinen im Bandscheibengewebe und den Endplatten unterbunden [32]. Derzeit sind folgende Vollprothesen im klinischen Einsatz oder in der Prüfung.

Es ist technisch außerordentlich schwer, eine künstliche Bandscheibe zu konstruieren, die in der Lage ist, alle mechanischen Eigenschaften einer natürlichen Bandscheibe nachzuahmen und dabei die notwendige Haltbarkeit aufzuweisen. Um Kontaktstress zu minimieren, sind die meisten TDR-Designs in der gleichen Größe ausgelegt, wie die der Fläche der Grund- und Deckplatten der Wirbelkörper, um eine möglichst gleichmäßige

Tabelle 13.2. Klassifizierung der Vollprothesen.

Metall/UHMWPE	Metall/Metall (MOM)
■ SB CHARITÉ III® (LINK) ■ PRODISC® (Spine Solution) ■ BRYAN® (Medtronic)	MAVERICK® (Medtronic) NUDISC® BI-CAD DISC® BRISTOL DISC® (Medtronic) Spiral DISC® (FLEXICORE)
Keramik/Metall	Flexibler Kunststoffkern
■ Scient'X®	ACROFLEX® (J&J De Puy) Pearsalls Limited®

Kraftübertragung auf einer großen Fläche zu erreichen. Dies erscheint mechanisch sinnvoll, allerdings bedingt dies eine anspruchsvollere chirurgische Technik, da hierfür ein anteriorer Zugang notwendig wird. Um Dislokationen der Implantate zu vermeiden, sind feste Verbindungen zum Wirbelkörper notwendig. Eine Fixierung wird meist mit einer der folgenden Mechanismen oder einer Kombination daraus erreicht: 1. Verankerung durch eine/n oder mehrere Finnen oder Haken die sich im Wirbelkörper einklemmen (alle lumbalen TDR), 2. Gewinde an der Oberfläche, die ein physikalisches Interface herstellen (z.B. frühes Design der PDN), 3. poröse Oberflächen, die ein Einwachsen des Knochen ermöglichen sollen (z.B. SB CHARITÉ III®, PRODISC®, MAVERICK™) und 4. Fixierung mit Schrauben durch eine vordere Aufbiegung von der Prothesenplatte (z.B. BRISTOL DISC®). Für das Verständnis der Konstruktionsmerkmale der Vollprothesen ist weiterhin wichtig, dass die unmittelbaren Rotationszentren (Instantaneous Centers/Axes of Rotation = IAR) im gesunden Bewegungssegment in der Projektion eine ellipsenähnliche Form durchschreiten und zwischen, bzw. unmittelbar unter den Endplatten liegen, in Flexion mehr im posterioren und in Extension mehr im anterioren Anteil. In einer degenerierten Bandscheibe finden sich hingegen weit verteilte Rotationszentren [24, 25]. Um diesen Tatsachen gerecht zu werden, sind in den Designs für lumbale Vollprothesen derzeit drei verschiedene Philosophien umgesetzt worden. In der am längsten in Gebrauch befindlichen SB CHARITÉ III® gleitet der Rotationspunkt in der Mitte eines Kern aus Polyethylen (UHMWPE) auf zwei Cobalt-Chrom-Endplatten in Flexion nach dorsal und in Extension nach ventral, wobei die Facetten deutlich mit in die Bewegung als kontrollierende Elemente einbezogen sind. In der PRODISC® ist mit einem festen Rotationspunkt unterhalb der Mitte der Grundplatte ein anderer Ansatz gewählt worden. Die Konstrukteure wollten einen vollständigen funktionellen Gelenkersatz inklusive der Facetten erreichen. Durch den fixen Rotationspunkt kann und soll gar nicht die ursprüngliche Bewegung der Bandscheibe simuliert werden, sondern eine zusätzliche Entlastung der Facettengelenke bewirkt werden. Eine weitere Entwicklung ist die MAVERICK®-Prothese. Hier wurde der Rotationspunkt ebenfalls unterhalb der Deckplatte,

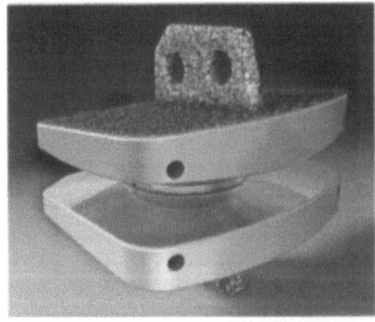

Abb. 13.2. MAVERICK™ Total Disc Replacement (Medtronic Sofamor Danek).

allerdings exzentrisch in das hintere Drittel der Prothese verlegt, was eine weitere Verminderung der Facettenbelastung zur Folge haben soll [8].
Die wichtigsten gemeinsamen Merkmale aller Vollprothesen sind:
- Pufferfunktion durch Erhalt der Gelenkelastizität und der Elastizität der spinalen Kurve,
- Alternative zur erneuten Diskusrevison oder Fusion,
- Alternative zur Behandlung der Stenose?
- Wiederherstellung der Mobilität, Harmonie der spinalen Kurve.

Nukleusprothesen

Ein funktioneller Bandscheibenersatz kann auch nur durch eine Nukleusprothese (NP) erreicht werden, wobei das Hauptziel hierbei die physiologische Aufdehnung des Anulus fibrosus und Verminderung der Kompressionskraft durch Verteilung der Last auf Anulus und Nukleus ist.

Da bei den Nukleusprothesen (NP) Endplatten und Anulus erhalten bleiben, kann auch ein Teil von deren Funktion erhalten werden. Ein weiterer Vorteil der NP ist die mögliche minimal-invasive Implantation. Bei der Verwendung von Elastomeren, die injizierbar sind und erst an der Implantationstelle im Körper, in situ, aushärten ist sogar eine arthroskopische Technik möglich. Eine kleine Inzision von 5-7 mm im Anulus reicht für die Instrumente aus, wodurch das Risiko einer Dislokation deutlich vermindert wird (PDN inflateable, PIN, AQUACRYL). Da der Nukleus durch den Zusammenhalt vom Anulus erheblich steifer wird, kann eine große Anzahl von Materialien mit sehr unterschiedlichem Modulus verwendet werden, um o.g. Ziele zu erreichen. Ein weiterer wichtiger Gesichtspunkt bei der Stressverteilung ist die Form der Implantate. Einfach formuliert, ist die Stressverteilung zwischen Nukleus und Endplatten umso besser, desto besser die Kongruenz zwischen beiden ist.

Fernstrom [12, 13] führte die ersten Operationen mit einer Stahlkugel als Nukleusersatz durch. Die Funktion war überwiegend die eines Platzhalters, der einen gewissen Bewegungsumfang der benachbarten Wirbel zuließ. Die einzig publizierten klinischen Langzeitergebnisse [18] zeigten zu-

Tabelle 13.3. Klassifizierung der Nukleusprothesen.

Hydrophob	Hydrophil
NEWCLEUS (Husson, Sulzer)	PDN (Raymedica)
BIODISC (CryoLife)	AQUARELLE (Stryker)
Interpore (Cross Int.)	NEWCLEUS II (Husson, Sulzer)
PIN (Disc Dynamics)	AQUACRYL (Replication Med.)
SINUX (Universität Mainz)	

friedenstellende Ergebnisse, dennoch wurde der weitere Gebrauch eingestellt. Das grundlegende Design einer Kugelprothese wurde 1997 erneut von Biscup [17] an 5 Patienten untersucht, allerdings wurde als Material Kohlefaser verwendet, die einen deutlich niedrigen elastischen Modulus aufweist. In einer durchschnittlichen Nachuntersuchungszeit von 20 Monaten ereigneten sich keine Dislokationen und alle Patienten konnten an ihren Arbeitsplatz und zu ihren normalen Freizeitaktivitäten zurückkehren. Für eine mehr physiologische Lösung eines Nukleusersatzes haben diverse Forscher seit den frühen 60er Jahren den Gebrauch von Elastomeren als fertige Polymere oder Mehrkomponentensysteme mit Polymerisierung in situ untersucht, bis Mitte 2001 wurde jedoch noch keines klinisch getestet. Ein erster Versuch mit wenigen Patienten in der Universität Mainz wurde mit der SINUX Lumbar Disc, einem kalt polymerisierenden Silicon-Derivat durchgeführt, wobei sich eine schwerwiegende Dislokation ereignete [11]. Bei der Entwicklung von in situ aushärtenden Polymeren ergeben sich auch einige technische Hindernisse. Die mechanische Haltbarkeit sollte ausreichend sein, den auftretenden Belastungen standzuhalten. Silikon-Elastomere haben nur ein Drittel der Kräfte im Vergleich mit einem typischen Polyurethan-Elastomer. Auch Polyurethane können deutlich verminderte mechanische Eigenschaften aufweisen, wenn der Polymerisationsprozess nicht ideal ist. Das im Körper aushärtende Polymer sollte körperverträglich, biokompatibel sein. Da die meisten Grundbestandteile (Monomere) toxisch sind, ist es außerordentlich wichtig, dass die Polymerisation vollständig ist, sodass keine Grundbestandteile auslaufen können. Die mögliche Reaktion von Grundbestandteilen mit Körperflüssigkeiten und -geweben sollte ebenfalls beachtet werden, da die Polymerisation damit unterbrochen werden kann und u.U. giftige Nebenprodukte entstehen.

Der Zeitbedarf für die Aushärtung sollte nicht übermäßig groß sein, da sonst die Operationszeit inakzeptabel verlängert würde und weiterhin die Gefahr einer unvollständigen Polymerisation steigt. Auch muss während der Injektion ein Auslaufen der Komponenten aus der Anulusinzision, anderen vorbestehenden Anulusdefekten oder einem der Zubehörteile unbedingt vermieden werden.

Eine Alternative zu injizierbaren Polymeren sind die bereits fertig ausgehärteten Kunststoffe. Vorteile dieser Implantate sind eine gleiche Konsistenz jeden Implantates und weniger Probleme bei der Biokompatibilität. Nachteile sind wie bei den TDR Größe und Form, womit der chirurgische Zugang erheblich ausgedehnter wird [1].

Um neben den mechanischen auch die physiologischen Eigenschaften des Nukleus besser zu reproduzieren, wurden von Bao u. Higham seit 1990 wasseranziehende Hydrogele entwickelt [1-3], die eine zyklische Belastung mit dem davon abhängigen Transport der Nährstoffe unterstützen. Es konnte nachgewiesen werden, dass ein Hydrogel-Nukleusimplantat die Wasseranziehung und -abgabe einer normalen Bandscheibe nachahmen kann [1]. Die bisher klinisch am meisten eingesetzte Nukleusprothese ist das PDN-Implantat von Raymedica. 1988 stellten Ray und Corbin erstmals das Konzept von nebeneinander liegenden Zylindern vor. Die mit flachen Stegen versehenen äußeren Hüllen passten sich den vorher gefrästen Rillen in den Endplatten an, um eine primäre Verbindung zum Wirbel zu sichern. Die Hülle bestand aus zweifach gewobenen hoch reißfesten Spiralpolymer-Fäden aus Polyglycolsäure. Der flexible semipermeable membranöse Sack enthielt eine visköse hygroskopische Flüssigkeit. Dieses Design wurde verlassen, da Dichtigkeitsprobleme auftraten. Seit 1994 wird Hypan, ein festes Hydrogel eingesetzt, welches von einem flexiblen aber unelastischen gewobenen Gewebe aus Polyethylen umgeben ist [27]. Die Form wurde ebenfalls von den Zylindern zu einem kissenähnlichen Design umgewandelt und die Position in situ von nebeneinander über anterior-posterior zu aktuell medial-lateral verändert. Durch die Größe des Implantates bedingt ist eine größere Inzison des Anulus als bei der Diskektomie notwendig. Sie wird über einen hinteren Zugang durchgeführt. Um den Zugang zu minimieren, wurde ein Anuluslappen präpariert, der nach Prothesenimplantation wieder zurückgenäht wurde. Bisher erhielten über 500 Patienten eine PDN-Prothese mit überwiegend guten Ergebnissen. Die in der frühen Anwendungsphase beobachteten vermehrten Dislokationen (17 Dislokationen bei 101 Patienten, 1997) sind seit einer Veränderung der Implantationtechnik wieder zurückgegangen [28]. Heute werden die beiden Prothesen nach Implantation miteinander vernäht und von einigen Autoren über den von Bertagnoli vorgestellte transpsoatischen Zugang von lateral (ALPA) eingebracht [4].

■ Dynamische Stabilisation

In dieser Kategorie sind Implantate zusammengefasst, bei denen dorsal bewegliche Lastaufnahmesysteme über Pedikelschrauben mit dem Wirbel verbunden werden. Spondylarthrose mit hypermobiler Diskopathie und funktioneller Instabilität (Retro-/Ante-/Pseudo-Spondylolisthese), u. U. mit Stenosen kombiniert, werden als Hauptindikationen angegeben. Für das DYNESYS®-System wurde die dynamische Neutralisation als Konzept der dynamischen Stabilisierung spezifiziert und besteht in der Restabilisation in einer funktionellen Position. Dabei soll eine Rückausrichtung der posterioren Bandscheibenhöhe und der Facettengelenke sowie Spannung des hinteren Längsbandes und der Gelenkkapsel erreicht werden. Dies führt zu einer kontrollierten Führung des Bewegungsausmaßes, während die sogenannte discovertebrale Dyskinesie unterdrückt wird. Das DYNESYS®-System besteht aus Pedikelschrauben, Polyester-Kordeln, und modularen Spacern aus Polycarbonat-Urethan. Die Rigidität der Kordeln und Spacer ist vergleichbar mit der von ligamentären und diskalen Strukturen. Die Kordel erlaubt stabilisierte Bewegungen in Flexion, während der Spacer Extensionen kontrolliert. Um die Facetten zu schützen, werden die Schrauben lateral in die hintere Gelenkachse eingebracht, damit eine gleichmäßige Distraktion ohne Kyphosierung oder Hyperlordosierung erreicht werden kann.

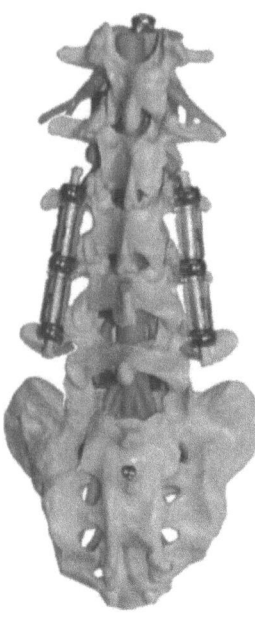

Abb. 13.3. DYNESYS® Dynamic Neutralisation (Sulzer Orthopedics Ltd.).

Das System soll eine Stabilisierung und Anordnung in einer fast normalen funktionalen Anatomie ermöglichen, die ein kontrolliertes Bewegungsausmaß erlaubt, was die Herstellerfirma „dynamische Neutralisation" genannt hat.

Das CISAD®-System besteht aus Röntgenstrahlen-durchlässigen Kohlefasern, die vorgebogen und in einer Größe („one size fits all") geliefert werden. Der elastische Modulus liegt zwischen Kortikalis und Spongiosa, was laut Herstellern die Flexibilität verbessert. Derzeit laufen klinische Studien für beide Systeme.

■ Facetten-Prothesen

Der prothetische Ersatz der Facettengelenke ist technisch eine außerordentlich schwierige Aufgabe. Obwohl einige Entwicklungen diesbezüglich schon ein fortgeschrittenes Stadium erreicht haben, ist in der Öffentlichkeit bisher nur **Total Facet Technologies**, eine private Firma von Dr. M. Reiley, dem Erfinders der Ballon Kyphoplasty, bekanntgeworden. Es wurde bereits ein Prototyp vorgestellt.

■ Bewegung erhaltende Implantate

Das Prinzip dieser Prothesen ist eine Distraktion zwischen den Dornfortsätzen, um so die Facettengelenke, Foramina und über einen Hebelmechanismus auch die Bandscheibe zu entlasten. Hauptindikation ist die spinale Stenose. Die Prothesen sind aus unterschiedlichen Materialien gefertigt, aber alle als flexible, unterstützende Bestandteile des Bewegungssegmentes konstruiert, um so die Bewegung zu erhalten. Die wichtigsten Implantate dieser Kategorie sind: **Spine Next WALLIS System**, ein hohler Kunstoffblock, der im Inneren mit Pufferlamellen zusammengehalten wird und zwischen dem oberen und unteren Dornfortsatz des entsprechenden Segmentes eingebracht und mit langen Haltebänder befestigt wird. **Cousin Biotech DIAM** besteht aus einem elastischen X-förmigen Kunststoffkörper, der mit einer gewobenen Faserhülle umgeben ist und ebenso wie das Wallis-System eingebracht und befestigt wird. Das **St. Francis Medical X-STOP** ist eine etwas andere, zweiteilige Konstruktion aus Metall, die zwar ebenfalls interspinös platziert, aber sonst nicht weiter befestigt wird. Dieses Implantat soll auch für osteoporotische Patienten geeignet sein und wird bereits in einer klinischen Studie in den USA getestet. Das Implantat der **Firma Fixano S.A.**, **Interspinous U Fixation System**, ist ein bogenförmiger Metallstreifen in Form eines „U", der mit seiner Öffnung nach dorsal und mit den Schenkeln jeweils den oberen und unteren Dornfortsätzen anliegend eingebracht und über Schrauben fixiert wird.

■ Bandscheibenreparatur und -regeneration

Dies ist sicher die faszinierendste Kategorie, da es hier möglich scheint, in der Zukunft nicht nur eine Prothese sondern eine Heilung als Therapieoption zur Verfügung zu haben. Um in der Eingangs vorgestellten Systematik zu verbleiben, muss diese Kategorie in Behandlungen für den Anulus und solche für den Nukleus aufgeteilt werden. Die unterschiedlichen Gewebezusammensetzungen und mechanischen Eigenschaften bedingten unterschiedliche Therapieansätze.

Das ein Gentransfer in den Anulus mittels Adenoviren möglich ist, wurde bereits nachgewiesen [20], sodass ein adenoviraler Gentransfer (TGFb1 coding) zur Induktion einer Anulusreparatur möglich erscheint [23]. Moderne Verfahren wie die Genkanone, die ohne virale DNA arbeiten, sind in vivo derzeit nicht anwendbar. Auch wurde die direkte Stimulation von Wachstumsfaktoren (TGFb und rhOP-1) auf Nukleus und Anulusgewebe untersucht. Weitere Entwicklungen sind die matrixgebundene autologe Chondrozytentransplantation [16] und die derzeit bereits im Rahmen einer Multicenter-Studie (EURODISC) in der klinischen Prüfung befindliche ADCT der Firma Codon. Bei diesem Verfahren werden Gewebeteile, die während einer konventionellen Nukleotomie gewonnen werden, in einem

Reinlabor aufbereitet und die Zellen vermehrt. Nach drei Monaten wird die Zellsuspension im Rahmen einer Diskographie in das betroffene Bandscheibenfach zurückinjiziert. Bisher sind ca. 10 Patienten behandelt worden, die zum Zeitpunkt der Operation keine Endplattenveränderungen im MRT aufwiesen, was für die weitere Ernährung der Zellen wichtig ist. Erste Ergebnisse erscheinen sehr viel versprechend, konnte doch nach 11 Monaten noch eine gleichbleibende Bandscheibenraumhöhe und ein kräftiges Signal im Bandscheibeninnerern in der T_2-Wichtung vom MRT gemessen werden.

■ Studienergebnisse

Die bisher wichtigsten klinischen Studien laufen derzeit in den Vereinigten Staaten, da hier konsequent das von der FDA (Food and Drug Administration) geforderte prospektiv randomisierte Studiendesign eingehalten wird. So sind in der SB-Charité-III®-Studie bereits 369 Patienten operiert worden. 273 Patienten erhielten die Prothese, während 96 Patienten in der Kontrollgruppe eine Fusion mit BAK Cages erhielten. Der letzte Patient wurde im Dezember 2001 operiert, laut FDA-Regulativen sind Publikationen erst nach Ablauf der zweijährigen Nachuntersuchungsphase zulässig. Ebenfalls gerade abgeschlossen (2003) sind die Operationen der PRO-DISC®-IDE-Studie mit 15 beteiligten Zentren in den USA und geplanten 255 Patienten. Als Vergleichsgruppe dient eine 360°-Fusion, wobei für die Patientenaufteilung 2 Prothesen auf eine Fusion ist. Ergebnisse werden auch hier, bedingt durch die FDA, erst zwei Jahre nach Abschluss der letzten Operation erwartet. Eine Übersicht über einige der bisher durchgeführten klinischen Studien gibt die folgende Tabelle:

Tabelle 13.4. Eine Auswahl von bisher am Menschen klinisch oder im Rahmen von Studien verwendeten Prothesen.

Implantat	Patienten	Status
■ Fernström-Kugel	191 Dr. Fernström 103 Dr. Harmon	Stop
■ Charité SB III™	>4000	Klinischer Gebrauch (Europa)
■ Pro Disc™	>800	Klinischer Gebrauch (Europa)
■ Acroflex™	ca. 20	Vorläufiger Stop
■ MAVERICK™	360	Klinischer Gebrauch (Europa)
■ Kugel-Konzept	5 Dr. Biscup	Reevaluations-Studie, Stop
■ PDN	>500	Klinischer Gebrauch (Europa)
■ Aquarelle	3	Studie, wahrscheinlich Stop
■ Newcleus®	30	Studie
■ ADCT	54	Studie

■ Komplikationen

Bisher beobachtete Probleme und Komplikationen der Prothesen entstanden aus Funktionsverlust, Luxation der Prothesen oder Teilen davon, schlechte Verankerung der Prothese mit Migrationen, ungenügende Haltbarkeit des Materials, Unverträglichkeitsreaktionen, operationsbedingten Schwierigkeiten und falscher Indikationsstellung.

So waren die Probleme der frühen Fernström-Prothesen überwiegend gekennzeichnet durch Funktionsverlust und nachfolgende Fusion, was klinisch nicht immer als Misserfolg bewertet wurde, wenn die Patienten zufrieden waren [13, 18]. Frühzeitige Fusionen traten auch bei einer französischen Studie mit einer zervikalen Prothese auf [26]. Bei Ray-PDN wurden in der frühen Anwendungsphase vermehrt Dislokationen (17 bei 101 Patienten, 1997) beobachtet, die seit einer Veränderung der Implantationstechnik (die Prothesen werden jetzt miteinander vernäht) deutlich zurückgegangen sind [27, 28]. Durch eine weitere Modifikation im operativen Zugang mit dem von Bertagnoli vorgestellten transpsoatischen ALPA soll diese Komplikation auf Null sinken [4]. Dislokationen scheinen ein Problem der Nukleusprothesen zu sein, da diese auf einen intakten „Container", den Anulus, angewiesen sind und nur wenig selbst zur Verankerung beitragen. So musste eine der ersten Studien über injizierbare Nukleusprothesen mit der SINUX Lumbar Disc nach einer schwerwiegenden Dislokation in den Spinalkanal mit neurologischen Komplikationen gestoppt werden [11].

Allerdings gibt es auch neuere, bisher unveröffentliche Berichte über dislozierte Vollprothesen der neuen Generation. Mit Abschluß der IDE Studien i. d. USA werden diese Daten publiziert, wahrscheinlich 2003 bzw. 2005.

Bei den Vollprothesen wird als Gleitpaarung meist Metall mit Polyethylen verwendet, die bekanntermaßen Materialreaktionen mit Abrieb, Kaltfluss und Delaminierungen hervorrufen können. In den bisherigen Studienergebnisse wurden diesbezüglich noch keine negativen Beobachtungen gemacht, wahrscheinlich weil die Bewegungsausmaße sehr viel kleiner als bei Hüftprothesen und die Nachuntersuchungszeiträume sehr viel kürzer sind. Bei dem ersten Design der flexiblen AcroFlex® riss 1989 der Kunststoffkern und musste wieder explantiert werden. Weiterhin zeigte sich in der Biokompatibilitätsstudie eine der Grundchemikalien des Vulkanisationsprozesses als toxisch (2-Mercaptobenzthiozol). Auch die zweite Generation Acroflex® mit einem anderen Kunststoff (HP-100 Silicone) wurde von der FDA gestoppt, da erneut ein Lastversagen beobachtet wurde. In der nunmehr dritten Generation ergaben sich in einer Pilotstudie in Großbritannien und Australien wiederum Probleme mit dem Kunststoffkern, in dem Mikrofissuren entdeckt wurden. Derzeit ist deshalb der klinische Gebrauch der Acroflex® gestoppt [17].

Auch die operativen Zugänge bergen am Anfang einige Schwierigkeiten, weisen aber in den häufig operierenden Wirbelsäulenzentren eine steile Lernkurve auf. So gibt David [8] seine Ergebnisse mit der SB Charité von Beginn bis zum dritten Jahr mit 63% „Excellent and Good" (E+G), vom dritten bis zum sechsten Jahr mit 82% E+G und vom sechsten bis zum neunten Jahr mit 93% E+G an.

Zugangsbedingte Hämorrhagien stehen im Vordergrund der notwendigen anterioren Implantationstechniken. Das in der Literatur angegebene Risiko einer retrograden Ejakulation bei männlichen Patienten durch Beeinträchtigung des Plexus lumbosacralis wird mit 1–17% aus den Erfahrungen mit ALIF-Operationen angegeben (ALIF = Anteriore Lumbale Interkorporelle Fusion).

Zusammenfassung

Die Vorteile des Gelenkersatzes bei der Behandlung des Bandscheibenvorfalls und seiner frühen Folgen sind sehr viel versprechend. Die Anwendung der Implantate sollte jedoch vorerst nur im Rahmen von prospektiv randomisierten Studien erfolgen und die klinischen Langzeitergebnisse sollten abgewartet werden. Die genauen Indikationsstellungen und Abgrenzungen der Implantate und Implantatklassen untereinander ist eine wichtige Aufgabe für die Zukunft. Bereits heute haben die Bandscheibenprothesen jedoch ihren berechtigten Stellenwert als therapeutische Alternative zur Fusion bei fortgeschrittenen Degenerationen nach erfolgloser konservativer Therapie. Diese Umstände hat Bertagnoli als einer der führenden Bandscheibenprothesen-Pioniere auf dem letzten SAS-Kongress in Montpellier zusammengefasst mit der Bezeichnung der Fusion als „Sackgassen"- oder „Dead End"-Chirurgie und den Satz „Refuse to fuse" geprägt. Die Entwicklung der biologischen Behandlungsverfahren verspricht hingegen eine weitere erhebliche Verbesserung der Behandlungsmöglichkeiten zu früheren Zeitpunkten des Krankheitsverlaufs. Obwohl theoretisch denkbar, sind jedoch präventive Behandlungen mit den derzeitigen Technologien ethisch nicht vertretbar, da die Iatrogenität von invasiven Eingriffen niemals null ist und derzeit noch geeignete Screening-Methoden fehlen, die „richtigen" Patienten zu erkennen.

Literatur

1. Bao QB, Bagga CS, Higham PA (1997) Swelling pressure of hydrogel: a perceived benefit for a spinal prosthetic nucleus. Transactions of 10th Annual Meeting of International Intradiscal Therapy Society. Naples, FL
2. Bao QB, Higham PA (1991) Hydrogel intervertebral disc nucleus. US Patent 5,047,055, 10
3. Bao QB, Higham PA (1993) Hydrogel intervertebral disc nucleus. US Patent 5,192,326, 9

4. Bertagnoli R (2000) Anterior mini-open approach for nucleus prosthesis: a new application technique for the PDN. 13th annual meeting of the International Intradiscal Therapy Society. June 8-10. Williamsburg, VA
5. Bertagnoli R (2001) Continuum of care in degenerative disc disease. Backup 1:4-8
6. Buttner-Janz K, Schellnack K, Zippel H (1987) An alternative treatment strategy for lumbar disc damage using the SB charite modular disc prosthesis. Z Orthop 125:1-6
7. Coppens MH, Marani E, Thomeer RT, Groen GJ (1997) Innervation of "painful" lumbar discs. Spine 22:2342-2349
8. David T (2002) 2. Symposium SAS. Montpellier, FR
9. Dooris AP, Goel VK, Grosland NM, Gilbertson LG, Wilder DG (2001) Load-Sharing between anterior and posterior elements in a lumbar motion segment with an artificial disc. Spine 26:122-129
10. Enker P, Steffee A, Mcmillan C, Keppler L, Biscup R, Miller S (1993) Artificial disc replacement. Preliminary report with a 3-year minimum follow-up. Spine 18:1061-1070
11. Eysel P (2001) Künstliche Bandscheibe. Deutscher Orthopädenkongress Berlin, ASG Kurs Wirbelsäule III - innovative Verfahren
12. Fernstrom U (1964) Metallic disk prosthesis for lumbar disc rupture. Nord Med 71:160
13. Fernstrom U (1966) Arthroplasty with intercorporal endoprothesis in herniated disc and in painful disc. Acta Chir Scand (Suppl)357:154-159
14. Katsuura A, Hukuda S (1994) Experimental study of intervertebral disc allografting in the dog. Spine 19:2426-2432
15. Lee CK, Langrana NA, Parsons JR et al (1991) Development of a prosthetic intervertebral disc. Spine 16:253-255
16. Lee JY, Hall R, Pelinkovic D, Cassinelli E, Usas A, Gilbertson L, Huard J, Kang J (2001) New use of a three-dimensional pellet culture system for human intervertebral disc cells. Spine 26:2316-2322
17. Maryanchik A (2001) Spine arthroplasty. Spine industry analysis series. Viscogliosi Bros., LLC, New York
18. McKenzie AH (1995) Fernstrom Intervertebral disc arthroplasty: a long-term evaluation. Orthopaedics International Edition 3(4):313-324
19. Minns RJ, Walsh WK (1997) Preliminary design and experimental studies of a novel soft implant for correcting sagittal plane instability in the lumbar spine. Spine 22:1819-1825
20. Moon SH, Gilbertson LG, Nishida K, Knaub M, Muzzonigro T, Robbins PD, Evas CH, Kang JD (2000) Human intervertebral disc cells are genetically modifiable by adenovirus-mediated gene transfer. Spine 25:2573-2579
21. Nachemson AL (1991) Newest knowledge of low back pain. A critical look. Clinical Orthopaedics and Related Research 279:8-16
22. Nachemson AL, Schultz AB, Berkson MH (1979) Mechanical properties of human lumbar spine motion segments. Influences of age, sex, disc level and degeneration. Spine 4:1-8
23. Nishida K, Kang JD, Gilbertson LG, Moon SH, Suh JK, Vogt MT, Robbins PD, Evans CH (1999) Modulation of the biologic activity of the rabbit intervertebral disc by gene therapy: an in vivo study of adenovirus-mediated transfer of the human transforming growth factor beta1 encoding gene. Spine 24:2419

24. Panjabi MM (1979) Centres and angles of rotation of body joints: a study of errors and optimization. J Biomech 12:911–920
25. Pearcy MJ, Bogduk N (1988) Instantaneous axes of rotation of the lumbar intervertebral joints. Spine 13:1033–1041
26. Pointillart V (2001) Cervical disc prosthesis in humans. First failure. Spine 26:E90–E92
27. Ray CD, Schönmayr R (1997) A prosthetic lumbar nucleus "artificial disc" Transactions of the 12th Annual Meeting of North American Spine Society, New York, NY
28. Ray CD, Schönmayr R, Kavanagh SA, Assell R (1999) Prosthetic disc nucleus implants. Rivista Neuroradiologica 12(Suppl 1):157–162
29. Seligman JV, Gertzbein SD, Tile M, Kapasouri A (1984) Computer analysis of spinal segment motion in degenerative disc disease with and without axial loading. Spine 9:566–573
30. Thompson RE, Pearcy MJ, Downing KJ, Manthey BA, Parkinson ICH (2000) Disc lesions and the mechanics of the intervertebral joint complex. Spine 25:3026–3035
31. White AA, Panjabi MM (1990) Clinical Biomechanics of the Spine, 2nd edition. Lippincott, Philadelphia
32. Willburger WE, Wittenberg RH (1994) Prostaglandin release from lumbar disc and facet joint tissue. Spine 19:2068–2070
33. Zöllner J, Hopf C, Rosendahl T, Fysel P (1998) The influence of nucleotomy on the biomechanical behaviour of the intervertebral disc. J Bone Joint Surg 80B:229

14 LINK® SB Charité™ Zwischenwirbelendoprothese
– Geschichte, Entwicklung und Biomechanik –

H. D. Link, K. Büttner-Janz

■ Einleitung

Die SB Charité-Zwischenwirbelprothese Modell I wurde 1982 von Schellnack und Büttner-Janz entwickelt. Die erste Implantation erfolgte im September 1984. Die Prothese wurde 1985 zum Modell SB II modifiziert. Beide Typen wurden in der „DDR" produziert.

Das heutige Design, die SB-III-Charité-Prothese, stellte Link erstmalig 1987 her. Heute werden fünf Größen der Zwischenwirbelprothese in verschiedenen Lordosewinkeln angeboten, wobei die Kobalt-Chrom-Abschlussplatten mit einer TiCaP(Titan/Kalziumphosphat)-Doppelbeschichtung versehen sind. Der dreiteilige modulare Aufbau der SB Charité Prothese erlaubt nahezu physiologische segmentale Bewegungsabläufe. Biomechanische Testungen ergaben eine ausreichende Kaltflussresistenz des UHMWPE-Gleitkerns und bestätigten die geringe Abriebsrate. Die LINK® SB Charité™ Zwischenwirbelendoprothese ist eine sichere effiziente Metho-de zur operativen Behandlung diskogener Schmerzen der Lendenwirbelsäule.

■ Geschichte und Entwicklung

Noch bis vor kurzem wurde die Fusion als goldener Standard bei der operativen Behandlung degenerativer, diskogener Erkrankungen der Lendenwirbelsäule angesehen. Aber die Entwicklung schreitet fort. Gegenwärtig ist ein starker Trend der bewegungserhaltenden Techniken in der Wirbelsäulenchirurgie erkennbar.

Die LINK® SB Charité™ Zwischenwirbelendoprothese wird heute in mehr als 20 Ländern angewendet und wurde von 1987 bis 2001 ca. 3700-mal implantiert.

1982 begannen Schellnack und Büttner-Janz an der Charité in Berlin mit der Entwicklung einer funktionellen Zwischenwirbelprothese, der SB I Charité [3]. Die Idee basiert materialseitig auf dem bewährten „Low-friction"-Prinzip, bekannt durch seine erfolgreiche Anwendung beim totalen Ge-

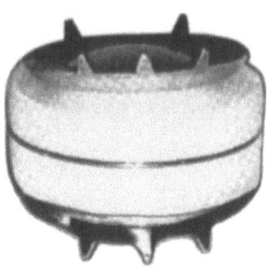

Abb. 14.1. SB I Charité.

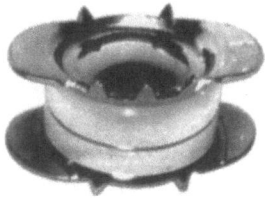

Abb. 14.2. SB II Charité.

lenkersatz diarthrotischer Gelenke. Ein UHMWPE-(Ultra High Molecular Weight Polyethylene) Gleitkern artikuliert zwischen zwei hochglanzpolierten metallenen Abschlussplatten, wobei die rotatorischen und translatorischen kinematischen Abläufe im Bewegungssegment imitiert werden.

Im September 1984, nach biomechanischen Tests am „Institut für Leichtbau und ökonomische Verwendung von Werkstoffen in Dresden" [2], wurde die SB-I-Charité-Prothese das erste Mal in der Charité zu Berlin implantiert. Die Abschlussplatten dieses Modells waren aus 1 mm dickem URX2CrNiMoN-18.12-Stahl und der Gleitkern aus Chirulen®-UHMWPE hergestellt. Zur zementlosen Fixierung in den knöchernen Endplatten der Wirbelkörper wiesen die Prothesenabschlussplatten erst 11 und später 5 scharfe Verankerungszähne auf.

Hauptsächlich wegen axialer Migrationen wurde das Modell I 1985 zum Modell SB II Charité modifiziert. Es basierte auf dem gleichen Funktionsprinzip, aber die metallenen Abschlussplatten wurden verbreitert und erhielten bilaterale „Flügel", um die Abstützung des Implantats auf den knöchernen Endplatten der Wirbelkörper zu verbessern. Die Abschlussplatten hatten 3 ventrale und 2 dorsale Verankerungszähne. Das Modell SB II Charité war ebenfalls aus rostfreiem Stahl und wurde später, allerdings nur für biomechanische Testzwecke, aus EMO-Titanblech gefertigt [2]. Beide Modelle, die SB-I-Charité- und SB-II-Charité-Prothese wurden ausschließlich in der „DDR" hergestellt.

Frakturen in den SB-II-Charité-Abschlussplatten und unzureichende Implantationsinstrumente waren die Gründe, dass die Autoren sich mit der Firma LINK in Verbindung setzten, um eine zeitgemäße, langfristig stabile Version der Zwischenwirbelprothese herstellen zu lassen. Das Design der SB-III-Charité-Prothese wurde seit Aufnahme der Produktion durch LINK im Jahre 1987 grundsätzlich nicht verändert.

14 LINK® SB Charité™ Zwischenwirbelendoprothese – Geschichte, Entwicklung und Biomechanik ■ 119

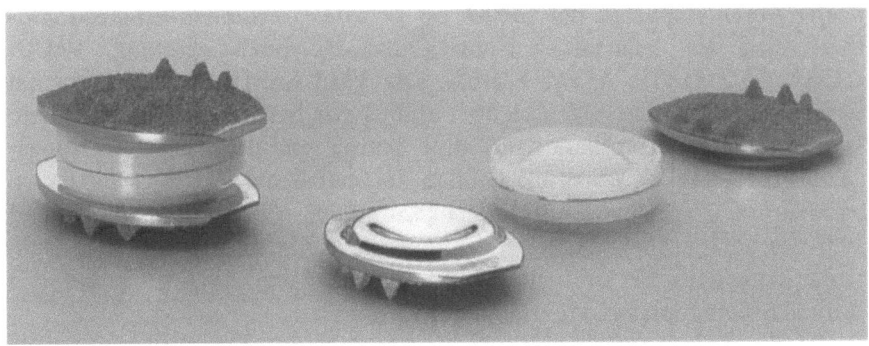

Abb. 14.3. LINK® SB Charité Zwischenwirbelendoprothese (SB III Charité).

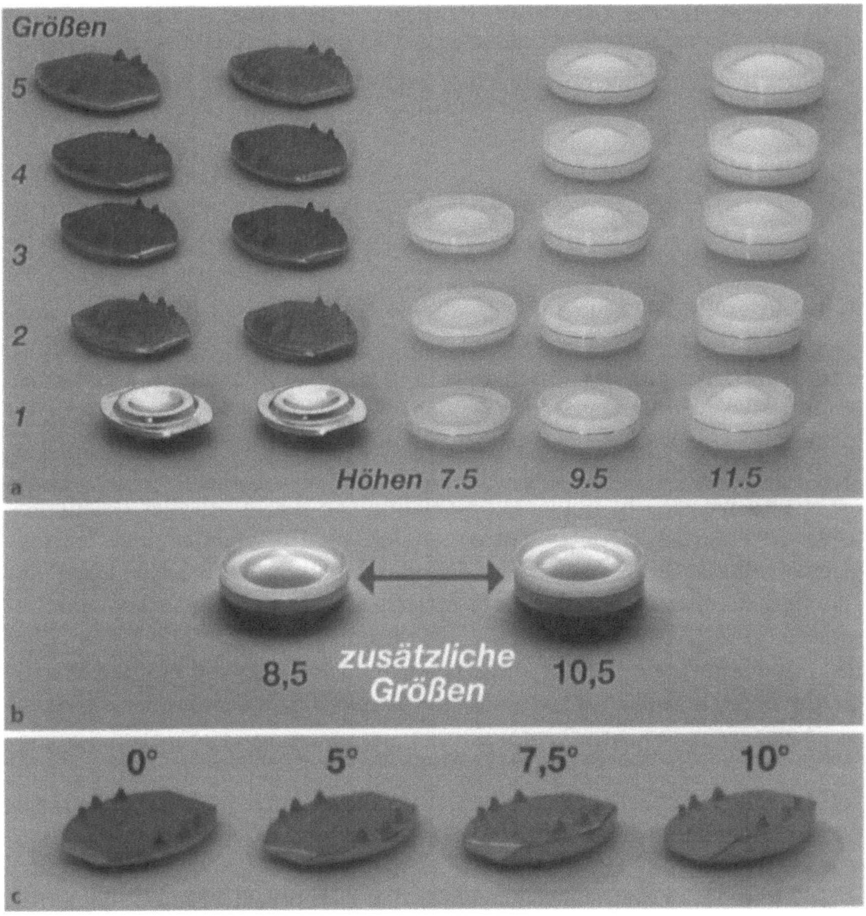

Abb. 14.4 a–c. Größensortiment Kobalt-Chrom-Abschlussplatten und UHMWPE Gleitkerne; **c** Schräge Abschlussplatten.

Die Abschlussplatten der LINK® SB Charité™-Zwischenwirbelendoprothese sind aus gegossener Kobalt-Chrom-Molybden-Legierung, VACUCAST® (ISO5832/IV, ASTM F75-82). Die VACUCAST®-Gusslegierung hat optimale mechanische Eigenschaften und ist von besonders hoher Reinheit. Die SB-III-Charité-Prothese hat je drei ventrale und dorsale Verankerungszähne. Ursprünglich wurden 3 Größen der metallenen Abschlussplatten in parallel und 5° gewinkelt produziert [3, 6]. 1998 wurde eine Größe 4 und 1999 das noch größere Modell 5 dem Sortiment hinzugefügt, um dem Operateur eine optimale Größenwahl mit bestmöglicher Abstützung auf den Wirbelkörperendplatten zu ermöglichen.

Um die Lordose möglichst situationsgerecht zu rekonstruieren, wurde das Sortiment 1999 um Abschlussplatten mit 7,5°- und 10°-Winkeln ergänzt. Abschlussplatten der gleichen Größe, aber mit unterschiedlichen Winkelungen, können untereinander kombiniert werden und ermöglichen damit eine präzise Rekonstruktion der lumbalen Lordose.

Das Sortiment der UHMWPE-Gleitkerne (ISO5834/II, ASTM 648-83) bestand ursprünglich aus 3 Gleitkernhöhen (7,5, 9,5 und 11,5 mm) und wurde um die Höhen 8,5 und 10,5 mm ergänzt, sodass die segmentale Zwischenwirbelhöhe nunmehr in Schritten von 1,0 mm bestimmt werden kann.

■ Bioaktive Beschichtung

Um die Verankerung der Abschlussplatten zu verbessern und um einen mineralisierten Verbund zwischen Knochen und Implantat zu erzeugen, erhielten die Kobalt-Chrom-Abschlussplatten an ihrer Außenseite die bioaktive TiCaP-Doppelbeschichtung. Sie wurde in einer Primatenstudie [8] erprobt und hat sich in Implantatbeschichtungen diarthrotischer Gelenkprothesen der Firma LINK in Form von Pressfit-Hüftpfannen und Sprunggelenkprothesen klinisch bewährt. Die Beschichtung hat 3 Lagen. Zwei Lagen sind Reintitan. Die erste Lage erreicht durch ihre Konsistenz eine besonders gute Haftung auf den Kobalt-Chrom-Endplatten. Die zweite Lage des mit Plasmaspraytechnik aufgetragenen Titans hat eine größere Porosität im Bereich von 75–300 µm. Diese Porengröße ist besonders geeignet zur Anlagerung von Knochenstrukturen.

Die dritte Lage der Beschichtung besteht aus Kalziumphosphat. Sie wird auf die Titanoberfläche durch einen elektrochemischen Prozess aufgetragen und hat folgende Eigenschaften:
- geringe Schichtdicke (10–25 µm),
- Erhaltung der offenen Zellenstruktur der Titanbeschichtung,
- eine besonders gute mechanische Verbindung mit der Titanschicht, sodass die Scherbelastungen während der Implantation schadlos überstanden werden.

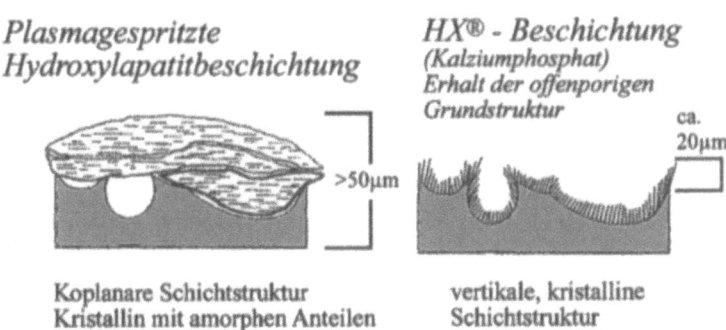

Abb. 14.5. Kalziumphosphatbeschichtung auf poröser Implantatoberfläche.

Die Anlagerung von Osteoblasten auf der strukturierten Oberfläche wird durch die bioaktive Kalziumphosphat-Beschichtung beschleunigt. Sie verhindert gleichzeitig die Ausbildung von Bindegewebe auf dem Implantat.

■ Biomechanik

Die Flexion und Extension in der lumbalen Wirbelsäule sind bogenförmige Bewegungen, in Kombination mit der sagittalen Rotation und sagittalen Translation [9]. Die Position der RAM-(Rotationsachsen-Moment)Punkte ist nicht konstant und wechselt in Abhängigkeit von der Stellung der Wirbelkörper zueinander während der Extensions-Flexions-Bewegung. Bedeutende biomechanische Grundlagen wurden seit Anbeginn bei der Konstruktion der SB-Charité-Prothese berücksichtigt und finden sich, bedingt durch die dreiteilige modulare Konzeption, in ihrem Bewegungsablauf wieder. Der UHMWPE-Gleitkern hat ein doppel-konvex geformtes Zentrum, das durch die beiden konkav geformten, zueinander gewandten, hochglanzpolierten Flächen der metallenen Abschlussplatten geführt wird. Die Randzone des Kunststoffgleitkerns verhindert auch bei extremen Bewegungen, dass die metallenen Abschlussplatten in Berührung kommen und metalloseähnliche Metallabriebsphänomene entstehen.

Jeanette Ahrens, Direktor des Forschungs- und Entwicklungslabors im „Institute for Spine and Biomechanical Research", Plano, Texas, bewies anhand von In-vitro-Studien in ihrer Untersuchung „Normal Joint Mobility Is Maintained...", dass Kadaverpräparate mit intakter ligamentöser Struktur sowohl vor als auch nach Implantation der SB-Charité-Prothese in der Extension und Flexion als auch bei Beugung nach rechts und links in der Etage L4/L5 in etwa gleiche Bewegungsausmaße aufwiesen [1].

Lediglich die Torsionswerte differierten bei Kräften größer als 5 Nm. Dies ist wahrscheinlich bei den Präparaten mit den Implanten auf das durchtrennte ventrale Längsband, die inzidierten ventralen Anulus-fibro-

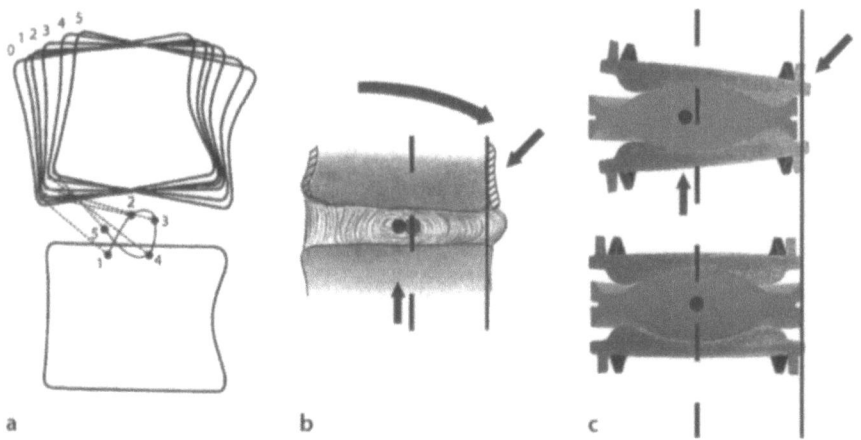

Abb. 14.6a. Rotation und Translation im natürlichen Bewegungssegment. **b** Zentrum des Nukleus bewegt sich nach dorsal. **c** Gleitkern bewegt sich nach dorsal.

Tabelle 14.1. Bewegungsausmaß in° (Durchschnitt) [1] im Segment L4/L5.

Bewegung	Max. aufgebrachte Kraft (Nm)	Natürliche Bandscheibe	Künstliche Bandscheibe
Extension	12	3,49 (0,82)	3,27 (0,83)
Flexion	12	7,72 (1,74)	9,78 (1,48)
Linke Beugung	8	2,78 (1,78)	2,37 (0,57)
Rechte Beugung	8	5,24 (2,54)	7,41 (2,65)
Torsion	7	1,66 (0,74)	3,01 (0,73)

sus-Strukturen und das entfernte Bandscheibengewebe zurückzuführen. Klinische Erfahrungen zeigten, dass sich die Weichteilstrukturen dieser Situation im Zeitverlauf anpassen.

Klinische Untersuchungen haben die Ergebnisse von J. Ahrens bestätigt; sowohl David als auch Lemaire dokumentierten das erhaltene Bewegungsausmaß in ihren mittelfristigen als auch Langzeit-Untersuchungen [4].

Von besonderer Bedeutung ist der Einfluss des Bewegungsablaufs in der Wirbelsäule auf die hinteren Elemente. Wenn bei der Flexion ein Wirbel als Ausdruck der physiologischen Translation nach vorn gleitet, werden die unteren Gelenkfortsätze des oberen Wirbels durch die oberen Gelenkfortsätze des unteren Wirbels gebremst. Dieser Widerstand wird durch die Pedikel auf die vordere Wirbelsäule übertragen und dort mit kompensiert. Dies ist allerdings nur möglich, wenn, wie bei der Konstruktion der SB-Charité-Prothese, die gelenkartige Verbindung zwischen den beiden Wirbelkörpern des Bewegungssegmentes ein translatorisches Horizontalgleiten einer Prothesenkomponente ermöglicht.

14 LINK® SB Charité™ Zwischenwirbelendoprothese – Geschichte, Entwicklung und Biomechanik ■ 123

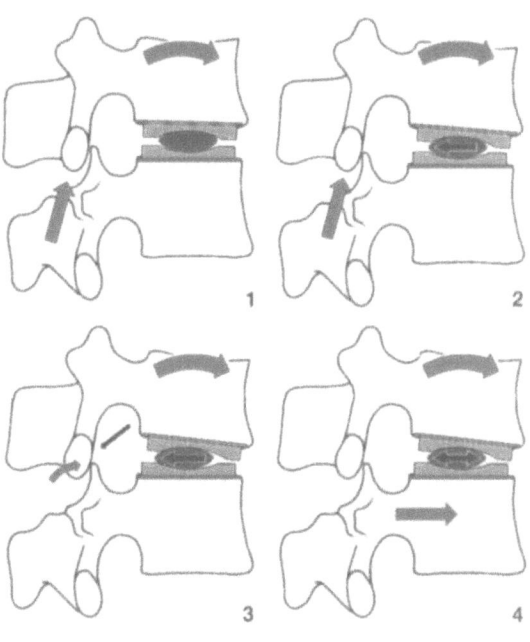

Abb. 14.7. Zwischenwirbel-Prothese mit wandernder Achse (Translationsmöglichkeit). **1** Neutralposition. **2** Flexion: Der Processus articularis inferior gleitet beim Anheben auf den Processus articularis superior. **3** Obere und untere Abschlussplatte drücken (pressen) den Gleitkern nach dorsal. **4** Der untere Wirbelkörper gleitet nach ventral; eine Überbelastung der Zygapophysialgelenke wird vermieden.

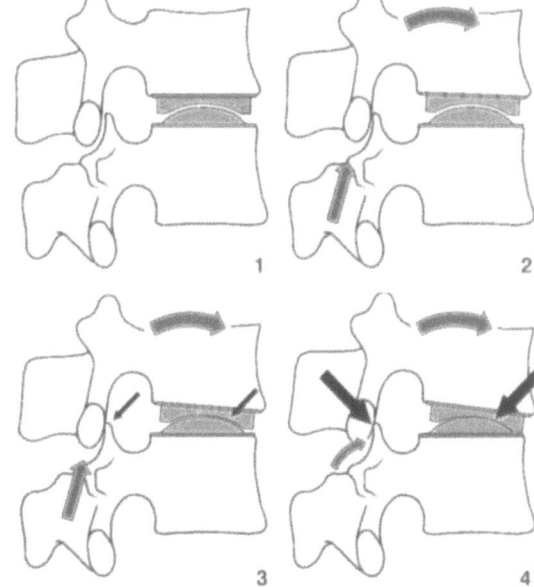

Abb. 14.8. Zwischenwirbel-Prothese mit fixem Achspunkt (Zwangsführung). **1** Neutralposition. **2** Flexion: Der Processus articularis inferior gleitet beim Anheben auf den Processus articularis superior. **3** Die ventralen Implantatkomponenten treffen aufeinander; Belastung baut sich an den Gelenkfacetten auf. **4** Je mehr Beugung – je mehr Belastung.

Ist die Zwischenwirbelprothese wie ein Kugelgelenk konstruiert, werden die dorsalen Elemente zwangsgeführt und können somit eine unphysiologische Überlastungssituation in den Pedikeln und Zygapophysialgelenken hervorrufen.

Biomechanische Testungen

Verschiedene biomechanische Testungen wurden mit der SB-Charité-Prothese durchgeführt. Weil niemals mechanische Probleme mit den Kobalt-Chrom-Abschlussplatten berichtet wurden, konzentrierten sich die Untersuchungen auf die Dauerhaftigkeit des UHMWPE-Gleitkerns. Sowohl die Universität Kiel als auch das Orthopaedic Research Laboratory des Mt. Sinai Medical Centers in Cleveland, Ohio, haben unabhängig dynamische Testungen durchgeführt, die unter anderem von der amerikanischen FDA (Food and Drug Administration) bei der Zulassung zur IDE-Studie 1999 gefordert wurden. Beide Laboratorien testeten Gleitkerne der Größe 2 (kleinste Standardgröße) in 7,5 und 9,5 mm Dicke mit 2,5 und 4,5 kN Belastung.

Kiel berichtete: „Keiner der Testkörper versagte" und „für alle Testphasen und Belastungen waren die Kaltflussraten gering" [5]. Cleveland berichtete: „...under normal in vivo conditions a permanent deformation of the core is not expected to reduce the available articulating surface or result in premature failure of the device due to significant cold-flow or delamination" [10].

Ein Funktions-Simulatortest, durchgeführt im Labor für biomechanische Testungen, Großhadern, München, erzeugte bis zu 10 Millionen Zyklen im Simulator.

Das Ergebnis: „Ein extrem milder abrasiver Abrieb wurde festgestellt, dessen geringes Volumen vernachlässigt werden kann" und „Das Resultat dieser tribologischen Untersuchung wird als sehr positiv angesehen, spe-

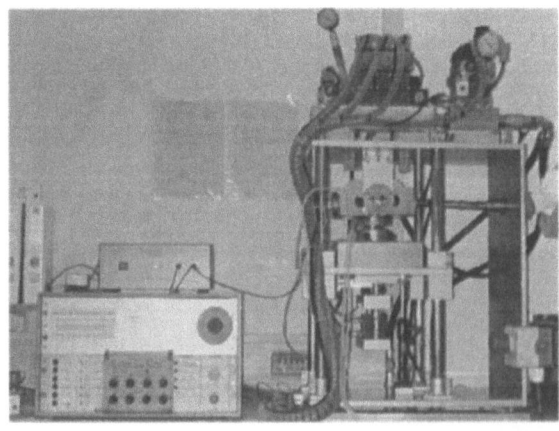

Abb. 14.9. Simulatortest im Labor für biomechanische Testungen, Großhadern, München.

ziell in Hinsicht auf die 10 Millionen Zyklen und die hohe Belastung durch den Testaufbau" [7].

Klinische Erfahrungen haben diese Tests bestätigt. Sowohl Staudte als auch Zeegers berichteten über keinen oder sehr geringen Polyethylenabrieb nach mehrjähriger Implantation [11]. Selbst bei vorhandenem Polyethylenabrieb wurden bisher keine Gewebsveränderungen berichtet, wie sie im periprothetischen Gewebe bei aseptischen Lockerungen von Extremitätenprothesen bekannt sind.

Zur Reduzierung der Kaltflussgefahr im Polyethylen ist es nötig, immer das größte Implantat zu wählen und die im Winkel geeignetsten Abschlussplatten einzusetzen, sodass die internen Oberflächen der Abschlussplatten eine etwa parallele Ausrichtung zum Polyethylen-Gleitkern aufweisen und die auftretenden Kräfte gleichmäßig verteilen.

■ Schlussfolgerung

Biomechanische Testungen und mehr als 10 Jahre klinische Erfahrungen in Wirbelsäulenzentren verschiedener Länder haben gezeigt, dass die Implantation der LINK® SB Charité™ Zwischenwirbelendoprothese eine sichere Methode darstellt, um lumbale, diskogene Schmerzzustände operativ erfolgreich zu behandeln.

■ Literatur

1. Ahrens J et al (1998) Normal Joint Mobilities Maintained with an Artificial Disc Prosthesis. Lecture at ISSLS, Brussels
2. Büttner-Janz K (1992) The Development of the Artificial Disc SB Charité. Hundley & Ass, Dallas/TX
3. Büttner-Janz K, Schellnack K (1990) Bandscheibenendoprothetik, Entwicklungsweg und gegenwärtiger Stand. Beiträge zur Orthop und Traumat, Heft 3. Gesundheit GmbH, Berlin
4. David T (1999) Complications and results on 85 patients with a minimum of five years follow-up. EFORT Brussel
5. Es-Souni M (1999) Testing of the polyethylene core; Charité Model III. Test Report, Fachhochschule Kiel, Kiel
6. Harms J (1998) (Article written by R. Engelhardt). Z Orthop, Heft 6
7. Huber J (2000) Zwischenwirbel Endoprothese Modell SB Charité, Simulatorprüfung, Prüfbericht 5, 2000. Labor f. Biomechanik und experim Orthopädie, Prüfstelle für Implantate
8. McAfee et al (2000) Biologic Study of Ingrowth-SB Charité. IDE Investigators meeting, New Orleans 2000
9. Pearcy MJ, Bogduk N (1988) Instantaneous Axes of Rotation of the Lumbar Intervertebral Joints. Spine 13:1033–1041

10. Postak D, Paul BS (1999) Evaluation of the time-dependent displacement of the SB Charité UHMWPE Sliding Core. Test Report 04-0900-0399, 3, 1999. Orth Res Labs, Cleveland, Ohio
11. Staudte H-W (1999) Personal communications, Brief Staudte, 28. Sept. 1998. W. Zeegers, SB Charité Workshop, Madrid

15 Ventrale interkorporelle Spondylodese (VIS)

S. ENDRES, M. PFEIFFER, M. BILLION, A. WILKE

■ Einleitung

Der Kreuzschmerz ist mit das häufigste Leitsymptom bei Patienten im Alter von über 60 Jahren, welches die Patienten in die Orthopädie führt. Die Schmerzsymptomatik wird als tiefsitzender Schmerz in der Lumbal-, Lumbosakral- und/oder Sakroiliakalregion empfunden. Oft treten diese Schmerzen auch als Lumboischialgie auf. Die häufigen akuten Formen des Kreuzschmerzes sind oft auf Probleme des Bandapparates oder der Muskulatur zurückzuführen. In diesen Fällen ist eine Abheilung die Regel. Die Schmerzen können jedoch auch in chronische Formen übergehen. Nach einer Berechnung von Bolten et al. [5] entstehen durch Rückenschmerzen volkswirtschaftliche Gesamtkosten von etwa 33,3 Milliarden DM (etwa 17 Milliarden EUR) jährlich. Der Hauptkostenfaktor hierbei sind Arbeitsausfälle, die gut 70% der Gesamtsumme ausmachen. Die direkten Kosten für die Therapie und Rehabilitation von Rückenschmerz-Patienten betragen nach der Krankheitskostenanalyse etwa 9,4 Milliarden DM (etwa 4,8 Milliarden EUR). Gut ein Drittel davon entfallen auf Arztkonsultationen und Diagnostik, 22% auf Klinikbehandlung, 21% auf Rehamaßnahmen, 17% auf physikalische Therapien und nur 5% auf Arzneimittel.

Mögliche orthopädische Ursachen des chronischen Kreuzschmerz sind:
- Überlastung des Rückens durch mechanische Faktoren wie Haltungsinsuffizienz, Überanstrengung, Übergewicht oder Schwangerschaft,
- lokalisierte oder generalisierte Myogelosen,
- Einreißen oder Protrusion eines Discus intervertebralis mit nachfolgender Hernienbildung des Nucleus pulposus in den Spinalkanal, wodurch es zu einer Entzündung oder direkten mechanischen Druckausübung auf die Nervenwurzel kommt,
- traumatische Bänderrisse oder Risse der paraspinalen Muskulatur,
- Frakturen, Infektionen oder Tumoren in Rücken, Becken oder Retroperitoneum,
- häufig vorkommende mäßiggradige kongenitale Anomalien der unteren LWS und des oberen Sakralbereichs (sog. „Übergangsstörungen"),
- Ermüdungsfrakturen der Pars interarticularis (Spondylolyse),

- bilateraler Substanzverlust in den Partes interarticulares mit nachfolgendem Abrutschen des Wirbelkörpers nach vorne auf den darunter liegenden Wirbel (Spondylolisthesis mit Spondylolyse),
- verengter Spinalkanal aufgrund einer Spinalkanalstenose, oft aufgepfropft auf ein bereits kongenital vermindertes Lumen des Spinalkanals, zurückzuführen auf verschiedene degenerative Prozesse und erworbene Schäden (z.B. sogenannte degenerative, d.h. nichtspondylolytische Spondylolisthesis und/oder Drehgleiten),
- Iliosakralgelenkserkrankungen.

Die Reihenfolge dieser Aufzählung ist hierbei willkürlich, Kombinationen sind die Regel, nicht die Ausnahme.

Unter einer Instabilität im Bereich der Wirbelsäule versteht man eine pathologisch vermehrte Beweglichkeit eines Bewegungssegmentes (zwei aneinander grenzende Wirbel mit der dazugehörigen Bandscheibe und dem durch das Foramen intervertebrale austretenden Spinalnerven).

Die Spontanheilung von Rückenschmerzen ist sehr häufig, allerdings kommt es genauso häufig zu rezidivierenden Schmerzepisoden. Die akute Lumbago infolge ungewöhnlicher Belastung und Aktivität ist die häufigste Form, gekennzeichnet durch vorherrschende Muskelverhärtung, -schmerzen oder -spasmen und unauffällige neurologische Befunden. Sie werden konservativ durch Lösung der Muskelspasmen, Bettruhe, lokale Wärmeapplikation, Massagen, orale Analgetika oder Muskelrelaxanzien therapiert. Eine Indikation zur operativen Versorgung besteht in diesen Fällen nicht.

Die Therapie des chronischen Wirbelsäulensyndroms zielt auf die Beseitigung der Ursache hin, z.B. Gewichtsreduktion beim Adipösen, Kräftigung des Muskeltonus sowie Haltungskorrektur. Abhängig von der Ursache können sich chirurgische Eingriffe zur Linderung persistierender Schmerzen oder bestehender neurologischer Symptome, z.B. bedingt durch Diskusprolaps mit Kompression einer Nervenwurzel oder eine Stenose, als notwendig erweisen. Solche Patienten zeichnen sich meist durch pathologische neurologische Befunde im Bereich der radikulären sensiblen bzw. motorischen Versorgung aus.

Die Nukleotomie bei NPP (= Nucleus Pulposus Prolaps) stellt die einfachste Form der Dekompression dar. Hierbei besteht in 5-10% der Fälle die Gefahr eines sogenannten Postnukleotomiesyndroms [11]. Eine erneute Operation mit Lösung der bindegewebigen Vernarbung oder evtl. sogar Versteifung des betroffenen Segments kann die Folge sein, dann aber mit der Gefahr schlechterer postoperativer Resultate, was von einigen Autoren beschrieben wird [11]. In einer Nachuntersuchung von Waddell et al. [48] lagen die Erfolgsraten bei der 1. Reoperation unter 50% und bei der 3. Reintervention nur noch unter 20%. Waddell zeigte auch, dass es nach der ersten Reoperation bereits bei 20% und nach der dritten Reoperation bei 45% aller Patienten zu einer Verschlechterung kam.

Wenn trotz konservativer Therapiemaßnahmen bei chronischen Rückenschmerzen ohne neurologische Symptome kein Erfolg erzielt werden kann, stellt die operative Intervention die letzte Maßnahme dar. Die Operationsmethode der Wahl ist die Spondylodese. Hierbei hat der Operateur prinzipiell die Wahl zwischen der ventralen, der dorsalen und der kombinierten ventro-dorsalen Spondylodese, wobei die beiden letztgenannten Verfahren eine zusätzliche dorsale Dekompression beinhalten. Jedes Verfahren hat Vor- und Nachteile, die gegeneinander abgewogen werden müssen.

Da die vorliegende Studie sich mit Patienten beschäftigt, deren Wirbelsäule allein durch ein ventrales Verfahren versteift wurde, wird im Folgenden auf die Darstellung der dorsalen Versteifungsverfahren nicht weiter eingegangen.

Als **Vorteile** der VIS (ventrale interkorporelle Spondylodese) können angesehen werden:
- Übersichtliche Freilegung des pathologisch veränderten Wirbelkörperbezirkes,
- Möglichkeit zur Distraktion des Zwischenwirbelraumes, zur Erweiterung der Foramina intervertebralia und damit Entlastung der Nerven,
- Schonung des dorsalen Halteapparates, was Vorteile bei der Frühmobilisation des Patienten bietet.

Nachteile sind:
- Keine Möglichkeit zur Dekompression knöcherner Stenosen im Bereich der kleineren Wirbelgelenke (Spondylarthrose),
- Nähe von großen Gefäßen, Grenzstrang und Ureter sowie, bei L5/S1, des Plexus iliohypogastricus,
- keine Möglichkeit zur Beseitigung dorsaler Bandscheibensequester.

Die VIS in ihrer heute vorliegenden Form hat eine lange Evolution durchgemacht, sowohl die Durchführung wie auch die Indikation betreffend [9, 10, 31].

In Marburg wird sie seit 1984 in einer Modifikation nach O'Brien [38] mit retroperitonealem Zugang nach Fraser [17] durchgeführt, wenn eine zumindest zweitgradige Spondylolisthesis oberhalb von L5-S1 vorliegt und keine gleichzeitige dorsale Dekompression erforderlich ist. Wenn im Segment L5-S1 oder darüber eine drittgradige Spondylolisthesis oder Spondyloptose vorlag, kam die kombinierte dorsale Distraktion mit Harrington-Stäben, Luque-Schlaufen und Ala-Haken mit anschließender ventraler interkorporeller transabdomineller Spondylodese in einer Sitzung und nachfolgender Entfernung des dorsalen Distraktionsmaterials zur Anwendung.

Die Ergebnisse, die mit der VIS erreicht werden können, werden in der Literatur unterschiedlich bewertet. In einer Literaturübersicht von Morscher u. Gächter [37] aus dem Jahre 1972 wurden 72 bis 96% gute bis sehr gute Ergebnisse für die VIS angeführt. Ernüchterung brachten die von Stauffer u. Coventry [44] 1972 aus der Mayo-Clinic veröffentlichten Ergebnisse. Nach einer durchschnittlichen Nachuntersuchungszeit von 4 Jahren und 9 Monaten fanden sie in 44% der Fälle schlechte klinische Ergebnisse und ebenfalls bei 44%

der Patienten Pseudarthrosen. Aufgrund ihrer Resultate schlugen sie vor, die VIS nur als sogenannte „salvage procedure" für bereits voroperierte Patienten anzuwenden. Seither ist die Indikation zur VIS nicht unumstritten, dies auch nach den Veröffentlichungen von Flynn u. Hoque [16] (1979; 44% unbefriedigendes radiologisches und 48% unbefriedigendes klinisches Ergebnis) oder Salis-Soglio [42] (1981; mehr als 50% schlechte klinische und radiologische Ergebnisse). In neueren Literaturübersichtsarbeiten kann man jedoch feststellen, dass die Resultate der VIS wieder an diejenigen vor 1972 anknüpfen. Turner et al. [47] finden in ihrer Arbeit aus dem Jahr 1992 im Durchschnitt bei 68% der Patienten „befriedigende" Ergebnisse, jedoch in einem sehr großen Variationsbereich zwischen 16 und 95%.

Seit 1995 erlebt die Methode eine Renaissance durch den verstärkten Einsatz augmentierender Implantate, welche ggf. auch endoskopisch eingebracht werden können (sog. Cages). Die Ergebnisse haben sich hierdurch jedoch nicht nachweislich verbessern lassen. Gleiches gilt für den versuchten Ersatz kompakter homologer und/oder autologer Knocheninterponate (Grafts) durch Knochenersatzmaterialien.

Die Ergebnisse der vorliegenden retrospektiven Analyse haben in der Zwischenzeit bei der Planung prospektiver Studien über Spondylodeseverfahren Berücksichtigung gefunden.

Die vorliegende Studie soll folgende Fragen für VIS-Patienten beantworten:
- Welche funktionellen Veränderungen resultieren aus der Operation?
- Wie stellen sich die Ergebnisse in einer Untergruppe nach 2 bzw. 6 Jahren postoperativ dar?
- Besteht eine Korrelation zwischen dem radiologischen und dem funktionellen Ergebnis?
- Gibt es Prädiktoren für das durch die Operation erzielte Ergebnis?
- Sind die bisher verwendeten Erhebungsinstrumente ausreichend im Vergleich mit anderen etablierten Erhebungsinstrumenten?
- Kann die ventrale interkorporelle Spondylodese für unsere Indikationsstellung empfohlen werden?

Material und Methoden

Patienten

Vom Juni 1984 bis Dezember 1991 wurden in der Orthopädischen Abteilung der Universitätsklinik Marburg 113 Patienten einem ventralen, oder kombiniert ventro-dorsalen Spondylodeseverfahren im Bereich der Lendenwirbelsäule zugeführt.

Die Diagnosen, die zum operativen Eingriff geführt haben, verteilen sich bei unserem Patientenkollektiv folgendermaßen (n = 113):

- degenerative Instabilität (n=42),
- Spondylolyse mit Instabilität (n=21),
- traumatische Instabilität (n=1),
- enger Spinalkanal (n=2),
- Instabilität bei Z.n. vorangegangener Operation (n=47).

Patienten, die wegen eines Tumors oder einer Spondylitis/Spondylodiszitis einem der oben genannten Operationsverfahren zugeführt wurden, sind nicht in die Studie aufgenommen worden.

Bei allen Patienten wurde vor der Operation eine standardisierte klinische Untersuchung durchgeführt. Bei klinischem Verdacht auf eine neurologische Läsion wurde zusätzlich eine elektrophysiologische Untersuchung einschließlich EMG (Elektromyographie) und NLG (Nervenleitgeschwindigkeit) veranlasst.

Eine Instabilität wurde durch eine Funktionsaufnahme und/oder Diskographie der Wirbelsäule gesichert, wenn sie nicht schon vorher in einer Standard-Röntgenaufnahme diagnostiziert werden konnte (z.B. durch ein sog. „Vakuumphänomen"). Sequestrierte Bandscheibenvorfälle wurden durch computertomographische Aufnahmen ausgeschlossen. Um das Ausmaß der geplanten Fusion zu bestimmen, wurden in Zweifelsfällen Facetten-Blockaden mit Lokalanästhetikum unter Bildwandlerkontrolle zur genauen Lokalisation durchgeführt.

Die individuellen Patientendaten wurden durch Auswertung der Krankenakten gewonnen, hierzu gehören: Alter, OP-Datum, Diagnose, Gewicht und Größe zum Zeitpunkt der Operation, Broca-Index, Voroperationen, au-

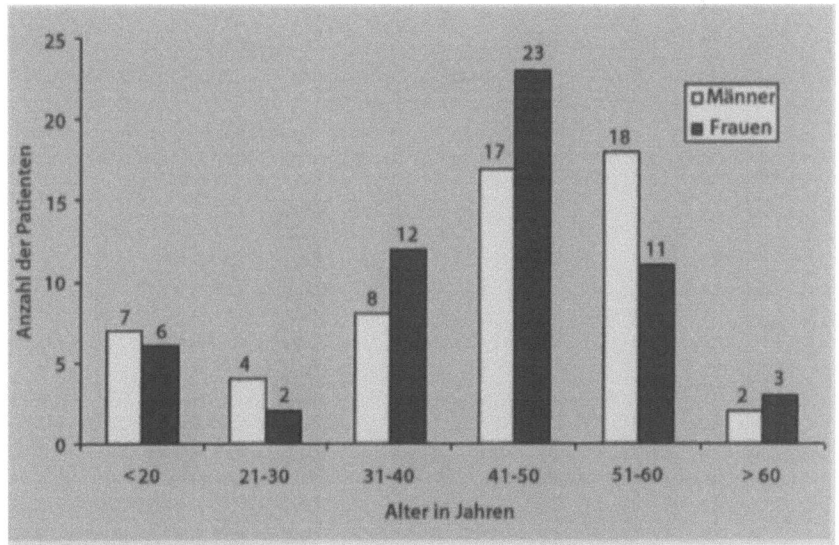

Abb. 15.1. Altersverteilung der Patienten zum Zeitpunkt der Operation (n = 113).

ßerdem auf die Operation bezogene Daten wie Anzahl und Höhe der operierten Segmente, Implantatart, Operateur, postoperativer stationärer Aufenthalt und postoperative Komplikationen.

Die Nachuntersuchung erfolgte im Jahr 1994 durchschnittlich 5,9 Jahre (SD=±2,0 Jahre) nach der Operation. Die kürzeste Nachuntersuchungszeit betrug 1,8 Jahre, die längste 10,7 Jahre.

Eine Untergruppe (n=52) der Patienten wurde in einer vorhergehenden Studie schon einmal nachuntersucht, sodass für uns die Möglichkeit einer Verlaufsbeurteilung bestand. Die Nachuntersuchung erfolgte 2,3 bzw. 6,6 Jahre nach der Operation.

Das durchschnittliche Übergewicht betrug für Männer 3,9%, für Frauen 1,1%. Dies ergibt einen Mittelwert von 2,5% (n=111) für unser gesamtes Patientengut und einen Broca-Index von 102,5%.

Um eine Zweit- oder Drittoperation handelte es sich bei 47 Patienten (41,6%), wobei am häufigsten zuvor eine Nukleotomie durchgeführt worden war. 2 Patienten waren durch ein dorsales und 1 Patient durch ein ventrales Operationsverfahren an der Wirbelsäule voroperiert.

102 Patienten (90,3%) wurden durch eine VIS über einen retroperitonealen Zugang operiert. 11 Patienten wurden durch ein kombiniertes Verfahren (dorsale Aufrichtung und VIS) operiert. Diese Patienten hatten alle eine Spondylolyse mit Instabilität und waren entsprechend jünger als die Patienten mit degenerativer Instabilität (29,2 vs. 48,1 Jahre).

Bei 104 Operationen wurde autologes, in 2 Fällen homologes und bei 7 Patienten autologes und homologes Knochenmaterial verwendet.

Die Operationen wurden von 4 verschiedenen Operateuren durchgeführt, wobei 49,6% auf einen Operateur entfielen.

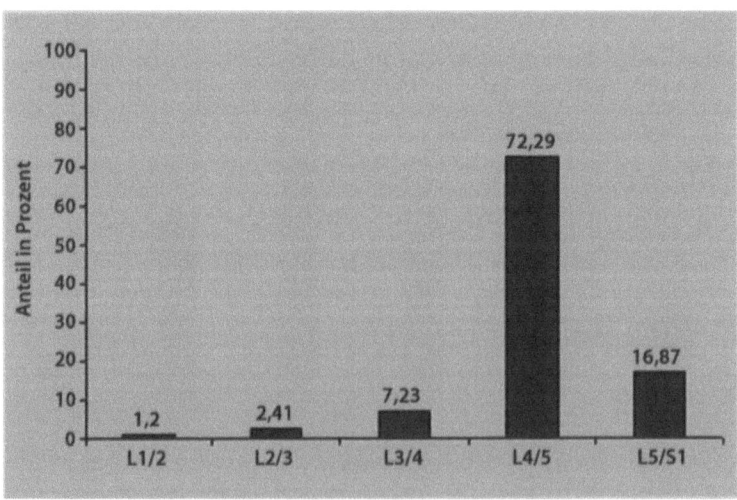

Abb. 15.2. Verteilung der Patienten, die an einem Segment operiert wurden.

Fragebögen

Die postoperative Nachuntersuchung erfolgte durch von dem Patienten selbst auszufüllende Fragebögen. Diese waren in einen retrospektiven (Einschätzung des präoperativen Status) und einen gegenwärtigen Status aufgeteilt, die deutlich ersichtlich für den Patienten voneinander getrennt waren.

Zur Beurteilung der postoperativen Ergebnisse wurden zwei verschiedene Fragebögen verwendet: zum einen handelte es sich um den Oswestry Low Back Pain Disability Questionnaire [15, 41], zum anderen um einen, in Anlehnung an die Kriterien von Stauffer u. Coventry [44], in Marburg entworfenen Fragebogen [43].

Für den Marburg-Score haben wir uns trotz methodischer Schwächen aus historischen Gründen entschieden. Er findet in Marburg schon seit 1986 Anwendung, außerdem ermöglicht er die Bewertung der funktionellen und ökonomischen Befundänderungen. Des Weiteren wurde bei einem Teil unserer Patienten schon einmal eine Nachuntersuchung mit diesem Fragebogen durchgeführt [43], wodurch es uns möglich war, eine longitudinale Beurteilung der Patienten durchzuführen und zudem die Test-Retest-Reliabilität zu beurteilen.

Der Oswestry Low Back Pain Disability Questionnaire beinhaltet 10 Fragen zu den folgenden Bereichen: Schmerzstärke, persönliche Versorgung, Heben, Gehen, Sitzen, Stehen, Schlafen, Sexualleben, soziales Leben und Reisen. Die einzelnen Fragen sind einander gleichwertig. Der Fragebogen erfragt die Beschwerden in diesen Bereichen jeweils prä- und postoperativ.

Die Patienten konnten maximal eine Gesamtpunktzahl von 50 Punkten erreichen. Der entstandene Punktwert wurde anschließend verdoppelt und in Prozent umgerechnet. Nicht beantwortete Fragen wurden dabei vom maximal erreichbaren Score abgezogen. Wir erhielten so jeweils einen Prozentwert für den prä- und postoperativen Zeitraum.

Das Gesamtresultat wurde mit dem vorgegebenen Interpretationsschema, welches 5 Schweregrade unterscheidet beurteilt:
- 0–20%: minimale Beschwerden
- 21–40%: mäßige Beschwerden
- 41–60%: Schwere Beschwerden
- 61–80%: „Crippled"
- 81–100%: „bed bound"

Der in Marburg entworfene Fragebogen [43] kann in drei Abschnitte unterteilt werden: der erste Abschnitt erfragt die Situation des Patienten vor der Operation und stellt das Ausgangsergebnis dar, das zur Operation geführt hat. Im zweiten Teil wiederholen sich die Fragen des ersten Teiles, jetzt jedoch auf die Zeit nach der Operation bezogen. Diese beiden Abschnitte sind für den Patienten ersichtlich voneinander getrennt und enthalten jeweils Fragen nach:
- Intensität und Dauer der Rückenschmerzen,
- Intensität und Dauer der Schmerzen in den Beinen,

- Dys- und Parästhesien in den Beinen,
- Alltagsbeeinträchtigung anhand von täglich auftretenden Situationen,
- Länge der schmerzfreien Gehstrecke,
- sportliche Betätigung,
- Schmerzmittelgebrauch,
- Beruf und berufliche Einschränkungen.

Der dritte Abschnitt erfragt die Beschwerdedauer vor der Operation, ob weitere Wirbelsäulenoperationen folgten und ob sich nach anfänglicher Verbesserung wieder eine Verschlechterung eingestellt hat. Außerdem wird in diesem Teil versucht, die Akzeptanz der Operation und die Zufriedenheit mit selbiger zu erfragen. Weiter hat der Patient hier auch die Möglichkeit, Bemerkungen zur Operation oder ihrem Ergebnis aufzuschreiben. Maximal konnten die Patienten 48 Punkte erreichen.

Zur Beurteilung des Gesamtresultates wurde das (willkürliche) Schema der Mayo-Clinic [44] verwendet, das 3 Schweregrade unterscheidet und dem folgende Kriterien zu Grunde liegen:
- gutes Resultat: 76–100% Beschwerdebesserung
- mäßiges Resultat: 26–75% Beschwerdebesserung
- schlechtes Resultat: 0–25% Beschwerdebesserung

Bei beiden Scores wurde das Endresultat, wenn eine Frage nicht beantwortet war, angeglichen (total erreichte Punktzahl/maximal erreichbare Punktzahl).

Außerdem haben wir die prozentuale Veränderung von prä- zu postoperativem Ergebnis in beiden Scores errechnet:

$$\frac{\text{Ergebnis}_{\text{prä-OP}}\% - \text{Ergebnis}_{\text{post-OP}}\%}{\text{Ergebnis}_{\text{prä-OP}}\%} \times 100 = \text{prozentuale Veränderung}$$

Dies in Anlehnung an die Arbeit von Little und MacDonald [33], die herausgefunden haben, dass die prozentuale Veränderung, ausgedrückt als Δ-DI, für den Oswestry-Score besser mit der subjektiven Selbsteinschätzung der Patienten korreliert und man damit besser Prädiktoren für ein schlechtes Ergebnis identifizieren kann. Ein positiver Δ-DI zeigt im Oswestry-Score eine Verbesserung, ein negativer Δ-DI eine Verschlechterung vom prä- zum postoperativen Ergebnis an. Da es sich hierbei um einen Disability-Index (DI) handelt, der Marburg-Score aber positiv misst, d.h. eine Verschlechterung zeigt sich hier als positiver Wert, ist es besser, die prozentuale Veränderung als Δ-MS zu bezeichnen. Im Marburg-Score bedeutet ein positiver Δ-MS eine Verschlechterung, ein negativer Δ-MS eine Verbesserung.

OP-Verfahren

Die operative Therapie steht meistens am Ende der therapeutischen Überlegungen bei Patienten mit chronischem Wirbelsäulensyndrom. Die Patienten haben oft einen langen Weg über konservative Behandlungsversuche hinter sich, der zu keiner entscheidenden Besserung der Beschwerden geführt hat. Häufig stellte sich auch nach anfänglicher Verbesserung eine Verschlechterung ein. Somit definiert sich das Ziel der operativen Therapie in dauerhafter Schmerzbeseitigung und Wiederherstellung einer belastbaren Wirbelsäulenfunktion und -form.

Für die operative Therapie stehen dorsale, ventrale und kombiniert ventro-dorsale Verfahren zur Verfügung. Diese lassen sich weiter in versteifende, dekomprimierende, versteifend-dekomprimierende und bewegungserhaltende-dekomprimierende Verfahren unterteilen. Bei den versteifenden Operationsverfahren besteht zudem die Möglichkeit, ohne Implantat oder mit den unterschiedlichsten Implantatformen zu arbeiten.

Die genannten Verfahren bieten ein breites Spektrum an operativen Möglichkeiten, die in erster Linie von der Indikationsstellung und der Erfahrung des anwendenden Operateurs abhängig sind.

Bei den Patienten unserer Nachuntersuchung kamen die im Folgenden dargestellten Operationsverfahren zur Anwendung.

Die retroperitoneale VIS nach O'Brien

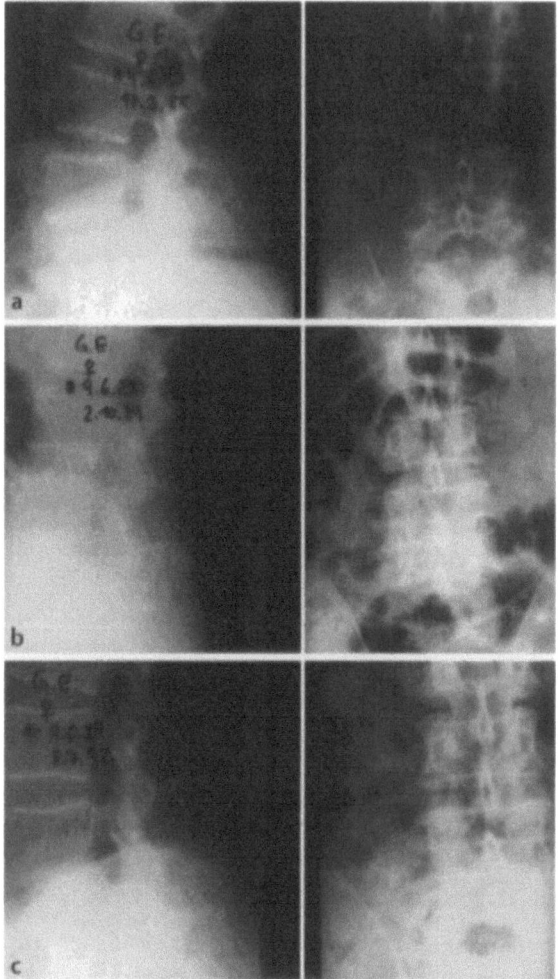

Abb. 15.3 a–c. Röntgenbilder einer 60-jährigen weiblichen Patientin, bei der eine ventrale interkorporelle Spondylodese auf Höhe von L4/5 wegen degenerativer Instabilität durchgeführt wurde. Prä- (**a**), postoperativ (**b**) und fast 3 Jahre nach der Operation (**c**). Es zeigt sich eine stabile Fusion ohne begleitende Degeneration der benachbarten Segmente.

Dorsale Distraktion mit Harrington-Stäben, Luque-Schlaufen und Ala-Haken ohne dorsale Spondylodese mit nachfolgender einzeitiger transabdomineller VIS

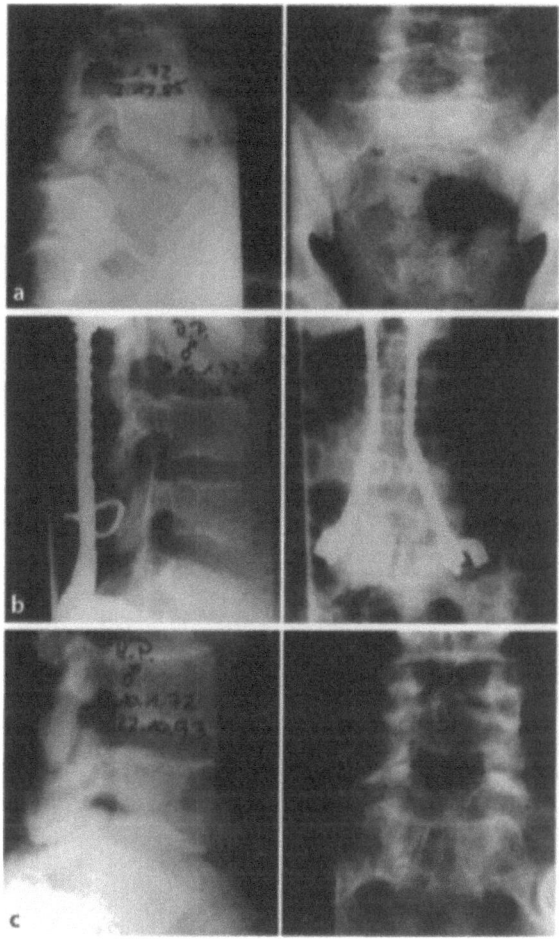

Abb. 15.4 a–c. Röntgenbilder eines 13-jährigen männlichen Patienten, der sich einer ventro-dorsalen Prozedur bei isthmischer Spondylolyse auf Höhe von L5/S1 unterzog. Prä- (**a**), postoperativ (**b**) und fast 8 Jahre bei Follow-up und durchgeführter Entfernung der Harrington-Stäbe (**c**). Man beachte hier die Veränderungen im Bereich von S1, welche ein Vermessen der Follow-up-Bilder unmöglich machte.

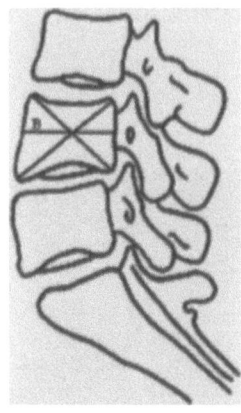

Abb. 15.5. Bestimmung des Durchmessers B.

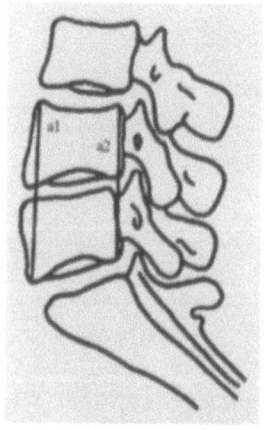

Abb. 15.6. Bestimmung des Abstandes A nach der Formel: $\frac{a1+a2}{2} = A$.

Radiologie

Bei der Auswertung der Röntgenbilder wurden die seitlichen LWS-Aufnahmen ausgemessen und die jeweilige Distraktion zwischen prä- und postoperativer Aufnahme, bzw. der Korrekturverlust zwischen postoperativer und Follow-up-Aufnahme in Prozent errechnet. Auf diese Weise erhielten wir insgesamt sechs Messwerte. Diese wurden wie folgt bezeichnet: $A_{prä}$ und $B_{prä}$ für die präoperative, A_{post} und B_{post} für die postoperative und A_{fu} und B_{fu} für die Follow-up-Aufnahme.

Die Vermessung erfolgte mittels einer von uns entwickelten Messmethode. Zuerst wurde auf jeder der drei seitlichen LWS-Aufnahmen eines Patienten der Durchmesser B eines Wirbelkörpers, z. B. immer L3, ausgemessen. Dann wurde als Maß für die Distraktion der Abstand A der beteiligten Wirbelkörper bestimmt.

Berechnung

Hierfür wurden die folgenden Formeln benutzt:

$$B_{prä}/B_{post} = X$$

X ist ein Ausgleichsfaktor, der zum Beispiel die unterschiedliche Abbildungsgröße ausgleichen soll.

$$A_{post} \times X/A_{prä} \times 100 = A_{post}/A_{prä}\%.$$

Von dem so errechneten Prozentwert wurden 100% abgezogen, weil wir die präoperativen Werte als Ausgangswert, also 100% gesetzt hatten.

$$A_{post}A_{prä}\% - 100\% = \Delta - A1\%$$

Der so entstandene Prozentwert (Δ-A1%) gibt die Distraktion (wenn Δ-A1% > 0), bzw. Kompression (wenn Δ-A1% < 0) zwischen prä- und postoperativer Röntgenaufnahme an.

Für den Korrekturverlust zwischen postoperativer und Follow-up-Aufnahme wurde in gleicher Art mit den entsprechenden Werten verfahren. Hier wurde die postoperative Aufnahme als Ausgangswert genommen.

Statistik

Für die statistische Auswertung benutzten wir nach Prüfung der Anwendungsvoraussetzungen folgende zweiseitige parametrische Verfahren: lineare Regressionsanalyse, T-Test für verbundene und unverbundene Stichproben. Nicht-parametrische Verfahren waren: Mann-Whitney-2-Stichproben-Test und Wilcoxon-Test. Das Signifikanzniveau wurde zu $p \leq 0{,}05$ festgelegt. Alle statistischen Berechnungen wurden computergestützt mit NCSS durchgeführt.

Ergebnisse

Funktionelle Ergebnisse

Von den 113 angeschriebenen Patienten erhielten wir 80 auswertbare Antwortschreiben (70,8%) zurück. Unter den Patienten, die nicht geantwortet haben, waren 7 unbekannt verzogen und 1 Patientin war an einem Tumorleiden verstorben. 6 Patienten waren unzufrieden mit dem Ergebnis der Operation oder dem auf die Operation folgenden Gutachten und wollten deshalb nicht antworten. Weitere 4 Patienten waren zwar nicht unzufrieden mit dem Resultat der Operation, gaben aber an, keine Zeit oder kein Interesse zu haben. 15 Patienten antworteten trotz telefonischer Rücksprache und erneutem Anschreiben nicht.

Postoperativ traten bei 17 Patienten (15,0%) Komplikationen, wie Thrombose, Hämatombildung im Wundbereich, Darmatonie, Harnwegsinfektion und Kreislaufregulationsstörungen auf. Eine leichte Dislokation des Implantates wurde bei 2 Patienten beobachtet, am ehesten bedingt durch mangelhafte Compliance der Patienten. Diese Dislokationen wurden durch längere Immobilisation behandelt. Eine Revision erfolgte bei keinem Patienten.

Bei der Auswertung des Oswestry-Score erreichten die Patienten präoperativ Prozentwerte von durchschnittlich 47,8%, bei der Nachuntersuchung von 30,4%. Die prozentuale Verbesserung zwischen präoperativem und Follow-up-Ergebnis, ausgedrückt als Δ-DI, ergab einen Mittelwert von 35,7%. Absolut betrugt die Verbesserung durchschnittlich 17,4%. Nach Geschlechtern aufgeteilt, ergab sich präoperativ für Frauen ein mittlerer Prozentwert von 49,9%, für Männer von 45,7%. Bei der Nachuntersuchung erreichten die Frauen einen Durchschnittswert von 33,9%, die Männer von 26,8%. Δ-DI betrug für Frauen 33,6% und für Männer 37,8% und zeigt in beiden Gruppen eine Verbesserung für die Mehrzahl der Patienten an. Es zeigte sich hier kein signifikanter Unterschied zwischen Männern und Frauen.

Für die kombiniert ventro-dorsal operierten Patienten zeigte sich ein gering höheres Δ-DI im Oswestry-Score als bei allen anderen Patienten ($p < 0,05$) (Abb. 15.7). Ebenso war es auch höher bei Patienten, die an L5/S1 operiert wurden, als bei am Segment L4/5 operierten Patienten. Dies erklärt sich dadurch, dass bei allen ventro-dorsal operierten Patienten auch L5/S1 beteiligt war.

Zum Nachuntersuchungszeitpunkt waren 33,8% der Patienten in der Oswestry-Score-Einteilung gleich geblieben, 12,7% verschlechterten sich und 53,5% konnten sich um mindestens ein Grad verbessern. Alle 4 Patienten mit präoperative maximaler Disability (Grad 5) haben sich um mindestens ein Grad verbessert. Bei genauerer Betrachtung der einzelnen Unterpunkte des Oswestry-Score fiel besonders auf, dass präoperativ 24,6% der Patienten überhaupt nichts heben oder tragen konnten. Dies war zum Zeitpunkt der Nachuntersuchung nur noch bei 7,1% der Fall.

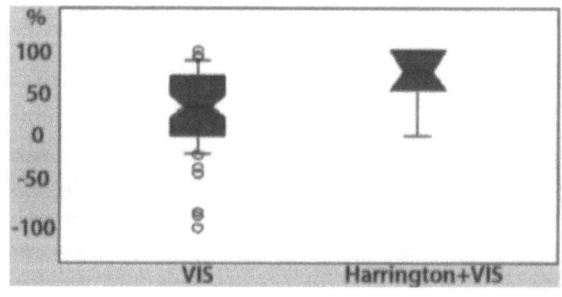

Abb. 15.7. Vergleich Δ-DI Oswestry-Score bei alleiniger VIS und kombiniert mit ventro-dorsalem Vorgehen (Harrington+VIS).

15 Ventrale interkorporelle Spondylodese (VIS) ▪ 141

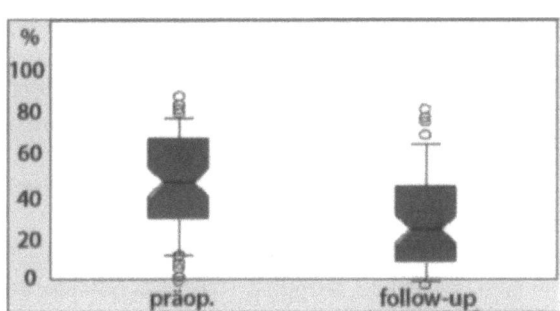

Abb. 15.8. Vergleich Oswestry-Score präoperativ und bei Follow-up in % der Maximalpunktzahl (p<0,001).

Gehen, Sitzen und Stehen war vor der Operation bei 10,3%, 11,4% bzw. 13,0% der Patienten maximal eingeschränkt. Bei der Nachuntersuchung fühlte sich kein Patient mehr im Gehen oder Sitzen dermaßen stark behindert. Lediglich 1,5% hatten noch starke Probleme beim Stehen, die ihnen dieses unmöglich machten.

Schlafprobleme, bedingt durch Schmerzen, bestanden präoperativ bei 11,7%, bei der Nachuntersuchung nur noch bei 3,2% der Patienten.

Das Sexualleben war vor der Operation bei 11,7% komplett durch Schmerzen verhindert, bei der Nachuntersuchung noch bei 3,3%. Man muss jedoch hinzufügen, dass diese Frage von sehr vielen Patienten nicht beantwortet wurde.

Präoperativ gaben 7,4% der Patienten an, schmerzbedingt keine sozialen Kontakte mehr zu haben. Dies reduzierte sich bei Follow-up auf 2,9%.

18,8% der Patienten waren vor der Operation aufgrund von Schmerzen nicht in der Lage zu reisen, bei Follow-up war dieses noch bei 10,3% der Fall.

Im Marburg-Score erreichten die Patienten präoperativ einen mittleren Prozentwert von 39,6%, bei Follow-up von 55,8%. Dieses Ergebnis zeigte eine Verbesserung der funktionellen Situation der Patienten um durchschnittlich 16,2% an. Die prozentuale Veränderung, Δ-MS, zeigte eine durchschnittliche Verbesserung um 82,4%. Aufgetrennt nach Geschlecht ergibt sich präoperativ für Frauen ein durchschnittlicher Wert von 38,6%, für Männer von 40,6%. Bei der Nachuntersuchung erreichten die Frauen Werte von 55,0%, die Männer von 56,5%. Wie schon im Oswestry-Score zeigte sich auch hier kein signifikanter Unterschied zwischen Männern und Frauen.

Bei der Auswertung des Marburg-Scores zeigte sich, dass präoperativ 98,8% der Patienten über Rückenschmerzen klagten, 86,1% hatten Schmerzen in den Beinen und 85,0% hatten Parästhesien im Bereich der Beine.

Tabelle 15.1. Schmerzmittel-Einnahme präoperativ und bei Follow-up.

	Keine	Bei Bedarf	Regelmäßig
Prä-OP	27,5%	28,7%	43,8%
Follow-up	52,5%	31,2%	16,3%

Diese 3 Subscores haben sich bei Follow-up signifikant verbessert (p<0,001), wobei sich die Rückenschmerzen am stärksten verbesserten. Die Gehstrecke war präoperativ bei 53,3% der Patienten schmerzbedingt auf unter 500 Meter eingeschränkt, bei Follow-up fand sich eine so starke Einschränkung nur noch bei 24,1%.

19,4% der nachuntersuchten Patienten wurden berentet (Erwerbsunfähigkeits- bzw. Berufsunfähigkeitsrente).

Über eine Beeinträchtigung in alltäglichen Situationen klagten präoperativ alle Patienten, lediglich 4,5% verspürten zum Nachuntersuchungszeitpunkt in diesen Situationen keinerlei Beeinträchtigungen mehr.

75,0% der Patienten waren mit dem Ergebnis der Operation zufrieden und würden sich, im Nachhinein betrachtet, der Operation nochmals unterziehen. Für 72,5% ergab sich durch die Operation eine Verbesserung ihrer Lebensqualität. Bei 56,3% der Patienten stellte sich jedoch nach einer anfänglichen Verbesserung wieder eine gewisse Verschlechterung ein. 15% der Patienten mussten zu einem späteren Zeitpunkt nochmals operiert werden.

Das Resultat des Marburg-Scores bei der Nachuntersuchung zeigte bei der statistischen Auswertung eine signifikante Verbesserung der entsprechenden präoperativen Ausgangswerte (p<0,001), wie wir es schon für den Oswestry-Score feststellen konnten (Abb. 15.9 und 15.10).

Die präoperativen und Follow-up-Ergebnisse im Marburg-Score waren nicht signifikant unterschiedlich von korrespondierenden Werten einer vorhergehenden Untersuchung [43] bei einem Teil (n=52) unserer Patienten.

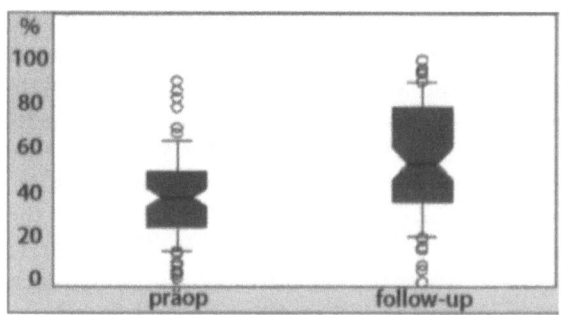

Abb. 15.9. Vergleich Marburg-Score präoperativ und bei Follow-up in % der Maximalpunktzahl (p<0,001).

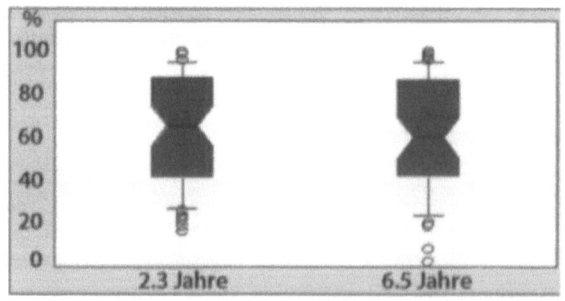

Abb. 15.10. Vergleich des Follow-up des Marburg-Scores 2,3/6,6 Jahre post-OP (n=52) in % der Maximalpunktzahl.

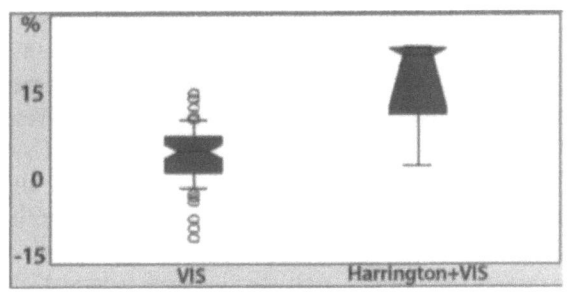

Abb. 15.11. Postoperative Distraktion bei Patienten mit VIS und ventro-dorsalem Vorgehen ($p < 0{,}038$).

Die Nachuntersuchungen erfolgten bei dieser Gruppe durchschnittlich 2,3 bzw. 6,6 Jahre nach der Operation. Die präoperativen Ergebnisse, 2,3 bzw. 6,6 Jahre nach der Operation erhoben, waren signifikant korreliert ($r = 0{,}7154$; $p < 0{,}001$). Ebenso konnte auch für die Follow-up-Ergebnisse, 2,3 bzw. 6,6 Jahre nach der Operation erhoben, eine signifikante Korrelation ($r = 0{,}9098$; $p < 0{,}001$) nachgewiesen werden.

Radiologische Ergebnisse

Bei der radiologischen Auswertung konnten wir die Röntgenbilder von 80 Patienten ausmessen. Es fand sich eine durchschnittliche Distraktion von 5,6% durch die Operation, wobei man bemerken muss, dass nicht alle Patienten distrahiert wurden. Eine Distraktion konnte bei 88,4% der Patienten erreicht werden. Bei Patienten, die durch ein kombiniert ventro-dorsales Verfahren operiert wurden, fand sich signifikant mehr Distraktion und weniger Korrekturverlust, als bei alleiniger ventraler interkorporeller Spondylodese (Abb. 15.11).

Der durchschnittliche Korrekturverlust zwischen postoperativer und Follow-up-Aufnahme betrug 2,1%. Insgesamt fand sich bei 66,7% der Patienten ein Korrekturverlust.

Es bestand keine signifikante Korrelation zwischen Δ-DI des Oswestry-Scores und Distraktion oder Korrekturverlust. Δ-MS allein zeigte eine schwach signifikante Korrelation mit dem Korrekturverlust ($r = 0{,}3063$, $p < 0{,}027$).

Variablen, die das funktionelle Ergebnis beeinflussen

Ein starker Zusammenhang zwischen der Zufriedenheit der Patienten und dem funktionellen Ergebnis konnte belegt werden: Patienten, die sich der Operation nochmals unterziehen würden (75%), und Patienten, für die sich eine Lebensqualitätsverbesserung durch die Operation ergab (72,5%), haben ein signifikant höheres Δ-DI im Oswestry-Score ($p < 0{,}002$) als unzufriedene Patienten und solche ohne Lebensqualitätsverbesserung.

Die Patienten (56,3%), bei denen sich nach anfänglicher Verbesserung wieder eine Verschlechterung einstellte, haben ein signifikant niedrigeres Δ-DI des Oswestry-Score (p<0,001) und höheres Δ-MS des Marburg-Score (p<0,04) als Patienten, bei denen sich keine Verschlechterung einstellte.

Wir konnten herausfinden, dass Δ-DI des Oswestry- und Δ-MS des Marburg-Score nicht signifikant korreliert sind mit dem Untersuchungszeitraum, dem postoperativen stationären Aufenthalt und der präoperativen Beschwerdedauer. Werden die ventro-dorsal operierten Patienten ausgeschlossen, findet sich auch keine Korrelation mit dem Alter und dem Broca-Index. Wenn diese Patientengruppe miteinbezogen wird, so findet sich für Δ-DI des Oswestry-Score vs. Alter (r=−0,2385, p<0,045) und Δ-DI des Oswestry-Score vs. Broca-Index (r=−0,3231, p<0,006) eine signifikante Korrelation.

Geschlecht, Voroperation, Diagnose, Operateur, präoperativer Beinschmerz, präoperative Berentung, Anzahl der operierten Segmente, postoperative Komplikationen, spätere nochmalige Operation (bei 15% der Patienten) und Art des Implantates sind keine signifikanten Prädiktoren für Δ-DI des Oswestry- oder Δ-MS des Marburg-Score.

Patienten mit erfolgreichem postoperativem Rentenverfahren zeigten ein signifikant niedrigeres Δ-DI im Oswestry-Score (p<0,025) als solche ohne berufliche Einschränkungen oder Berufswechsel nach der Operation.

Es zeigte sich, dass die kombiniert ventro-dorsal operierten Patienten eine signifikant bessere Ausgangssituation, ein niedrigeres Alter, geringeres Gewicht, aber auch einen längeren postoperativen stationären Aufenthalt hatten.

Diskussion

Methodendiskussion

Ziel von Gesundheitsleistungen (Diagnostik, Therapie) ist die positive Beeinflussung und Verbesserung des Zustandes eines Patienten. Obwohl der behandelnde Arzt den Zustand vor und nach einer Therapiemaßnahme erfasst und dokumentiert, lassen sich Erfolg oder Misserfolg dieser Maßnahme häufig nur schwierig quantifizieren. Zur Therapieergebnis- bzw. Therapie-Verlaufs-Bewertung werden in der Medizin sog. „Scores", z.Zt. vorwiegend in wissenschaftlichen Studien, verwendet. Um jetzt Operationserfolge objektiv beurteilen zu können, müssen der prä- und der postoperative Zustand eines Patienten direkt miteinander verglichen werden. Hierzu bieten sich Fragebögen an, die bevorzugt den funktionellen Status erfragen. Diese Erhebungsinstrumente verzichten zwar auf die nicht außer Acht zu lassenden psychologischen und anatomischen Variablen, die einen Operationserfolg mitbestimmen, sind jedoch gut reproduzierbar und zeigen eine geringe Abhängigkeit vom Untersucher.

Es existieren sehr viele Fragebögen, um bei Patienten mit Rückenschmerzen das postoperative funktionelle Ergebnis zu beurteilen. Leider ist nur wenig über die Vergleichbarkeit der einzelnen Fragebögen bekannt, wodurch ein Ergebnisvergleich von wissenschaftlichen Studien in hohem Maße erschwert wird. Ein Vergleich wäre nur dann möglich, wenn ein und dasselbe Patientenkollektiv mittels mehrerer verschiedener Fragebögen exploriert werden würde oder es einen international gebräuchlichen Fragebogen gäbe. Letzteres vor allem im Hinblick auf die wachsende Zahl von Multicenter-Studien [22]. Wiesinger et al. [53] konnten zeigen, dass es möglich ist, einen etablierten Fragebogen in die deutsche Sprache zu übersetzen, ohne die psychometrischen Eigenschaften der Originalversion zu vernachlässigen. Sie postulieren, dass es effektiver wäre, existierende Fragebögen zu übersetzen als neue zu entwickeln. Hierdurch wäre dann auch ein internationaler Ergebnisvergleich sicherlich vereinfacht.

Insgesamt fallen einige Fragebögen besonders auf, die scheinbar eine besondere Akzeptanz bei Nachuntersuchungen gewonnen haben. Hierbei handelt es sich um den „Oswestry Low Back Pain Questionnaire" [15], die „Roland Disability Scale" [40], die „Million Visual Analog Scale" [36] und den „Waddell Disability Index" [49]. Alle 4 Fragebögen messen den funktionellen Status des Patienten, wobei der „Oswestry Low Back Pain Questionnaire", die „Roland Disability Scale" und der „Waddell Disability Index" jeweils die Beeinträchtigung durch Rückenschmerzen erfragen. Die „Million Visual Analog Scale" hingegen erfragt den Einfluss von Aktivitäten auf die Schmerzintensität. Bei Oswestry, Million und Waddell ist der abgefragte Zeitpunkt undefiniert, d.h. die Patienten wissen nicht, welche Zeit gemeint ist; einzig bei Waddell ist genau angegeben, zu welcher Zeit eine Beurteilung der vorhandenen Schmerzen gefordert wird. Dies kann Einfluss auf die Responsivität haben.

Unter den Genannten ist der Oswestry-Score einer der populärsten und wird für den exakten Vergleich der Resultate empfohlen, weshalb wir diesen für unsere Studie verwandt haben. Zusätzlich wurde der in Marburg entworfene Fragebogen mit dem Marburg-Score verwendet. Dieser ermöglicht die Bewertung der funktionellen und ökonomischen Befundänderung [43].

Ein entscheidendes Handicap retrospektiver Studien sind meist die Unvollständigkeit der Daten und die unterschiedlichen Untersuchungs- und Messmethoden, mit denen sie gewonnen wurden. Der zweite schwerwiegende Nachteil sind die vielen vermengten Effekte, die eine schlüssige Interpretation häufig erschweren. Findet man etwas Interessantes, so kommen dafür meist mehrere Ursachen in Betracht. Findet man umgekehrt nichts Interessantes, so muss man in Erwägung ziehen, dass sich zwei gegenläufige Effekte eventuell ausgeglichen haben.

Außerdem ist bei retrospektiven Studien eine Einflussnahme auf das Untersuchungsprogramm nicht möglich. Bei schriftlichen Befragungen erfolgt die Datengewinnung anonymisiert, d.h. aber auch in einer völlig unkontrollierten Situation. Auch wenn sie, wie in unserer Studie, mit standardisierter und fast vollständig geschlossener Frageabfolge erfolgt, so lässt sie doch keine Möglichkeit der Rückmeldung bzw. modifizierenden Intervention zu.

Sehr häufig spielt auch der Zeitfaktor eine nicht unentscheidende Rolle. So kann sich zum Beispiel nicht jeder Patient noch gut an die Zeit vor einer Operation erinnern, die Beschwerden werden im Nachhinein häufig anders eingeschätzt. Man sieht sich in diesem Zusammenhang dann oft mit der Annahme der Patienten konfrontiert, dass nach einer Operation die zuvor bestehenden Schmerzen oder Beeinträchtigungen zwangsläufig geringer werden müssten. Wenn man Patienten postoperativ nach dem Schmerzverlauf befragt, erhält man eine kontinuierliche Abnahme der Schmerzen. Dies wird dem normalen postoperativem Verlauf aber nicht gerecht. Denn nach einer Operation bestehen oft stärkere Schmerzen als zuvor, bedingt durch den operativen Eingriff an sich. Durch die postoperative Mobilisation und Krankengymnastik nehmen die Schmerzen häufig nochmals zu, um dann im günstigsten Fall ganz zu verschwinden.

Retrospektive Studien finden generell bessere Resultate als prospektive. Dies ist möglicherweise durch die Anzahl der Non-Responder bedingt. Wir fanden in unserem Patientenkollektiv, dass 6 der Non-Responder (18,2%) unzufrieden waren, aber nicht unbedingt mit dem Ergebnis der Operation, vielmehr mit der Ablehnung der Berentung. Dies impliziert eine Diskrepanz zwischen objektiver und subjektiver Beeinträchtigung. Weitere 6 Patienten waren definitiv nicht unzufrieden mit dem Ergebnis der Operation, gaben jedoch an, kein Interesse an oder keine Zeit für die Beantwortung der Fragebögen zu haben. Man kann davon ausgehen, dass unter allen Non-Respondern nur wenig zufriedene Patienten waren.

Es ist weithin akzeptiert, dass es problematisch ist, auf einer lateralenoder a.p.-Röntgenaufnahme der Wirbelsäule eine Fusion oder Pseudarthrose sicher zu bestimmen [3]. Außerdem wird kontrovers diskutiert, ob radiologische und klinische Ergebnisse miteinander korrelieren [10]. Funktionsaufnahmen der Wirbelsäule hängen in entschiedenem Maße von der Kooperation des Patienten ab und sind nicht immer reliabel, um eine Instabilität zu diagnostizieren [53].

Keiner der früheren Autoren [16, 44] hat je die Veränderungen im Abstand der Wirbelkörper untersucht. Für sie war das einzige radiologische Kriterium eine Fusion. Wir haben uns bei der Auswertung der Röntgenbilder mehr auf den Abstand der Wirbelkörper konzentriert als auf Kriterien wie „Abwesenheit von klaren Linien" [28] oder „ununterbrochene Trabekelstrukturen, die die Implantat-Region durchqueren" [44].

Beim Vergleich unserer Methode, die auf der Definition von Eckpunkten auf der lateralen Röntgenaufnahme der Wirbelsäule basiert, mit einer simulierten Distraktion an einem chirurgischen Modell konnten wir keine generellen Einwände gegen diese Methode finden. Andere Autoren haben vergleichbare Techniken entwickelt [28], sie setzten jedoch voraus, dass die Höhe der Wirbelkörper zwischen den einzelnen Nachuntersuchungen konstant bleibt. Umbau- und Alterungsprozesse können aber zum Höhenverlust des Wirbelkörpers selber führen, was vor allem in Langzeit-Nachuntersuchungsstudien Einfluss auf die Messergebnisse haben kann. Diese Umbauprozesse sind speziell in der Nachbarschaft der fusionierten Region zu finden [4] und erscheinen als klinisches Problem in Form der symptomatischen degenerativen Bandscheibenerkrankung im Bereich oberhalb der Fusion [18]. Van Horn u. Bohnen [55] konnten in ihrer Studie aber nachweisen, dass diese degenerativen Veränderungen sowohl in der Gruppe der operierten wie auch bei nicht operierten Patienten auftraten. Sie stellen daher die Hypothese auf, dass die VIS die Entwicklung von degenerativen Veränderungen nicht fördert. Eine sog. Anschlussinstabilität, die durch solche degenerativen Veränderungen entstehen könnte, wurde in mehreren Studien nicht gefunden [13, 14]. Axelsson et al. [1] hingegen sagen, dass man eine Anschlussinstabilität beobachten kann, sie jedoch kein generelles Problem darstellt.

Durch die möglichen Erhebungsinstrumente (Fragebögen) zur Erfassung des objektiven Patientenstatus sowie durch die LWS-Aufnahme in 2 Ebenen kann der Nachuntersucher sagen, ob eine Operation als erfolgreich einzuschätzen ist. Viel wichtiger scheint in diesem Zusammenhang jedoch die subjektive Selbsteinschätzung des Patienten zu sein. Auch Bourne u. Keller [6] wiesen darauf hin, dass sich viele klinische Nachuntersuchungen hauptsächlich auf objektive Daten beziehen. Dies sind sicherlich wichtige Faktoren, die aber nicht unbedingt mit dem für den Patienten relevanten Ergebnis korrelieren – Schmerz, Lebensqualität, Zufriedenheit und tagtägliche Einschränkungen. Es muss deshalb auch angezweifelt werden, ob Klassifikationssysteme, welche allgemeine Kategorien benutzen, ohne Quantifizierung der postoperativen Verbesserung in Zukunft weiterhin angewandt oder stattdessen mehr patientenorientierte Erhebungsinstrumente favorisiert werden sollten.

Ergebnisdiskussion

Die Δ-Werte zeigten höhere Unterschiede und einen höheren Ausgangswert für den Oswestry-Score. Beim Oswestry-Score zeigt ein positiver Δ-DI eine Verbesserung, ein negativer Δ-DI eine Verschlechterung an. Beim Marburg-Score hingegen ist es genau umgekehrt. Durch eine solche Berechnung, wie sie von Little u. MacDonald [33] für den Oswestry-Score vorgeschlagen wird, werden aber im Marburg-Scores Patienten mit schlechten Ausgangswerten bevorzugt. Patienten mit starker Beeinträchtigung durch ihre Rückenproblematik haben im Marburg-Score niedrige Punktzahlen und dadurch sowohl absolut wie auch prozentual viel Spielraum für Verbesserung. Im Gegensatz dazu haben Patienten mit präoperativ geringer Beeinträchtigung, also hohen Punktzahlen, nicht diesen Spielraum für Verbesserung, obwohl sie sich subjektiv gesehen in gleichem Maße verbessert haben. Durch die Δ-Berechnung kommt es im Marburg-Score zu einem sehr starken Ceiling-Effekt. Auf dieses Phänomen wies schon Katz [30] hin. Hierdurch wird impliziert, dass Patienten, die präoperativ nur geringgradig eingeschränkt sind, im Endeffekt das schlechteste Outcome haben. Wenn man dieses Phänomen nicht berücksichtigt, könnte man leicht zu dem Schluss kommen, nur die Patienten einer operativen Therapie zuzuführen, die präoperativ sehr stark beeinträchtigt sind. Unserer Ansicht nach ist deshalb eine Δ-Berechnung für den Marburg-Score nicht sinnvoll. Beim Oswestry-Score wird in unserer Analyse der Ceiling-Effekt abgeschwächt, weshalb wir hier die Δ-Berechnung befürworten.

Die absolute Differenz zwischen den prä- und den postoperativen Ergebnissen war vergleichbar: 16,2% für den Marburg- und 17,4% für den Oswestry-Score. Wichtig ist in diesem Zusammenhang, dass keine signifikanten Unterschiede zwischen den mittel- und langfristigen Ergebnissen im Marburg-Score gefunden werden konnten. Es kann daher postuliert werden, dass sich auch der Oswestry-Score konstant über diesen Zeitraum verhalten hat.

Wie gesagt, konnten wir in unserem Patientenkollektiv keinen Einfluss der Nachuntersuchungszeit nachweisen. Matzen berichtete hingegen von einer Verbesserung der klinischen Ergebnisse mit zunehmendem Abstand zwischen Operation und Nachuntersuchungszeitpunkt (Nachuntersuchungszeitraum <2 Jahre gutes Ergebnis bei 81,8%, >2 Jahre gutes Ergebnis bei 88,2%) [35]. Takahashi et al. [45] fanden bei ihren Patienten eine Verschlechterung der Ergebnisse mit zunehmendem Nachuntersuchungszeitraum: 76% hatten befriedigende Ergebnisse nach 10 Jahren, 60% nach 20 Jahren und nur noch 52% nach 30 Jahren. Hierbei muss in Betracht gezogen werden, dass dieses Ergebnis von Alterungseffekten beeinflusst worden sein dürfte. Altern als beeinflussende Variable sollte jedoch ohne signifikanten Einfluss sein. Folglich ist eine Nachuntersuchung der funktionellen Ergebnisse innerhalb eines Zeitraumes von 6 Jahren nach der Operation anzustreben. Der individuelle Prozess der postoperativen Adaptation und Einstellung zur Erkrankung scheint innerhalb dieser Zeit abgeschlossen zu sein.

Es war für uns nicht unerwartet, eine Korrelation zwischen dem funktionellen Ergebnis und dem Verlust an intervertebraler Höhe während der Nachuntersuchungszeit zu finden. Diese Korrelation konnte jedoch nur für den Δ-MS-Wert des Marburg-Scores gefunden werden und war auch nur sehr schwach signifikant. Hieraus kann aber nicht etwa geschlossen werden, dass Patienten mit einem Höhenverlust eine Pseudarthrose ausgebildet hätten und deshalb ein schlechteres klinisches Ergebnis erreichten.

Auf die Bestimmung der Fusionsrate wurde bewusst verzichtet, da zum einen eine Tendenz zur Fehlinterpretation der Röntgenaufnahme besteht [3] und zum anderen in der Literatur schon mehrfach keine Korrelation zwischen radiologisch „gesicherter" Fusion und gutem funktionellem Ergebnis nachgewiesen werden konnte [16].

Bei berufstätigen Patienten mit postoperativ feststehender Berentung oder laufendem Rentenverfahren konnten wir einen starken Einfluss auf das funktionelle Ergebnis nachweisen. Diese Gruppe von Patienten wies ein signifikant niedrigeres Δ-DI im Oswestry-Score auf als Patienten ohne berufliche Einschränkungen oder Berufswechsel nach der Operation. Die schlechteren funktionellen Ergebnisse bei dieser Patientengruppe wurden auch schon in anderen Studien bestätigt [19–21] und lassen viel Spielraum für Spekulationen offen [24, 47, 29].

Bei der Bewertung unterschiedlicher Studien fiel auf, dass Probleme bei der Hervorhebung von Prädiktoren für das funktionelle Ergebnis bestehen. Einige Autoren stellen als Faktoren, die ein schlechtes funktionelles Ergebnis prädisponieren können, z. B. hohes Alter [9, 34], lange präoperativ bestehende Beschwerden [34], Voroperation [9, 19] oder operiertes Segment [9, 34] heraus. In unserer Studie konnten wir Geschlecht, Voroperationen, Diagnose, Operateur, präoperativen Beinschmerz, Anzahl der operierten Segmente, postoperative Komplikationen und Art des Implantates als signifikante Prädiktoren für das funktionelle Ergebnis ausschließen. Nur wenn die ventro-dorsal operierten Patienten mit eingeschlossen wurden, hatten Übergewicht und Alter einen Einfluss auf das Ergebnis. Ob die ventro-dorsal operierten Patienten bessere Ergebnisse hatten, weil sie jünger, weniger übergewichtig und länger hospitalisiert waren, kann an dieser Stelle nicht beantwortet werden.

Insgesamt zeigen unsere Ergebnisse, dass sich für die Mehrzahl der nachuntersuchten Patienten eine deutliche Verbesserung einstellte. Die Symptome, durch die wohl die größte Beeinträchtigung besteht, haben sich postoperativ signifikant verbessert (Rückenschmerzen, Schmerzen in den Beinen, Parästhesien im Bereich der Beine). Auch die präoperativ vorgelegene Beeinträchtigung in alltäglichen Situationen konnte durch die Operation reduziert werden, wodurch den Patienten die Möglichkeit gegeben werden konnte, wieder „normal" am täglichen Leben teilzunehmen. Dies wird auch durch die subjektive Selbsteinschätzung der Patienten bestätigt, deren Auswertung ergab, dass 75% mit dem Ergebnis der Operation zufrieden waren und sich bei 72,5% eine deutliche Verbesserung ihrer Lebensqualität einstellte. Da bei uns das funktionelle Ergebnis signifikant mit der Patientenzufriedenheit korreliert war, muss angenommen werden, dass psychologische Faktoren einen großen Einfluss auf das funktionelle Ergebnis haben. Die Bedeutung von psychologischen Störungen und psychosozialen Problemen, wie bei Waddell et al. [48, 49] beschrieben, wird heute allgemein als negativer prognostischer Faktor anerkannt.

Der Einfluss individueller Faktoren auf das Ergebnis wird oft anhand des „Minnesota Multiphasic Personality Inventory" [25] beurteilt. Einige Autoren [39, 50] konnten ihn als Prädiktor für das operative Ergebnis identifizieren. Als wichtigste Faktoren für ein schlechtes postoperatives Ergebnis wurden hohe Werte für Hypochondrie, Hysterie und Depression nachgewiesen [12, 27]. In anderen Studien konnte jedoch kein Zusammenhang nachgewiesen werden [52].

Interessante Denkanstöße hierzu liefert auch die in Zusammenarbeit mit der Marburger Orthopädie erstellte Studie von Basler et al. [2].

Für unsere Indikationsstellung kann die VIS empfohlen werden, was anhand der vorliegenden Studie eindeutig belegt wird. Obwohl das potenzielle Operationsrisiko nicht zu gering eingeschätzt werden darf, war unsere Gesamtkomplikationsrate von 15% im Vergleich mit anderen Studien [47, 51] sehr niedrig. Schwerwiegende Komplikationen, wie Impotenz, retrograde Ejakulation oder Verletzungen von großen Gefäßen, wurden bei keinem unserer Patienten offenkundig. Wegen der Komplikationsmöglichkeit einer retrograden Ejakulation gehen Tiusanen et al. [46] sogar so weit, dass sie den transabdominellen Zugang für männliche Patienten nicht empfehlen.

Durch die Studie von Stauffer u. Coventry [44] wird besonders deutlich, dass bei ungünstigen Voraussetzungen häufig nur mäßige Behandlungserfolge bzw. Misserfolge erzielt werden können. Sie sehen deshalb auch die einzige Indikation für eine ventrale interkorporelle Spondylodese als „salvage-procedure" nach Laminektomie. Hingegen können bei günstigen Voraussetzungen auch über lange Zeit anhaltend gute Ergebnisse erreicht werden. Kreusch-Brinker et al. [32] sehen in der Spondylolisthesis eine gute Indikation zur ventralen interkorporellen Spondylodese, merken aber an, dass Zurückhaltung bei Patienten mit einer sekundären Instabilität bei Zustand nach dorsal-entlastenden Operationen geübt werden muss. Letzteres kann mit unserer Arbeit nicht bestätigt werden.

Da bei einer nicht unerheblichen Zahl unserer Patienten, alle mit hochgradiger Spondylolisthesis, eine zusätzliche dorsale Distraktion durchgeführt wurde, kann eine positive Ergebnisbeeinflussung hierdurch nicht gänzlich ausgeschlossen werden. Herkowitz u. Kurz [26] berichten bei jungen Patienten mit Spondylolisthesis über bessere Ergebnisse durch das kombinierte Operationsverfahren. Hieraus den Schluss zu ziehen, zirkumferenzielle Operationen („360°") verbesserten bei allen Arten der Instabilität das postoperative Ergebnis, ist jedoch nicht gerechtfertigt. Die Ergebnisse in der Literatur sind nicht prinzipiell besser, als wenn allein eine ventrale interkorporelle Spondylodese durchgeführt wird [23].

■ Literatur

1. Axelsson P, Johnsson R, Strömqvist B (1997) The spondylolytic vertebra and ist adjacent segment. Mobility measured before and after posterolateral fusion. Spine 22:414–417
2. Basler H, Zimmermann C, Griss P, Wirth T, Florin I (1997) Predicting quality of life after lumbar spondylodesis. J Clin Psychol 4:314–325
3. Blumenthal SL, Gill K (1993) Can lumbar spine radiographs accurately determine fusion in postoperative patients? Correlation of routine radiographs with a second look at lumbar fusion. Spine 18:1186–1189
4. Bogdanffy GM, Ohnheiss DD, Gyer RD (1995) Early changes in bone mineral density above a combined anterior-posterior L4-S1 lumbar spinal fusion. A clinical investigation. Spine 20:1674–1678

5. Bolten W, Kempel-Waibel A, Pförringer W (1998) Analyse der Krankheitskosten bei Rückenschmerzen. Med Klin 93:388-393
6. Bourne RB, Keller RB (1995) Controversy. Outcome research. Spine 20:384-387
7. Burns BH (1933) An operation for spondylolisthesis. Lancet 1:1233
8. Caklin WD (1933) Nowije metod operazii na naswonotchnike [Eine neue Methode zur Operation der Wirbelsäule]. Publikationen des wissenschaftlichen Forschungsinstituts des Uralgebiets, Abteilung Gesundheitsschutz 113-121
9. Christensen FB, Karlsmose B, Hansen ES, Bunger CE (1996) Radiological and functional outcome after anterior lumbar interbody spinal fusion. Eur Spine J 5:293-298
10. Christensen FB, Nielsen BK, Hansen ES, Pilgaard S, Bunger CE (1994) Anterior lumbar intercorporal spondylodesis. Radiological and functional therapeutic results. Ugeskr Laeger 156:5285-5289
11. Darsow F, Jaster D, Kasch U, Pohlmann B (1988) Reoperationen nach lumbalen Nukleotomien. Beitr Orthop Traumatol 35:148-152
12. Dvorak J, Gauchart MH, Valach L (1988) The outcome of surgery for lumbar disc herniation. I. A 4-17 years' follow-up with emphasis on somatic aspects. Spine 13:1418-1422
13. Dvorak J, Macias ME, Sandler AJ, Stetkarova I, Grob D (1996) The effect of lumbar fusion on the mobility of adjacent segments. A computer assisted functional radiograph study of flexion/extension. Euro Spine Abstract Book:38-39
14. Eyb R, Matzner MJ, Breitenseher S, Trattning S, Meznik F (1996) Minimum 25 year follow up after dorsal Spondylodesis in adolescent scoliosis: clinical, radiological and MRI evaluation. Euro Spine Abstract Book:92
15. Fairbank JCT, Couper J, Davies JB, O'Brien J (1980) The Oswestry low back pain disability questionaire. Physiotherapie 66:271-273
16. Flynn JC, Hoque A (1979) Anterior fusion of the lumbar spine. J Bone Joint Surg [Am] 61:1143-1150
17. Fraser RD (1982) A wide muscle-splitting approach to the lumbosacral spine. J Bone Joint Surg [Br] 64:44-46
18. Frymoyer JW, Hanley EN, Howe J, Kuhlmann D, Matteri RE (1979) A comparison of radiographic findings in fusion and nonfusion patients ten or more years following lumbar disc surgery. Spine 4:435-440
19. Greenough CG (1993) Results of treatment of lumbar spine disorders. Effect of assessment techniques and confounding factors. Acta Orthop Scand [Suppl] 251:126-129
20. Greenough CG, Fraser RD (1989) The effects of compensation on recovery from low-back injury. Spine 14:947-955
21. Greenough CG, Fraser RD (1992) Assessment of outcome in patients with low back pain. Spine 17:36-41
22. Guillemin F, Bombardier C, Beaton D (1993) Cross-cultural adaptation of health-related quality of life measures: Literature review and proposed guidlines. J Clin Epidemiol 12:1417-1432
23. Harms J, Rolinger H (1982) Die operative Behandlung der Spondylolisthese durch dorsale Aufrichtung und ventrale Verblockung. Z Orthop 120:343-347
24. Hasenbring M (1992) Chronifizierung bandscheibenbedingter Schmerzen. Schattauer, New York Stuttgart
25. Hathaway SR, McKinley JC (1943) Minnesota Multiphasic Personality Inventory revised. University of Minnesota Press, Minneapolis/MN

26. Herkowitz HN, Kurz LT (1991) Degenerative lumbar spondylolisthesis with spinal stenosis: a prospective study comparing decompression and decompression and intertransverse process athrodesis. J Bone Joint Surg 73 [Am]:802–808
27. Herron LD, Turner J, Clancy S, Weiner P (1986) The differential utility of the Minnesota Multiphasic Personality Inventory – a predictor of outcome in lumbar laminectomy for disc herniation versus spinal stenosis. Spine 11:847–850
28. Holte DC, O'Brien JP, Renton P (1994) Anterior lumbar fusion using a hybrid interbody graft. A preliminary radiographic report. Eur Spine J 3:32–38
29. Junge A, Dvorak J, Ahrens S (1995) Predictors of bad and good outcome of lumbar disc surgery: A prospective clinical study resulting in recommendation for screening to avoid bad outcome. Spine 20:460–468
30. Katz JN (1994) Point of view. Spine 19:2143
31. Kausch W (1910) Die Resektion der Lendenwirbelkörper. Dtsch Z Chir 106:346–268
32. Kreusch-Brinker R, Groher W, Mark P (1986) Die ventrale interkorporelle Spondylodese bei lumbaler Instabilität. Z Orthop 124:619–627
33. Little DG, MacDonald D (1994) The use of the percentage change in Oswestry Disability Index Score as an outcome measure in lumbar spinal surgery. Spine 19:2139–2143
34. Magerl F, Wörsdorfer O (1979) 10-Jahres-Resultate von lumbalen interkorporellen Spondylodesen. Orthopäde 8:192–203
35. Matzen KA (1989) Die ventrale interligamentäre-interkorporelle Spondylodese bei der Spondylolisthesis. Z Orthop 127:39–46
36. Million R, Hall W, Nilson KH, Baker RD, Jayson MIV (1982) Assessment of the progress of the back pain patient. Spine 7:204–212
37. Morscher E, Gächter A (1972) Operative Therapie des Kreuzschmerzes. Orthopädie 1:189–201
38. O'Brien JP, (1983) The role of fusion for chronic low back pain. Othop Clin North Am 14:639–647
39. Pheasant HC, Gilbert D, Goldfarb J, Herron L (1979) The MMPI as a predicator of outcome in low-back surgery. Spine 4:78–85
40. Roland M, Morris R (1983) A study of the natural history of back pain. Part I: development of a reliable and sensitive measure of disability in low back pain. Spine 8:141–144
41. Ruta DA, Garatt AM, Wardlaw D, Russell IT (1994) Developing a valid and reliable measure of health outcome for patients with low back pain. Spine 17:1887–1896
42. Salis-Saglio G (1981) Zur Problematik der ventralen Spondylodese an der Lendenwirbelsäule. Z Orthop 119:356–359
43. Schuler P, Bauer HW, Fuchs G, Schneider M, Griss P (1989) Differentialtherapie der Spondylolisthesis im Lumbalbereich im Jugendlichen- und Erwachsenenalter. In: Matzen KA (Hrsg) Wirbelsäulenchirurgie Spondylolisthesis, Symposium Augsburg 1989. Thieme Stuttgart New York, S 115–120
44. Stauffer RN, Coventry MB (1972) Anterior interbody lumbar spine fusion – analysis of the Mayo Clinic series. J Bone Joint Surg [Am] 54:756–768
45. Takahashi K, Kitahara H, Yamagata M, Murakami M, Tatata K, Miyamoto K, Mimura M, Akahashi Y, Moriya H (1990) Long-term results of anterior interbody fusion for treatment of degenerative spondylolisthesis. Spine 15:1211–1215

46. Tiusanen H, Seitsalo S, Ostermann K, Soini J (1995) Retrograde ejaculation after anterior interbody lumbar fusion. Eur Spine J 4:339–342
47. Turner JA, Ersek M, Herron L, Haselkorn J, Kent D, Ciol MA, Deyo R (1992) Patient outcome after lumbar spinal fusion. JAMA 7:907–911
48. Waddell G, Kummel EG, Lotto WN, Graham JD, Hall H, McCulloch JA (1979) Failed lumbar disc surgery and repeated surgery following industrial injuries. J Bone Joint Surg [Am] 61:201–207
49. Waddell G, Main CJ (1984) Assessment of severity in low back disorders. Spine 9:204–208
50. Waring EM, Weiss GM, Bailey SI (1976) Predictive factors in the treatment of low back pain by surgical intervention. Adv Pain Ther 1:939–947
51. Watkins R (1992) Anterior lumbar interbody fusion surgical complications. Clin Orthop 47–53
52. Watkins RG, O'Brien JP, Draugelis R, Jones D (1986) Comparisons of preoperative and postoperative MMPI data in chronic back patients. Spine 11:385–390
53. Wiesinger GF, Nuhr M, Quittan M, Ebenbichler G, Wölfl G, Fialker-Moser V (1999) Cross-cultural adaptation of the Roland-Morris Questionnaire for german-speaking patients with low back pain. Spine 24:1099–1103
54. Willner S (1993) Lumbar spine fusion – conclusion. Acta Orthop Scand [Suppl] 251:123–124
55. Van Horn JR, Bohnen LM (1992) The development of discopathy in lumbar discs adjacent to a lumbar anterior interbody spondylodesis. A retrospective matched-pair study with a postoperative follow-up of 16 years. Acta Orthop Belg 58:280–286

16 Postfusionssyndrom

R. Haaker

■ Einleitung

Das Postfusionssyndrom stellt ähnlich dem Postdiskotomiesyndrom [16] eine Ausschlussdiagnose dar. Die Diagnose kann erst gestellt werden, wenn fusionsspezifische Komplikationen wie Infektion, Pseudarthrose und Segmentfehlstellung (Kyphosierung, Distraktionsverlust) als wesentliche Folgen ausgeschlossen sind. Eine Fehlimplantation von Pedikelschrauben sowie Implantatunverträglichkeiten sind in Abhängigkeit von der Wahl des Operationsverfahrens ebenfalls auszuschließen.

Verbleiben Beschwerden nach dem Eingriff trotz Erreichen des Operationsziels – nämlich einer knöchernen Durchbauung in regelrechter Stellung – so ist die Diagnose eines Postfusionssyndroms zu stellen.

Nach Haaker et al. [13] unterscheidet man das frühe Postfusionssyndrom, welches im wesentlichen durch bereits unmittelbar postoperativ erkennbare persistierende Beschwerden, bedingt durch Arachnoiditis oder Narbe, z. B. beim Postdiskotomiesyndrom gekennzeichnet ist. Differenzialdiagnostisch kommen hier die Infektion, die Pedikelschraubenfehllage oder eine Nervenläsion beispielsweise nach Reposition einer Listhese (L5) in Betracht.

Das späte Postfusionssyndrom nach beschwerdefreiem Intervall ist Folge einer Überlastung benachbarter Segmente oder der Kreuzdarmbeingelenke bei Fusion des lumbosakralen Scharniers. Differenzialdiagnostisch kommen hier die Pseudarthrose, der Distraktionsverlust bis hin zur Kyphosierung sowie der Implantatbruch in Betracht. Dargestellt werden die typischen Befunde in Abgrenzung des Postfusionssyndroms von operationspezifischen Komplikationen.

Frühes Postfusionssyndrom

Komplikationen der Fusionsoperation

Nach anfänglicher Euphorie zeigten sich schon bald die Tücken des neuen Verfahrens.

Implantatbrüche aufgrund primärer oder im Alltag durch Materialermüdung auftretender Überlastung des Implantates bei ausbleibender solider Knochenfusion wurden beobachtet. Die implantatbedingten Risiken einer Fehlimplantation von Pedikelschrauben sowie tiefe Infekte gehörten zu den frühen Versagensursachen.

Die Pseudarthroserate konnte zwar erheblich gesenkt, jedoch nicht völlig beseitigt werden, sodass aufwendige Reoperationen oder ventrale Gegenfusionen erforderlich wurden [21, 22] (Tab. 16.1). Die Implantatlockerung bei unzureichenden Implantatlagern (Osteoporose) wurde als Ursache erkannt. Schon bald wurden auch die ersten Studien mit Nachweis einer vermehrten Erkrankungshäufigkeit der unmittelbar benachbarten Segmente oberhalb oder unterhalb einer kurzstreckigen Fusion veröffentlicht [23, 27].

Tabelle 16.1. Ergebnisse der retrospektiven (retro) und prospektiven (prosp) Studien bezüglich der Entwicklung von Pseudarthrosen mit und ohne Fixateur bei degenerativen Wirbelsäulenerkrankungen (PDS) und Spondylolisthesen (signifikant **, nicht signifikant #) (nach Schulitz, 1996 [23]).

Autor	Ergebnis	Instrumentation mit	Instrumentation ohne
Bernhardt et al. [1]	Pseudarthrose	22%	26%#
VSP, lumbosacral, PDS, retro	gute Ergebnisse	67%	70%#
Grubb, Lipscomb [11]	Pseudarthrose	6%	35%**
U-Stab, lumbosacral*, PDS	VAS-Score	4	2,5#
Zucherman et al. [29]	Pseudarthrose	10%	17%#
VSP, L3/4-S1, PDS, retro	gute/exzellente Ergebnisse	74%	80%
Lorenz et al. [18]	Pseudarthrose	keine	58%**
VSP, monoseg., PDS, prosp	VAS-Score (verbessert)	77%	41%
Bridwell et al. [3]	Pseudarthrose	13%	30%**
VSP, L3/4, L4/5, PDS, prosp	funktionell verbessert	83%	30%**
Wittenberg et al. [26]	Pseudarthrose	6%	3%#
Kluger, Socon L4-S1, Listhese prosp	Schmerzmedikation	25%	45%
Mc Guire, Amundson [19]	Pseudarthrose	22%	28%
VSP, L4-S1, Listhese, prosp			
Zdeblick [28]	Pseudarthrose	5%	35%**
TSRH, PDS, prosp	gute/exzellente Ergebnisse	95%	71%#

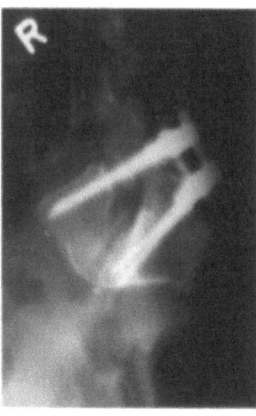

Abb. 16.1. Durchbauung einer Fusion dorsoventral L5/S1 erkennbar an der durchgehenden Vorderkante.

Wesentliche Befunde waren die Entwicklung einer Instabilität bis hin zur Spondylolisthese, einer Spinalkanalstenose und das sogenannte „Stressshielding" in den benachbarten Segmenten, die erneut zu Beschwerden nach durchgeführter Fusionsoperation Anlass gaben. Hinzu kamen Beschwerden durch das Implantat selbst (Bursitiden über den Klemmbacken oder Schraubenenden) und allergische Reaktionen auf die verwendete Metalllegierung. Erst der Ausschluss dieser Komplikationen führt wie bei dem Begriff „Postdiskotomiesyndrom" bei fehlgeschlagener Bandscheibenoperation zur Diagnose „Postfusionssyndrom". Bei diesem handelt es sich nach Krämer [16] um ein Beschwerdebild, welches trotz erfolgreich durchgeführter Fusionsoperation mit entsprechender knöcherner Durchbauung der Fusionsstrecken persisitiert (Abb. 16.1, Tab. 16.2).

In größeren Studien wird die Rate einer Nervenwurzelverletzung durch fehlimplantierte Pedikelschrauben, trotz unter Umständen sehr hohen Anteils an Fehlimplantationen (39,8% [15], 28,1% [9], 8,5% Haaker [12]) nur mit 2–4% angegeben (2,3% [6], 1,5% [28]). Dies wird zurückgeführt einerseits auf den oben bereits beschriebenen Sicherheitsabstand durch epidurales Fett, andererseits auf die weitverbreitete Implantationstechnik unter Durchleuchtungskontrolle, welche eine Fehlimplantation in kraniokaudaler Richtung in der Regel sicher verhütet. Dies ist unbedingt zu fordern, weil die austretende Nervenwurzel dem Pedikel mediokaudal unmittelbar aufliegt. Einige Autoren verwenden wegen der fehlenden intraoperativen Möglichkeit einer Schichtbildkontrolle zur Überprüfung einer medialen oder lateralen Pedikelperforation die Reizstromeinleitung über die liegende Pedikelschraube als Kriterium mit dem sie eine nervenwurzelnahe Pedikelschraubenlage ausschließen [5, 21].

Neurologische Defizite, bedingt durch Fehlimplantation von Pedikelschrauben, werden nach den Angaben der Scoliosis Research Society mit etwa 3,2% angegeben (zit. in Davne et al. 1992 [4]).

West u. Mitarb. (zitiert bei Boos [2]) berichten in ihrer Studie an 61 Fusionspatienten und Boos u. Mitarb. [2] in einer Studie an 50 Patienten über

Tabelle 16.2. Ursachen von Beschwerden nach Fusionsoperation an der Lendenwirbelsäule (nach Krämer, 1994 [16]).

- Restbeschwerden nach Bandscheibenoperationen
- Infektion
- Pseudarthrose
- Segmentfehlstellung
- Implantationsfehler
- Implantatunverträglichkeit
- Postfusionssyndrom

Tabelle 16.3. Häufigkeit von Fehlimplantationen der Pedikelschrauben in der Literatur.

Autor	Fehlimplantionsrate	Jahr
Gertzbein [9]	28,1%	1990
Jerosch [15]	39,8%	1992
Esses [6]	5,5%	1993
Haaker [13]	8,5%	1995
Farber [8]	12,2% (+ 18% ? CT)	1995
Schwarzenbach [24]	2,7% (CAS)	1997

neurologische Komplikationen in 7% bzw. 4% der Gesamtzahl. Esses u. Mitarb. [6] berichten in einer Sammelstudie über 617 Fusionspatienten mit 3949 Pedikelschrauben von Fehlimplantationen bei 34 Patienten (5,5%) (Tab. 16.3). Dabei wurden 2,4% vorübergehende und 2,3% bleibende neurologische Komplikationen beobachtet. In einer weiteren Sammelstudie berichten Yuan u. Mitarb. [28] über 2177 Fälle von Pedikelverschraubungen und schätzt, dass etwa 5% der Patienten intraoperative Vorfälle, verbunden mit Fehlimplantationen von Pedikelschrauben, erlitten. Jedoch auch er beschreibt ein weit selteneres Auftreten von Nervenwurzel-, Rückenmarks- oder Gefäßverletzungen (etwa 1%). Liquorlecks durch Duraverletzungen ereigneten sich gar in weniger als 0,5% der Fälle. Davne u. Mitarb. [4] beschreiben neurologische Komplikationen in einer Rate von 1,1% bei 533 Wirbelsäulenfusionen mit lediglich 2 Fehlimplantationen (0,4%).

Bei allen diesen Veröffentlichungen ist davon auszugehen, dass die Bewertung der korrekten Pedikelschraubenlage lediglich anhand der postoperativen Röntgenkontrolle der LWS in 2 Ebenen erfolgte. Eine sichere Beurteilung der Pedikelschraubenlage bezüglich einer medialen oder lateralen Pedikelperforation ist jedoch nur mithilfe von Schichtaufnahmen (MRI, CT) möglich. Farber u. Mitarb. [8] weisen darauf hin, dass bei Verwendung von CTs zur Pedikelschraubenlagekontrolle zehnmal mehr Fehlimplantationen von Pedikelschrauben entdeckt werden als bei ausschließlicher

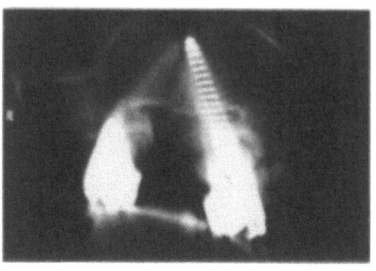

Abb. 16.2. Pedikelschraubenfehllage L5/S1 mit deutlichem Kreuzen des lateralen Rezessus.

Verwendung von Nativröntgenaufnahmen in 2 Ebenen. Sowohl er als auch Esses [6] ziehen die Schlussfolgerung, dass mit größerer chirurgischer Erfahrung mit der Verschraubung von Wirbelsäulen und kürzeren Operationszeiten das Risiko der Implantation eines Fixateur interne nicht größer ist als das Risiko anderer Eingriffe an der Wirbelsäule. Beide Autoren fordern aber zumindest die intraoperative Durchleuchtungskontrolle im seitlichen Strahlengang.

Im Fall einer neu aufgetretenen radikulären Symptomatik empfiehlt sich die Anfertigung eines Computertomogramms. Die Durchführung einer MRT ist möglich, sollte jedoch vermieden werden. Auch das CT lässt häufig eine genaue Beurteilung der intrapedikulären Schraubenlage auf Grund von Metallartefakten nicht zu. Modernere Geräte (Spiral-CT) oder ein Metalleliminationsprogramm gestatten jedoch die exakte Beurteilung der Pedikelschraubenlage recht gut (vergl. Abb. 16.2).

Neben der Auslösung einer zuvor nicht vorhandenen neuen radikulären Symptomatik durch Nervenwurzelkompression oder Myelonkompression seitens der Implantate besteht noch die Möglichkeit der indirekten Myelonkompression durch epidurale Hämatome, ausgelöst durch den Bohrvorgang oder das Instrumentarium, sowie der Verursachung eines Liquorlecks durch Verletzung der Dura. Für letzteres wird eine Rate von 0,5% (Yuan [28]: n = 2177) bis 1,9% (Esses [6]: 12 von 617) angegeben.

Als Implantationsfehler sind Beschwerden, bedingt durch fehlimplantierte Pedikelschrauben, epidurale Hämatome oder Liquorlecks, vom Postfusionssyndrom abzugrenzen [16]; (vergl. Tab. 16.2).

■ Ergebnisse

Die Einschätzung des klinischen Erfolges einer Fusionsoperation gestaltet sich schwieriger, wenn sie trotz sehr guten technischen Erfolges – nämlich knöcherner Durchbauung des zu fusionierenden Segments – dennoch nicht zur Beschwerdefreiheit führt. Ein relativ häufig verwendeter Rückenschmerz-Score ist der Oswestry-low-back-pain-disability-questionnaire [7]. Trotz weit verbreiteter Anwendung wird nicht immer bei den Ausgangskollektiven zwischen Instabilitäten größeren Ausmaßes (Listhesen) und degenerativen bzw. voroperierten Fällen unterschieden. Außerdem werden mono-, bi- und mehrsegmentale Fusionen der LWS mit und ohne Einschluss des lumbosakralen Scharniers vermischt bewertet. Generell sind die klinischen Ergebnisse bei den Listhesen mit 75% deutlich besser als bei den reinen Schmerzsyndromen (50%). Zum Teil wird der Beschäftigungsstatus bei Patienten im arbeitsfähigen Alter als Erfolgskriterium hinzugezogen [10, 14, 17, 26].

Nach neueren Publikationen kann als gesichert gelten, dass instrumentierte Spondylodesen eine höhere Fusionsrate erreichen, jedoch nicht unbedingt bessere klinische Ergebnisse als nicht instrumentierte bei möglicherweise höherer Komplikationsrate [20]; (Abb. 16.3).

Eigene Untersuchungen beziehen sich auf die exakt definierte „floating fusion" im Segment L4/5.

Von den 121 Patienten unseres nachuntersuchten Gesamtkollektivs nach dorsal instrumentierter Fusion wurden 52 Patienten auf Grund einer isthmischen oder degenerativen Listhese fusioniert [13]. Dabei betrug der Anteil der isthmischen Listhesen 39 und der Anteil der degenerativen Listhesen 13. 24 Patienten (5 degenerativ, 19 isthmisch) waren von dem Gleitprozess im Segment L4/5 betroffen. Diese 24 Patienten erhielten also eine „floating fusion" aufgrund der Listhese und wurden unter den Fragestellungen dieser Arbeit noch einmal speziell nachuntersucht. In 4 Fällen erfolgte eine rein dorsal instrumentierte Fusion mit Anlagerung von autologen Knochenspänen posterolateral. Dabei erfolgte jeweils keine Reposition sondern eine Fusion „in situ". Bei 20 Patienten erfolgte bei der gleichen Operation eine ventrale Gegenfusion mit einem trikortikalen, autologen Beckenkammspan im reponierten Segment. Gegenübergestellt wurden 30 Patienten aus dem gleichen Kollektiv, bei denen eine monosegmentale dorsal instrumentierte Fusion L4/5 auf Grund eines Postdiskotomiesyndroms

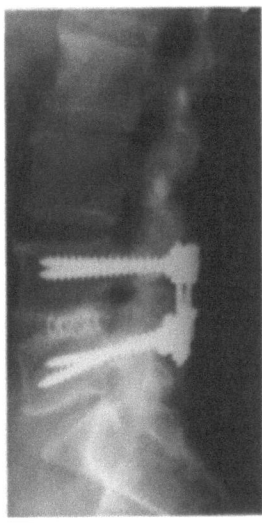

Abb. 16.3. Dorsoventrale Fusion mit Cage-Implantation (Harms-Körbchen) mit kaum erkennbaren Pedikelschrauben- und Gewindestangenbrüchen.

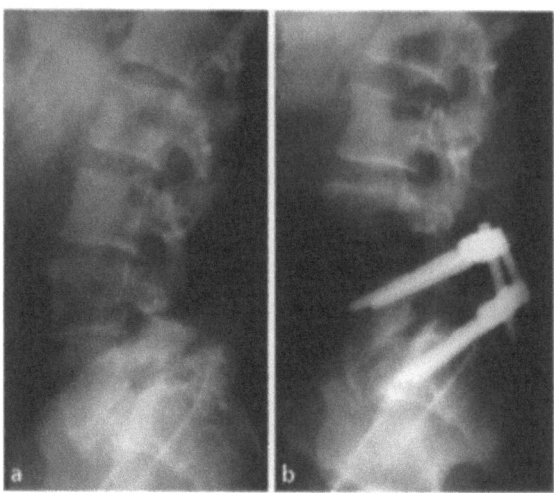

Abb. 16.4. a Listhese L5/S1 Typ Meyerding II–III°. **b** Dorsale Instrumentation mit ventraler Spaninterposition und kompletter Reposition.

durchgeführt worden war. Von diesen waren 22 einmal, 5 zweimal und 3 bereits dreimal an der entsprechenden Bandscheibe voroperiert. Der Nachuntersuchungszeitraum aller 54 Patienten betrug durchschnittlich 44 Monate (15–72). Das Durchschnittsalter war mit 48,7 Jahren für das PDS-Kollektiv und 42,3 Jahren für das Listhesekollektiv zum Zeitpunkt der Operation leicht unterschiedlich. Zu den Ergebnissen im Oswestry-Score verweisen wir auf die Primärliteratur.

Von den 30 PDS-Patienten nach „floating fusion" arbeiteten lediglich 2 im alten Beruf, 5 weitere in einem körperlich weniger anstrengenden Beruf als zuvor. Von den übrigen 23 waren 2 arbeitslos nach abgelehntem Rentenantrag, 21 waren endgültig berentet. Von den 24 Listhesepatienten arbeiteten lediglich 9 nicht mehr. Die übrigen 15 Patienten arbeiteten überwiegend (11) wieder in ihrem alten Beruf (Abb. 16.4a und b).

Während die Fusionsraten bei der instrumentierten Spondylodese in der neueren Literatur (vergl. Tab. 16.1) durchaus hohe Werte erreichen, werden die klinischen Erfolge doch deutlich unterschiedlich beurteilt. Das eigentlich herausfordernde ist also nicht die technische Durchführung des Eingriffs, wie anspruchsvoll sie auch sein mag, sondern die richtige Indikationsstellung.

Literatur

1. Bernhardt M et al (1992) Posterolateral lumbar and lumbosacral fusion with and without pedicle screw internal fixation. Clin Orthop 284:109–115
2. Boos N, Cowery G, Aebi M (1991) Der Fixateur interne bei nicht traumatischen Indikationen in der Wirbelsäulenchirurgie. Z Orthop 129:12–18
3. Bridwell KH et al (1993) The role of fusion and instrumentation in the treatment of degenerative spondylolisthesis. J Spinal Dis 6:461–472
4. Davne SH, Myers DL (1992) Complications of lumbar spinal fusion with transpedicular instrumentation. Spine 17:S184–S189
5. Dörner J, Ringeisen M, Matzen KA (1995) Die „Spondylodese" bei lumbal einfach oder mehrfach voroperierten Patienten als Therapie der Wahl? Orthop Praxis 31:836–843
6. Esses SI, Sachs BL, Dreyzin V (1993) Complications associated with the technique of pedicle screw fixation. A selected survey of ABS members. Spine 18:2231–2239
7. Fairbank JCT, Couper J, Davies JB, O'Brien JP (1980) The Oswestry low back pain disability questionnaire. Physiotherapy 66:271–273
8. Farber GL, Place HM, Mazur RA, Jones DEC, Damiano TR (1995) Accuracy of pedicle screw lacement in lumbar fusions by plain radiographs and computed tomography. Spine 20:1494–1499
9. Gertzbein S (1990) Accuracy of pedicular screw placement in vivo. Spine 15:11–14
10. Greenfield RT 3rd, Capen DA, Thomas JC Jr, Nelson R, Nagelberg S, Rimoldi RL, Haye W (1998) Pedicle screw fixation for arthrodesis of the lumbosacral spine in the elderly. An outcome study. Spine 23 (13):1470–1475
11. Grubb SA, Lipscomb HJ (1992) Results of lumbosacral fusion for degenerative disc disease with and without instrumentation. Two-to five-year follow-up. Spine 17:349–358
12. Haaker R, Kielich T, Steffen R, Krämer J (1995) Verification of position of pedicle screws in dorsal lumbar spinal fusion. Abstract Book, European Spine Society, 6th Annual Meeting, Nordwijk
13. Haaker R, Eickhoff U, Schopphoff E, Steffen R, Jergas M, Krämer J (1997) Verification of the position of pedicle screws in lumbar spinal fusion. Eur Spine J, 6:125–128
14. Hinkley BS, Jaremko ME (1997) Effects of 360-degree lumbar fusion in a workers' compensation population. Spine 22 (3):312–323
15. Jerosch J et al (1992) Lagekontrolle von Pedikelschrauben nach dorsal instrumentierter Fusion der Lendenwirbelsäule. Z Orthop 130:479–483
16. Krämer J (1994) Bandscheibenbedingte Erkrankungen. 3. Aufl. Thieme, Stuttgart
17. Leufven C, Nordwall A (1999) Managent of chronic disabling low back pain with 360 degrees fusion. Results from pain provocation test and concurrent posterior lumbar interbody fusion, and pedicle screw instrumentation in patients with chronic disabling low back pain. Spine 24 (19):2042–2045
18. Lorenz M et al. (1991) A comparison of single-level fusions with and without hardware. Spine 16:455–458
19. McGuire RA, Amundson GM (1993) The use of primary internal fixation in spondylolisthesis. Spine 18:1662–1672

20. Nachemson AL, Jonsson E (2000) Neck and back pain. The scientific evidence of causes, diagnosis, and treatment. Lippincott Williams & Wilkins, Phyladelphia, Baltimore, New York
21. Pröbstl O (1995) Intraoperative Neurostimulation über Pedikelschrauben zur Vermeidung neurologischer Komplikationen bei Fixateur-interne-Implantationen. Orthop Praxis 31:398-401
22. Räber D, Münch TH, Morscher E (1996) Pseudarthrosen im Bereich der Wirbelsäule. Orthopäde 25:435-440
23. Schlegel JD et al (1996) Lumbar motion segment pathology adjacent to the thoraxlumbar, lumbar and lumbosacral fusions. Spine 21:970-981
24. Schulitz KP (1996) Wird die instrumentierte Pedikelfixation an der Lendenwirbelsäule zu großzügig eingesetzt? - Gedanken zur Indikation. Z Orthop 134:472-476
25. Schwarzenbrach O, Berlemann U, Jost B et al (1997) Accuracy of computer-assisted pedicle screw placement. Spine 22(4):452-458
26. Withcloud TS 3rd, Castro FP Jr, Brinker MR, Hartzog CW Jr, Ricciardi JE, Hill C (1998) Degenerative conditions of the lumbar spine treated with intervertebral titanium cages and posterior instrumentation for circumferential fusion. J Spinal Disord 11 (6):479-486
27. Wittenberg RH et al (1995) Biomechanische Untersuchungen zweisegmentaler lumbosakraler Stabilisationen und simulierter Fusionen. Z Orthop 133:123-129
28. Yuan HA, Garfin SR, Dickman CA, Mardjetko SM (1994) A Historical cohort study of pedicle screw fixation in thoracic, lumbar and sacral spinal fusions. Spine 19:2279S-2296S
29. Zdeblick TA (1993) A prospective randomized study of lumbar fusion. Preliminary results. Spine 18:983-991
30. Zucherman J et al (1992) Clinical efficacy of spinal instrumentation in lumbar degenerative disc disease. Spine 17:834-837

17 Behandlung lumbaler Erkrankungen mittels Gentherapie

C. Becker, A. M. Ramírez Ortiga, P. Wehling

■ Definition der Gentherapie

Grundprinzip der konventionellen Therapie ist es, Stoffe, die therapeutisch eingesetzt werden sollen, in einer Produktionsstätte herzustellen und dann von extern, mehr oder weniger weit vom Zielort entfernt, einzusetzen. Dies geschieht in der Hoffnung, dass das Therapeutikum bis zur entscheidenden Stelle vordringen und dort so lange verweilen wird, bis es den gewünschten Effekt zeigt. Zentrale Vision der Gentherapie und wichtiges Ziel der molekularen Medizin ist eine fortschreitende Verbesserung der Zielgebundenheit des therapeutischen Agens.

Oftmals ist es nach dem heutigen Wissensstand möglich, für organische Leiden, z. B. für rheumatoide Arthritis oder Arthrose, ein Ungleichgewicht im beteiligten Stoffwechsel zumindest als mitverantwortlich für die Erkrankung anzugeben. Die molekulare Sicht der Vorgänge im Körper hat eine Unzahl von Agonist-Antagonist-Paaren erkennbar gemacht, die über komplexe Netzwerke für das gesamte Funktionieren der Biologie verantwortlich sind.

Bei einem bekannten Missverhältnis eines Metabolitens in einem vorliegenden Leiden kann es sich als hilfreich erweisen, die Konzentration dieses Stoffes zu beeinflussen. Synthetisiert ein Patient beispielsweise ein dysfunktionales Protein, sodass dessen Wirkung komplett oder weitgehend ausbleibt, liegt es therapeutisch nahe, das gesunde Protein zu substituieren. Die Herstellungsanweisung zu sämtlichen Proteinen findet sich im genetischen Code der Zellen wieder. Besteht nun das Ziel, ein Protein im Organismus zu substituieren, so verläuft der konventionelle Ansatz in der Identifizierung des zugrunde liegenden Gens, seiner Isolierung, Klonierung und industriellen Produktion des Proteins mittels aktueller molekularbiologischer Methoden, um anschließend ein Einbringen des gewünschten Stoffes zu ermöglichen. Ein bekanntes Beispiel für diese Strategie ist die industrielle Herstellung und externe Substitution von Insulin für Diabetiker.

Der Gedanke der Gentherapie als Lokalisation und Expression exogener Gene in Patienten zur therapeutischen Behandlung von Leiden geht weiter. Eben weil alle zugrunde liegenden Informationen der Proteine genetischen Ursprungs sind, gilt es, den Umweg über die industrielle Herstellung eines gewünschten Proteins auszulassen. Gelingt es nämlich, die genetische Information für das gewünschte Protein in Zellen am Wirkungsort einzuschleusen, wird das Therapeutikum vom Körper lokal dort gebildet, wo es benötigt wird. Gentherapie bedeutet damit einen Transfer von Genen in Zellen, sodass die Empfängerzellen die Gene in RNA umsetzen und das gewünschte Protein davon abgelesen werden kann. Im angesprochenen Beispiel des Typ-I-Diabetes wäre es prinzipiell einfacher, Patientenzellen direkt Insulin bilden zu lassen, als es ständig von außen zu substituieren.

Allgemein kann man von zwei Formen der Gentherapie sprechen. Waren es ursprünglich klassische Erbkrankheiten, wie Hämophilie oder zystische Fibrose, die durch den Austausch eines defekten Gens geheilt werden sollten, versteht man nunmehr Gentherapie mit ihrer Vielzahl von DNA- oder RNA-Transfers als Teil einer klugen „drug delivery", die auch akute und lokale Erkrankungen beseitigen soll [7]. Hiermit ergibt sich ein ungeahntes Feld an therapeutischen Möglichkeiten, vor allem für die Orthopädie.

Ein Nachteil der gentherapeutischen Behandlung systemischer Erkrankungen ist darin begründet, dass eine Expression des gewünschten Gens über einen sehr langen Zeitraum in sehr großen Gewebearealen notwendig ist. Diese Notwendigkeit steht bei einer lokalen oder regionalen Erkrankung und Therapie, wie z. B. dem lumbalen Bandscheibenprolaps, nicht im Vordergrund, sodass sich eine effektive Gentherapie an der Wirbelsäule weit weniger kompliziert darstellt als bei systemischen Erkrankungen [1].

■ Grundprinzipien der Gentherapie

Bei der Gentherapie sind drei Aspekte von grundsätzlicher Wichtigkeit. Es muss erstens die Sequenz des funktionalen Gens bekannt sein. Zweitens ist ein geeigneter **Vektor** als Vehikel für das Einschleusen der genetischen Information in die Zellen des Gewebes erforderlich. Und drittens muss es möglich sein, die Expression des eingebrachten Gens in Bezug auf seinen Ort und die Dauer zu kontrollieren [1].

Das Angebot adäquater Vektoren ist nach wie vor einer der Engpässe für die Weiterentwicklung der Gentherapie. Das Einbringen erwünschter Gene kann prinzipiell **in vivo** und **ex vivo** geschehen. Im ersten Fall wird der Vektor direkt in den Zielorganismus eingebracht. Im zweiten Fall werden dem Organismus Zellen entnommen und das Gen wird im Labor eingeschleust. Die Zellen werde anschließend entsprechend verändert wieder in den Organismus eingebracht.

Das Einbringen der genetischen Information in die Zellen kann auf chemische oder physikalische Weise erfolgen (etwa durch Zugabe von Salzen oder durch Elektroporation eines Zell-Vektor-Gemisches). Diese Methoden haben jedoch eine geringe Transferrate. Effektiver ist der Einsatz von veränderten Viren. Die Transferrate ist hier am höchsten, da diese Vektoren die natürliche Fähigkeit der Viren nutzen, ihr Genom (bzw. die in ihnen befindliche DNA) in Zellen einzuschleusen. Um sie als Vektoren einsetzen zu können, werden die Viren genetisch so manipuliert, dass ihre Replikationsfähigkeit und pathogenen Eigenschaften eliminiert werden, ihre Fähigkeit, Zellen zu „befallen", jedoch erhalten bleibt.

Hauptsächlich kommen zwei Virentypen zum Einsatz: Retroviren und Adenoviren. **Retroviren** bringen ihr genetisches Material in das/die Chromosom(en) des Zielorganismus ein. Zwar erreicht man so eine stabile Insertion des genetischen Materials in den Wirtsorganismus, allerdings stellt diese Eigenschaft auch einen Nachteil der Retroviren dar. Durch das Einreihen des Virusgenoms in das Chromosom des infizierten Organismus besteht prinzipiell die Möglichkeit der Insertionsmutagenese, sollte ein anderes Wirtsgen dadurch in seiner Durchgängigkeit zerstört werden. Auch ist es mit Retroviren nur möglich, sich teilende Zellen zu infizieren. Voll ausdifferenzierte Zellen, die sich nicht in einer aktiven Teilungsphase befinden, können nicht infiziert werden. **Adenoviren** hingegen können Zellen unabhängig von ihrem Zytokinese-Stadium infizieren und bringen ihre genetische Information nicht in das Wirtschromosom ein. Der Nachteil der Adenoviren liegt darin begründet, dass sie ebenfalls virale Proteine mit in die Zellen einschleusen, die vom Organismus als Antigene erkannt werden und zu Abwehrreaktionen führen können. Auch kann in diesem Fall die Expression des Transgens nicht über einen längeren Zeitraum aufrecht erhalten werden. Weitere Viren sind als mögliche Vektoren weiterhin in der Entwicklung.

■ Orthopädische Therapieansätze mittels Gentherapie

Studien belegen, dass es möglich ist, experimentelle Formen der rheumatoiden Arthritis (RA) in Tieren mittels Gentherapie erfolgreich zu behandeln [6]. Ein häufiger Ansatz besteht in der Ex-vivo-Transfektion isolierter Zellen und einer anschließenden Rückführung der genetisch veränderten Zellen. Das für die Behandlung von RA beachtete Gen ist als Interleukin-1-Rezeptor-Antagonist (IL-1RA) bekannt. Von IL-1 ist bekannt, dass es im Falle der RA als Mediator in der Kausalkette des Entzündungsprozesses agiert. In einem konventionellen Ansatz wird Patienten autologes, aus ihrem Serum gewonnenes IL-1RA-Protein an die Stelle der Entzündung verabreicht. IL-1RA ist der bekannte natürliche Antagonist von IL-1 [2, 14]. Er besetzt die Bindeplätze des IL-1-Rezeptors, ohne ihn zu aktivieren, sodass eine weitere Signaltransduktion der Information von IL-1 ausbleibt. In einem Entzündungsprozess wie bei der rheumatoiden Arthritis aber auch bei Arthrose ist das Gleichgewicht von IL-1 und IL-1RA verschoben. Mit der Gabe von autologem IL-1RA, wie es in der Behandlung mit Orthokin® geschieht, besteht somit die Möglichkeit einer kausalen Therapie der RA und der Arthrose.

Eine erhebliche Verbesserung dieser Therapie liegt im Transfer genetisch veränderter Zellen an den Ort der Entzündung, sodass IL-1RA lokal gebildet wird. Klinische Studien an menschlichen Patienten mit rheumatoider Arthritis bieten erste Erfolge [5]. Nach der Isolierung von Synovialgewebe der Hand- und Fußgelenke wurden Fibroblasten des Synoviums in vitro kultiviert. Eine Transduktion der Zellen mit der IL-1RA cDNA erfolgte mit dem retroviralen Vektor MFG-IRAP. Die Begutachtung der noch unveröffentlichten Daten deutet auf einen sicheren intraartikulären Transfer des Gens und auf eine befriedigende Expression des biologisch aktiven Genproduktes.

■ Bedeutung der Gentherapie bei Erkrankungen der Wirbelsäule

Die konventionelle Behandlung vieler spinaler Erkrankungen ist im Ergebnis häufig wenig befriedigend. Wie bereits erwähnt, besteht neben der Schwierigkeit einer gezielten Applikation von Therapeutika an den Wirkort darüber hinaus das Problem, dass die zeitliche Spanne der Aktivität therapeutischer Substanzen im Gewebe sehr begrenzt ist. Bei den angesprochenen Defiziten verspricht die Gentherapie mit ihrer Möglichkeit, kontinuierlich Proteine am Ort des Interesses zu produzieren, weitreichende Chancen.

Es können hauptsächlich drei Wege beschrieben werden, um therapeutische Proteine in Wirbelsäulennähe zu lokalisieren.

Erstens liegt der konventionelle Weg nahe, bei dem biotechnologisch synthetisierte heterologe oder autologe Proteine injiziert werden. Bei dieser bereits häufig und seit mehreren Jahren angewandten Methode wird z.B. bei der Facettenarthrose der autologe Interleukin-1-Rezeptor-Antagonist direkt in die kleinen Wirbelgelenke injiziert. Bei einem akuten Bandscheibenvorfall erfolgt die Injektion intraspinal an den Prolaps. Die antiinflammatorische und antiödematöse Wirkung des IL-1-RA reduziert nach Meinung der Autoren die diskogenen Beschwerdebilder deutlich. Auch und insbesondere bei Nervenwurzelkompressionssyndromen, z.B. durch diskogene Bedrängung der Nervenwurzel, ossäre Kompression bei lateraler Spinalkanalstenose oder narbige Verziehungen der Nervenwurzel nach Bandscheibenoperationen, zeigt diese Methode gute Erfolge. Durch die mechanische Kompression entsteht ein entzündliches Ödem der Nervenwurzel mit konsekutiver weiterer Zunahme der Kompression im betroffenen Wirbelsäulenabschnitt. Zusätzlich werden aus der Nervenwurzel und ggf. dem verlagerten Bandscheibengewebe Entzündungsmediatoren freigesetzt, die die relative Raumenge weiter verstärken und bei Dekompensation das typische Beschwerdebild unterhalten. Hier ist durch die lokale, epidurale oder perineurale Applikation des IL-1RA ein kausales Eingreifen in das pathologische Geschehen möglich. Geringe Volumina des autologen Proteins reichen aus, um eine lokale antiphlogistische und analgetische Wirkung zu erreichen, ohne dass der Organismus parenteral oder oral mit Wirkstoffen überflutet werden muss. Diese Methode wurde in zahlreichen Fällen und von verschiedenen Kollegen bereits erprobt und die Ergebnisse einer mehrjährigen

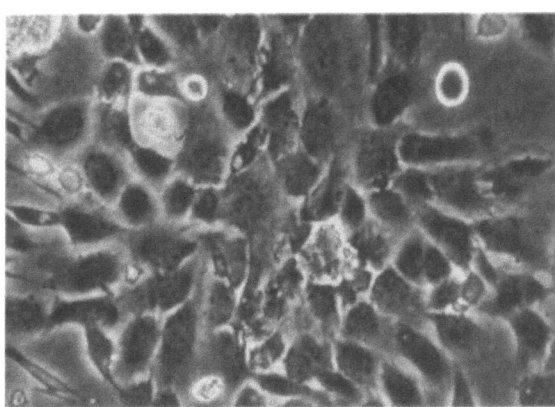

Abb. 17.1. Phasenkontrast-Aufnahme kultivierter boviner Bandscheibenzellen. Die Zellen wurden mit 0,2% Trypsin bei 37 °C vereinzelt.

Anwendungsbeobachtung sind in der Publikationsphase. Kontrollierte Studien mit Aussagen zur Evidenz werden aktuell durchgeführt. Die Publikation der Ergebnisse bleibt abzuwarten.

Eine andere Methode ist die Injektion von Vektoren mit entsprechender Protein-Information direkt in den Wirbelsäulenbereich. Diese In-vivo-Methode ist die am wenigsten invasive Methode, die benötigte genetische Information in den Organismus einzuschleusen. Es gibt allerdings noch wenige etablierte Vektoren, die für diesen In-vivo-Ansatz benutzbar sind. Eine gezielte Insertion des genetischen Materials ist somit schwer möglich, damit ist das theoretische Risiko konsekutiver maligner Erkrankungen gegeben. Des Weiteren kann der Vektor nicht so genau im komplexen Gewebe platziert werden, dass eine heterogene Verteilung in unterschiedlichen Zellen möglich ist. Letztlich kann ein Vektor noch nicht auf einen speziellen Zelltyp zielgerichtet werden.

Die dritte bekannte Methode ist der bereits angesprochene Ex-vivo-Transfer der genetischen Information in zuvor isolierte Zellen. Die Vorteile liegen hier auf der Hand. Bei einer vorherigen Gewebsentnahme kann im Labor eine genaue Typisierung der Zellen erfolgen. Eine zellspezifische Transfektion ist somit mit unterschiedlichen Systemen möglich, wie mit den schon genannten Retroviren oder Adenoviren, aber auch über ein Verschmelzen mit Liposomen. Die Zellen können anschließend auf erfolgreichen Transfer charakterisiert und am gewünschten Ort injiziert werden (s. Abb. 17.1).

Es konnte bereits an Chondrozyten von bovinen intervertebralen Endplatten gezeigt werden, dass es prinzipiell möglich ist, exogene Gene mittels retroviraler Transduktion in kultivierte Zellen dieser Art einzubringen [13]. Die Insertion der IL-1RA-cDNA ermöglichte eine Produktion von 24 ng/ml/10^6 Zellen Protein in 48 Stunden. Ähnliche Ergebnisse erbrachten Versuche mit Zellen der Bandscheibe sowie der Spinalnervenwurzel und der Wirbelkörper von Ratten [11]. Würden diese Zellen an den gewünschten Wirkungsort eingebracht, so könnte man dort mit einer Produktion des antiinflammatorischen Proteins rechnen. Gene, die für die Behandlung einer Degeneration intervertebraler Zellen von Bedeutung sind, wären IL-1RA, TNFα-Antagonisten, IGF (Insuline-like growth factor), TGF (Transforming growth factor) und Inhibitoren von Matrix-Metalloproteinasen. Eine Injektion von Zellen, die therapeutische Proteine produzieren, in Wirbelsäulengewebe, kann zu einer Stabilisierung oder Konservierung spinaler Strukturen führen.

■ Gentherapeutische Möglichkeiten bei der Spondylodese

Eine weitere Einsatzmöglichkeit besteht bei der Behandlung mit dem Ziel der Spondylodese. Tierstudien zu Experimenten mit morphogenen Proteinen zeigen vielversprechende Ergebnisse. Der Einsatz von Gentherapie für eine Spondylodese würde nur eine kurze Phase der Genexpression benötigen, was, wie oben erwähnt, einen möglichen Ansatz erheblich erleichtern würde. Eine zusammenhängende Zeitspanne von ca. einer Woche ist ausreichend, um die Kaskade der Osteoinduktion zu initiieren. Studien an Ratten-Wirbelsäulen zeigen, dass transduzierte Zellen, die in die Wirbelsäule eingebracht werden und dort das LIM Mineralisationsprotein-1 (LMP-1) exprimieren, zu einer Wirbelkörperverblockung durch Ossifikation führen. Bei dem gebildeten Knochen handelt es sich um spongiösen Knochen, der mit knochenbildenden Zellen besetzt ist [3]. Diese Daten belegen, dass eine Gentherapie eine spinale Fusion hervorrufen kann.

■ Gentherapeutische Ansätze für die Behandlung der degenerativen Bandscheibe

Für degenerative Bandscheibenerkrankungen gibt es nach wie vor keine verlässliche Methode, von außen Wachstumsfaktoren für eine gewisse Zeit an den Zielort zu bringen. Eine relativ kurze Lebenszeit der Proteine sowie eine starke Diffusion im Gewebe limitieren den Einsatz biotechnologisch hergestellter Wachstumsfaktoren an der Bandscheibe [7]. Generell sind viele Erkrankungen der Wirbelsäule mit einer Degeneration der Bandscheibe in Verbindung zu setzen. Eine zentrale Rolle spielt hier der Proteoglykan-Gehalt des Nucleus pulposus. Das Proteoglykan ist mitverantwortlich für den Wassergehalt des Nucleus pulposus. Ein fortschreitendes Absinken des Proteoglykan-Gehalts führt dann zu einem Dehydrieren des Gewebes. Folglich büßt die Bandscheibe Teile ihrer dämpfenden Eigenschaft ein [10]. Diese Veränderung in den Eigenschaften der Bandscheibe kann dann weitere degenerative Veränderungen des Halteapparates nach sich ziehen. Hier bietet sich ein möglicher Ansatz an, die Bandscheibe mit dem unerwünschten Stoffwechsel dahingehend genetisch zu verändern, dass der Proteoglykan-Gehalt im Nucleus pulposus konstant gehalten wird, um den zentralen Charakter der Bandscheibe zu erhalten [7].

Arbeiten von Nishida und seiner Gruppe belegen erste Erfolge. Mit einem Adenovirus-vermittelten Transfer eines Markergens (lacZ) konnten sie ex vivo und in vivo eine effiziente Transduktion von Bandscheibenzellen des Nucleus pulposus aus Kaninchen zeigen [7]. Nachdem der Vektor während des In-vivo-Versuchs mit dem Markergen in das gewünschte Gewebe injiziert wurde, konnte für eine Zeitspanne von mindestens zwölf Wochen die Expression des Markergens nachgewiesen werden [9].

Denselben Versuch unternahm die Arbeitsgruppe mit dem Gen des humanen TGF-β1-Proteins. Dieses Protein wird im Zusammenhang mit einer Stimulation der Proteoglykan-Synthese in kultivierten Zellen von Hundebandscheiben diskutiert [12]. Eine erneute Transduktion von Zellen des Nucleus pulposus in einem In-vivo-Versuch mit einem Adenovirus-Vektor führte zu einer nachweisbaren fünffachen Erhöhung der TGF-β1-Totalkonzentration im modifizierten Gewebe. Darüber hinaus konnte ebenfalls eine zweifache Erhöhung der Proteoglykan-Synthese in demselben Gewebe gezeigt werden. Diese Ergebnisse belegen eine effiziente Adenovirus-vermittelte Transduktion mit einem therapeutischen Gen in vivo. Diese Studien richten den Blick auf die Möglichkeit, einer Degeneration des Nucleus pulposus und somit einer Veränderung charakteristischer und wichtiger Eigenschaften der Bandscheibe durch eine Beeinflussung des Proteoglykan-Gehalts im Gewebe entgegenzuwirken [8].

■ Ausblick

Eine zuverlässige Behandlung insbesondere bei Wirbelsäulenerkrankungen mittels der Gentherapie befindet sich sicherlich noch im Anfangsstadium. Es muss weiterhin viel Entwicklung in eine Optimierung der bestehenden Systeme investiert werden. Als primärer Aspekt wären hier die Methoden zu nennen, mit denen man die gewünschte genetische Information in die Zellen einbringt.

Eine effiziente Transduktion von Zellen, die aus einem Zielorganismus (insbesondere von Säugetieren) entnommen wurden, konnte bereits in verschiedenen Fällen erfolgreich demonstriert werden. Sicherlich stehen weiterführende Entwicklungen aus, die sich mit dem sicheren Einbringen eines geeigneten Vektors in die Zelle beschäftigen.

Die Hauptvorteile einer Gentherapie liegen in ihrer hohen Targetspezifität, im Umgehen von Nebenwirkungen körperfremder therapeutischer Agenzien und im Potential, die Chronizität vieler Erkrankungen direkt anzugreifen. In Zukunft müssen weitere Studien erfolgen, die die Sicherheit auch in Bezug auf das lokale Verbleiben der Zellen im Zielgewebe zum Inhalt haben. Nur wenn sich die Zellen wieder im gewünschten Gewebe ansiedeln, dort das gewünschte Protein in der benötigten Konzentration und für den geplanten Zeitraum translatieren und wenn eine maligne Veränderung des Gewebes ausgeschlossen ist, kann die Gentherapie die an sie gestellten Erwartungen erfüllen. Die Grundlagen sind bereits deutlich erkennbar vorgegeben.

■ **Literatur**

1. Altman DA, Titus L, Hair GA, Boden SD (1999) Molecular biology and spinal disorders. Spine 24(7):723-730
2. Arend WP, Dayer JM (1995) Inhibition of the production and effects of interleukin-1 and tumor necrosis factor alpha in rheumatoid arthritis. Arthritis and Rheumatology 38:151-160
3. Boden SD, Titus L, Hair GH, Liu Y, Viggeswarapu M, Nanes MS, Baranowski C (1998) Lumbar soine fusion by local gene therapy with cDNA encoding a novel osteoinductive protein (LMP-1). Spine 23(23):2486-2492
4. Evans CH, Robbins PD (2000a) Gene therapy in orthopaedics. Orthopaedic Nursing 19:16-22
5. Evans CH, Ghivizzani SC, Herndon JH, Wasko MC, Reinecke J, Wehlin P, Robbins PD (2000b) Clinical trials in the gene therapy of arthritis. Clinical Orthopaedics and Related Research 379S:S300-S307
6. Frisbie DD, Ghivizzani SC, Robbins PD, Evans CH, McIlwraith CW (2002) Treatment of experimental equine osteoarthritis by in vivo delivery of the equine interleukin-1 receptor antagonist gene. Gene Therapy 9:12-20
7. Nishida K, Gilbertson LG, Evans CH, Kang JD (2000) Potential applications of gene therapy to the treatment of spinal disorders. Spine 25(10):1308-1314
8. Nishida K, Kang JD, Gilbertson LG, Moon S-H, Suh J-K, Vogt MT, Robbins PD, Evans CH (1999) Modulation of the biologic activity of the rabbit intervertebral disc by gene therapy: An in vivo study of adenovirus-mediated transfer of the human transforming growth factor β_1 encoding gene. Spine 24(23):2419-2425
9. Nishida K, Kang JD, Suh JK, Robbins PD, Evans CH, Gilbertson LG (1998) Adenovirus-mediated gene transfer to nucleus pulposus cells: Implications for the treatment of intervertebral disc degeneration. Spine 23:2437-2442
10. Pearce RH, Grimmer BJ, Adams ME (1987) Degeneration and chemical composition of the human lumbar intervertebral disc. J Orthop Res 5(5):198-205
11. Reinecke J, Koch H, Meijer H, Granrath M, Sager M, Wehling P (1998) Transfer of therapeutic genes to cells of the disc, spinal nerve root, and vertebral bone of the lumbar spine. Neuro-Orthopedics 24:79-90
12. Thompson JP, Oegema TR Jr, Bradford DS (1991) Stimulation of mature canine intervertebral disc by growth factors. Spine 16(3):253-260
13. Wehling P, Schultz KP, Robbins PD, Evans CH, Reinecke J (1997) Transfer of genes to chondrocytic cells of the lumbar spine. Spine 22(10):1092-1097
14. Wooley PH, Whalen JD, Chapman DL, Berger AE, Richard KA, Aspar DG, Staite ND (1993) The effect of interleukin-1 receptor antagonist protein on type II collagen-induced arthritis and antigen-induced arthritis in mice. Arthritis and Rheumatology 36:1305-1312

18 Ergebnisse nach lumbaler Bandscheibenoperation – Sozialmedizinische Aspekte

R. Hundt, U. Ibold, J. Breitenfelder

■ Einleitung und Problemstellung

Nach Statistiken der Rentenversicherungsträger werden etwa 20–25% aller Anträge auf Berufs- und Erwerbsunfähigkeitsrente von Patienten mit Erkrankungen der unteren LWS gestellt. Schlegel [7] zufolge fallen im Jahr etwa eine Million Arbeitsunfähigkeitstage bei Männern sowie etwa eine halbe Million Arbeitsunfähigkeitstage pro Jahr bei Frauen wegen bandscheibenbedingter Erkrankungen an. 65% aller Menschen haben irgendwann in ihrem Leben einmal Bandscheibenbeschwerden, wobei manche Autoren [2, 5] sogar behaupten, in Industrieländern würden 80% aller Menschen an Kreuzschmerzen leiden. Anhand dieser wenigen Zahlen wird die **immense sozialmedizinische und volkswirtschaftliche Bedeutung** der Bandscheibenerkrankungen deutlich.

■ Material und Methode

In Form einer Fragebogenaktion haben wir alle Patienten angeschrieben, die in unserer Klinik im Zeitraum von Januar 1977 bis Dezember 1984 im lumbalen Bereich nukleotomiert worden waren. Von 378 Patienten, darunter 6 mit Renukleotomien, schickten 277 (73%) die Fragebögen zurück. Ziel der Studie war es, neben dem Operationserfolg auch den sozialmedizinischen Aspekt zu untersuchen.

Es wurde unter anderem gezielt nach dem Ergebnis unmittelbar nach der Operation und nach einem Jahr gefragt, um auch Rezidive, Verwachsungsbeschwerden und andere Folgezustände symptommäßig zu erfassen. Bei der Beurteilung des Operationsergebnisses handelt es sich um eine **subjektive Bewertung** durch den Patienten selbst. Eine Nachuntersuchung war nicht erfolgt. Somit sind die Antworten sicherlich überlagert von vielen persönlichen Faktoren, wie dem sozioökonomischen Hintergrund, der Einstellung zur Erkrankung und der psychischen Situation überhaupt. Dennoch scheint uns eine Beurteilung möglich.

Postoperative Ergebnisse

Bei der Auswertung gaben **87% (240)** der Befragten eine Besserung direkt nach der Operation an, etwa ein Viertel (27,4%) aller Patienten war beschwerdefrei. Nur 5% (14) empfanden ihren Zustand als schlechter im Vergleich zum Zeitpunkt vor der Operation. Dieses Ergebnis verschlechterte sich aber **im Laufe eines Jahres nach der Operation**. Nun gaben **nur noch 78% (217)** eine Besserung an, wobei jetzt allerdings 34% (94) der Patienten beschwerdefrei waren. Bei 27 (10%) Patienten hatten die Beschwerden im Vergleich zum Ausgangsbefund zugenommen. Dabei zeigte sich bei Betrachtung der Einzelfälle, dass Patienten, deren Beschwerden sich direkt nach der Operation nicht gebessert hatten, auch im weiteren Verlauf nicht beschwerdefrei wurden. Umgekehrt war bei 6 (2%) Patienten, die zunächst ohne Beschwerden waren, nach einem Jahr eine Verschlechterung im Gegensatz zum präoperativen Zustand eingetreten. Die weitere **Prognose** scheint also **um so schlechter** zu sein, **je später nach der Operation Beschwerden auftreten**, da diese zur Zunahme und Persistenz neigen.

Bei insgesamt 70 (25%) Patienten besserte sich der Zustand nicht, weder direkt nach der Operation noch ein Jahr später. Bei ihnen soll der Krankheitsverlauf näher betrachtet werden.

In dieser Gruppe waren 9 (6,9%) Renukleotomien durchgeführt worden, davon 6 in der Orthopädischen Klinik Brakel. Hierbei handelte es sich um vier echte und um zwei Pseudorezidive. In zwei Fällen war drei- bzw. fünfmal der operative Weg beschritten worden. Sie gehören somit zu den kompliziertesten Verläufen des gesamten Kollektivs. Im ersten Fall handelte es sich um eine Patientin, deren Erkrankung durch schwere psychische Abnormitäten äußerst ungünstig beeinflusst wurde. Im zweiten Fall, der in einer Spondylodese der LWS endete, handelte es sich um Bandscheibenvorfälle in mehreren Etagen bei ausgeprägten degenerativen Veränderungen der LWS. 45 (16%) Patienten litten unter starken Restbeschwerden, die länger als 3 Monate andauerten. Von ihnen wurden 25 (9%) nach Ausschluss eines Rezidivs erneut stationär aufgenommen und einer intensiven konservativen Therapie zugeführt. Berücksichtigt man die Altersverteilung und die Anamnesedauer, so zeigte sich, dass **um so weniger Restbeschwerden auftreten, je jünger der Patient und je kürzer die Anamnese ist**. Interessant ist in diesem Zusammenhang auch die **Dauer der krankengymnastischen Behandlung**, die einen Stützpfeiler der postoperativen Nachbehandlung darstellt. Leider hörten bereits 113 (41%) Patienten schon nach 4 Wochen mit ihren krankengymnastischen Übungen auf, sobald sie sich weitgehend beschwerdefrei fühlten (Tab. 18.1). Somit werden Frührezidive oder Residualbeschwerden aufgrund mangelnder Stabilität im entsprechenden Bewegungssegment provoziert. Nur 75 (27%) führten die Übungen noch über 8 Wochen hinaus fort. Hier wird auch die Bedeutung eines postoperativen Kuraufenthaltes oder einer **Anschlussheilbehandlung** (AHB) deutlich, wobei hier neben einer weiteren Stabilisierung des Zustandes wiederholt auf die Bedeutung der Krankengymnastik und eines körpergerechten Ver-

Tabelle 18.1. Krankengymnastik nach Operation.

Anzahl der Wochen	Anzahl der Patienten	%
0–4 Wochen	113	40,8
5–6 Wochen	60	21,7
7–8 Wochen	29	10,5
Über 8 Wochen	75	27,0

haltens hingewiesen werden kann. Diese Maßnahmen waren von fast 50% unserer Patienten in Anspruch genommen worden.

Sozialmedizinische Aspekte

Arbeitsunfähigkeit

Keine Arbeitsunfähigkeit vor der Operation gaben 80 (29%) Patienten an, wobei es sich um Hausfrauen, Selbständige, Arbeitslose und solche Patienten handelte, die ein akutes Beschwerdebild aufwiesen und sofort operiert wurden. 29 (9,7%) Patienten zeigten ein subakut ablaufendes Beschwerdebild und waren somit weniger als 2 Wochen krankgeschrieben. **Das Maximum der Arbeitsunfähigkeit lag bei einer Dauer von 2 bis 4 Wochen und fiel dann zu den längeren Arbeitsunfähigkeitszeiten mehr und mehr ab.** Immerhin fast 7% (19) der Befragten waren mehr als fünf Monate vor der Operation arbeitsunfähig gewesen (Tab. 18.2).

50% aller Patienten nahmen die Arbeit nach 2 bis 12 Wochen wieder auf, 46 (16,6%) waren länger als 12 Wochen arbeitsunfähig. 15 (5,4%) Patienten arbeiten gar nicht mehr, hierunter fielen Rentner und dauerhaft Arbeitslose. Bei denjenigen ohne Arbeitsunfähigkeitszeiten (68 Patienten, 24,5%) handelte es sich hauptsächlich um Hausfrauen und Selbständige (Tab. 18.2).

Innerbetriebliche Umsetzung, Umschulung, Arbeitsplatzwechsel

Eine innerbetriebliche Umsetzung, eine Umschulung bzw. ein Arbeitsplatzwechsel waren in 9% der Fälle (25 Patienten) erfolgt. Der Wechsel wurde frühestens nach 6 Monaten, spätestens aber 2,5 Jahre nach der Operation vorgenommen, und zwar nach einem Arbeitsversuch am alten Arbeitsplatz. Eine Verschiebung zu den jüngeren Jahrgängen (20–30 Jahre) war hier deutlich zu erkennen (Tab. 18.3).

Tabelle 18.2. Arbeitsunfähigkeit vor und nach OP.

Zeitraum	AU* vor OP	AU nach OP
0	80 (28,9%)	68 (24,5%)
1–2 Wochen	29 (10,5%)	8 (2,9%)
3–4 Wochen	50 (18,1%)	37 (13,4%)
5–6 Wochen	32 (11,6%)	34 (12,3%)
7–8 Wochen	27 (9,7%)	26 (9,5%)
2–3 Monate	21 (7,6%)	43 (15,5%)
3–4 Monate	9 (3,2%)	7 (2,5%)
4–5 Monate	6 (2,2%)	12 (4,3%)
Über 5 Monate	19 (6,9%)	27 (9,7%)
Rentner/Alo** nach OP	4 (1,4%)	15 (5,4%)

* Arbeitsunfähigkeit, ** Arbeitslosigkeit

Tabelle 18.3. Altersverteilung Umschulung und Arbeitsplatzwechsel.

Alter (Jahre)	Anzahl	%
15	–	–
16–20	1	4,0
21–30	8	32,0
31–40	11	44,0
41–50	4	16,0
51–60	1	4
Über 60	–	–

Arbeitslosigkeit

21 Patienten (7,6%) waren nach eigenen Angaben durch die Bandscheibenoperation arbeitslos geworden. Dabei wurden 16 (5,8%) Patienten unmittelbar nach der Operation arbeitslos, 5 (1,8%) Patienten hatten die Arbeit bis zum Befragungszeitraum nicht wieder aufgenommen und sind inzwischen berentet worden. Über den genauen Zeitpunkt des Beginns sowie die Dauer der Arbeitslosigkeit wurden keine näheren Angaben gemacht.

Rente

Ob ein Patient nach einer Bandscheibenoperation einen Rentenantrag stellt, hängt neben dem postoperativen Ergebnis auch noch von vielen anderen Faktoren ab, wie dem Alter, weiteren Erkrankungen, der Einstellung zur Erkrankung, der Einstellung zur Arbeit sowie dem sozioökonomischen Hintergrund.

Tabelle 18.4. Rentenanträge nach Bandscheibenoperation.

Rentenantrag	Gestellt	Genehmigt
	37 (13,4%)	31 (11,2%)
Berufsunfähigkeit	11 (4,0%)	8 (2,9%)
Erwerbsunfähigkeit	23 (8,3%)	20 (7,2%)
Zeitrente	3 (1,1%)	3 (1,1%)

In unserem Kollektiv hatten 37 (13,4%) Patienten einen Rentenantrag gestellt. 31 (11,2%) Anträge waren genehmigt worden, davon 8 wegen Berufsunfähigkeit und 20 wegen Erwerbsunfähigkeit. Des Weiteren wurden 3 Zeitrenten gewährt (Tab. 18.4). 4 (1,5%) Patienten, die bereits vor der Operation Rentner waren, wurden hier nicht miterfasst. 10 (3,6%) Patienten wurden Rentner, ohne postoperativ die Arbeit erneut aufgenommen zu haben. 9 (3,2%) waren vor Stellung des Rentenantrags arbeitslos. Bei Betrachtung des Alters der Patienten, die einen **Rentenantrag** gestellt hatte, zeigte sich eine deutliche **Verschiebung zu den höheren Lebensaltern (40-60 Jahre)**, verglichen mit der Altersverteilung der insgesamt Bandscheibenoperierten. Weiterhin fiel auf, dass 25 der 37 Antragsteller gleichzeitig im Besitz eines Schwerbehindertenausweises mit einem GdB von über 40 waren.

Grad der Behinderung (GdB)

Insgesamt 94 Patienten (33,9%) gaben einen **GdB** auf Grund der Bandscheibenoperation an. Schlüsselt man diese Zahl weiter auf, so fällt ein deutliches Maximum des GdB zwischen 20 und 30 auf. 36 Patienten hatten einen GdB von 50 und waren damit schwerbehindert. Dies entspricht 13% aller nukleotomierten Patienten.

Um beurteilen zu können, ob der Grad der Behinderung insgesamt allein auf die Bandscheibenoperation zurückzuführen ist oder ob schon vor der Operation ein gewisser GdB bestand, wurden die Patienten auch nach chronischen Erkrankungen befragt. 108 (39%) machten hierzu nähere Angaben (Tab. 18.5).

42 (15%) **Patienten betrachteten die Bandscheibenbeschwerden als ihr Hauptleiden**. Die restlichen 66 (24,5%) gaben ein anderes chronisches Leiden an. Da man davon ausgehen kann, dass sich die erwähnten Leiden auch auf den Grad der Behinderung niederschlagen, relativiert sich die zunächst hoch erscheinende Zahl von fast 34% mit einem GdB nach Bandscheibenoperation.

Bezüglich der Altersverteilung der Patienten mit **Schwerbehinderung** zeigte sich, wie zu erwarten, eine deutliche **Verschiebung zu den älteren Jahrgängen (40-60 Jahre)**. Des Weiteren fiel auf, dass 67,5% der Patienten

Tabelle 18.5. Chronische Nebenerkrankungen.

Medizinische Diagnose	Anzahl	Angaben
Banscheibenbeschwerden/Schmerzen	42	(15,2%)
Herz-Kreislauf-Erkrankungen	19	(6,9%)
Hypertonie/Hypotonie	16	(5,8%)
Magenerkrankungen	8	(2,9%)
Diabetes	7	(2,5%)
Bronchitis	7	(2,5%)
Gallenwegserkrankung, Asthma, Schilddrüsenerkrankung, Durchblutungsstörungen	Je 5	(1,8%)
Nierenerkrankung, Auge, Rheuma, Nase, Prostata	Je 3	(1,1%)
Neurologie, Osteoporose, Allergie, Vegetativum	Je 2	(0,7%)
Krampfleiden, Marcumar, Gicht, Apoplex, Migräne, Hepatitis, Schrittmacher, Oberschenkelamputation	Je 1	(0,4%)

mit Rentenantrag gleichzeitig auch im Besitz eines Schwerbehindertenausweises waren.

Bei 172 (62%) Patienten war weder eine Berentung noch ein GdB als Folge der Bandscheibenoperation zu verzeichnen. Ohne Einfluss auf den Arbeitsprozess (kein GdB, keine Rente, keine Arbeitsunfähigkeit und kein Arbeitsplatzwechsel) war die Bandscheibenoperation bei 54% (149 Patienten). **Bei fast 50% der Patienten wirkte sich demnach die Nukleotomie auf die berufliche Tätigkeit aus.**

■ Diskussion

Wie der hohe Anteil zufriedener Patienten (etwa 80%) bei unserem Kollektiv zeigt, stellt die **lumbale Nukleotomie die Therapiemethode der Wahl** dar. Dies bestätigten auch Untersuchungen anderer Autoren [1, 3]. 82,7% (229) Patienten gaben an, dass sie sich nochmals operieren lassen würden. 5% (14 Patienten) würden ihre Entscheidung künftig genauer überdenken. Hierbei handelte es sich um Patienten, denen die Operation keine wesentliche Besserung gebracht hatte. 78% der Befragten äußerten sich positiv über den postoperativen Verlauf.

Insgesamt jedoch neigte das untersuchte Kollektiv zu einer Verschlechterung des Zustandes. **So besserten sich bei 86% die Beschwerden zunächst direkt nach der Operation, ein Jahr danach war dies aber nur noch bei 78,5% der Fall.** Die Indikation zur Renukleotomie sollte äußerst streng gestellt werden, zumal die Ergebnisse von Renukleotomien nach Keyl et al. [4] und Schramm et al. [8] nur noch bei 50–60% der Operierten zufriedenstellend sind. Die Tatsache, dass viele Renukleotomien nicht in demselben Krankenhaus durchgeführt wurden, dürfte daran liegen, dass die Patienten den Erstoperateur für persistierende Beschwerden verantwortlich machen, was aber bei den vielfältigen Entstehungsmechanismen, besonders bei Pseudorezidiven, nicht gerechtfertigt ist.

Bei der Frage nach der **Arbeitsunfähigkeit vor der Operation** ist zu berücksichtigen, dass ein Patient beim ersten Auftreten von Rückenschmerzen anfangs lieber etwas länger krankgeschrieben und intensiv medikophysikalisch therapiert werden sollte, um nicht durch zu frühe Arbeitsaufnahme eine Chronifizierung des Leidens mit wiederholten Arbeitsausfallzeiten zu provozieren. Ähnliches gilt für die **Arbeitsunfähigkeit nach der Operation**, um eine zu frühe bzw. zu starke Belastung des operierten Bewegungssegmentes zu vermeiden [6]. Bei einer zu frühen Mobilisierung und Belastung kann es zu einem frühzeitigen Wiederauftreten vertebragener Beschwerden mit nachfolgenden Phasen von Arbeitsunfähigkeit kommen, wodurch die Spätergebnisse von Bandscheibenoperationen unnötig verschlechtert werden [6]. Aus dem gleichen Grund muss der **Patient** auch an eine **Mitverantwortung** hinsichtlich der Durchführung **krankengymnastischer Übungen** und eines **körpergerechten Verhaltens** herangeführt werden. Die Tatsache, dass 40,5% ihre krankengymnastischen Übungen schon nach 4 Wochen abbrechen, unterstreicht die Bedeutung einer Anschlussheilbehandlung.

Erwartungsgemäß wurde bei jüngeren Patienten eher eine innerbetriebliche Umsetzung, eine Umschulung bzw. ein Arbeitsplatzwechsel vorgenommen. Demgegenüber war bei Rentenanträgen und Schwerbehindertenausweisen eine Verschiebung zu den älteren Jahrgängen zu beobachten.

Des Weiteren fiel auf, dass 67,5% der Patienten mit Rentenantrag gleichzeitig auch im Besitz eines Schwerbehindertenausweises waren. Folglich beeinflusste ein **Rentenbegehren** das **postoperative Ergebnis negativ**, sodass man davon ausgehen muss, dass falsch indizierte Operationen neben einer Verschlimmerung der Situation auch zu einer Stigmatisierung des Patienten in sozialmedizinischer Hinsicht führen.

■ Zusammenfassung

In Form einer Fragebogenaktion wurden 277 Patienten erfasst, die im lumbalen Bereich nukleotomiert worden waren. Beurteilt wurden neben dem postoperativen Ergebnis auch der sozialmedizinische Aspekt. 78% der Patienten zeigten sich hinsichtlich der Operation zufrieden. Direkt postoperativ trat bei 86% der Befragten eine Besserung der Beschwerdesymptomatik ein, ein Jahr danach nur noch bei 78,5%. Insgesamt neigte das untersuchte Kollektiv also zu einer Verschlechterung des Zustandes. Bei 25% hatten sich die Beschwerden nicht gebessert, hierunter fielen auch 19 Renukleotomien. 16,3% der Bandscheibenoperierten litten auch drei Monate postoperativ noch unter Restbeschwerden. Nur 27% führten ihre krankengymnastischen Übungen über 8 Wochen hinaus fort. Die Hälfte aller Patienten nahm die Arbeit 2-12 Wochen nach der Operation wieder auf. 7,6% der Operierten gaben an, durch die Bandscheibenoperation arbeitslos geworden zu sein. Eine innerbetriebliche Umsetzung bzw. ein Arbeitsplatzwechsel war in 9% der Fälle erfolgt. Von 13,4% gestellten Rentenanträgen waren 11,2% genehmigt worden. Im Zusammenhang mit der Bandscheibenoperation hatten 33,6% einen GdB im Sinne des Schwerbehindertengesetzes, wobei 13% einen GdB von 50 und mehr besaßen.

■ Literatur

1. Berger AW (1979) Operative Behandlung des lumbalen Bandscheibenvorfalls. Ergebnisse der Operation 1-20 Jahre danach, eine vergleichende Studie. Dissertation an der Universität Tübingen
2. Biehl G, Peters G (1971) Behandlungsergebnisse bei 450 Bandscheibenoperationen. Z Orthop 109:836-847
3. Frank, W (1984) Spätergebnisse nach operativer Therapie des lumbalen Bandscheibenvorfalls. Dissertation an der Universität München
4. Keyl W et al (1974) Ergebnisse der lumbalen Nukleotomien aus den Berliner und Münchner Kliniken. Z Orthop 112:798-801
5. Krämer J (1978, 1986) Bandscheibenbedingte Erkrankungen. Thieme, Stuttgart
6. Krämer J, Fett H (1991) Bandscheibenoperation - was dann? Deutsches Ärzteblatt 28/29:1646-1653
7. Schlegel KF (1986) Wirbelsäule in Forschung und Praxis. Lumbalgie und Ischialgie. Hippokrates, Stuttgart Bd 71: 567-571
8. Schramm J et al (1978) Komplizierte Verläufe nach lumbalen Bandscheibenoperationen. Nervenarzt 49(1): 26-33

Sachverzeichnis

A

Ablation 82
Absaugdiskektomie 82
Achillessehnenreflex 26
AcroFlex 113
ADCT 111
Adenoviren 111, 165
Adgon-Gel 67
Ala-Haken 129
Allergietest 75
Anaphylaxie 75
Anschlussdegeneration 102
Anschlussheilbehandlung (AHB) 172, 177
Anschlussinstabilität 147
Antiphlogistika 38
AQUACRYL (Replication Med.) 107
Arachnoiditis 96, 154
Arbeitslosigkeit 174
Arbeitsplatzwechsel 178
Arbeitsunfähigkeit 171, 173
ASS 36
Atemstörungen 57
Atrophie 26

B

Ballon Kyphoplasty 110
Bandscheibe
- Druck 15
- Einflussfaktoren 14
- osmotisches Verhalten 14
Bandscheibenersatz 102
Bandscheibenprothese 102
Bandscheibenreparatur 111
Bandscheibenschaden
- irreversibles Stadium 21
- reversibles Stadium 21
- Veränderungen 14
Bandscheibenvorfall,
- dorsolateraler 26
- dorsomedialer 26
Bauchblase, wassergefüllte 20
Bauchlage 63
Behinderung, Grad (GdB) 175
Bertagnoli-Stufenbehandlung 104
Berufsunfähigkeit 175
Bettruhe 43, 47
Bewegungen des Alltags (ADL) 29
Bewegungssegment 19
Bindegewebsmassage (BGM) 30
BISFR-Konzept, Bewegung im schmerzfreien Raum 34, 47
Blasen-Mastdarm-Funktionsstörung 57, 66
Blasen-Mastdarmlähmung 66
Blutdruckabfall 57
Blutgerinnungsstörung 36
Blutstillung 63
Bülau-Drainage 40
Bürstungen 30

C

Cages 130
- BAK Cages 112
Cauda-Syndrom 66
Ceiling-Effekt 147
Chemokinine 84
Chemonukleolyse 33, 71
Chondrozytentransplantation 111
Chronifizierung 37
Chronifizierungskriterien 36
Chymodiaktin 75

Chymopapain 71
Circulus vitiosus 19
CISAD 110
Cousin Biotech DIAM 111
Crawford-Nadel 79
Cysteinproteinase 71

Dechronifizierung 38
Dekompression, dorsale 129
Desensibilisierung 38
Diodenlaser 86, 91
Diskektomie
- endoskopische intradiskale 82
- perkutane lumbale (PLD) 96
- - automatisierte (APLD) 74, 78, 96
- - perkutane Laser-Diskusdekompression (PLDD) 96
- transkutane 82
Diskographie 34, 75
Diskusextrusion 88
Distraktion, kombinierte dorsale 129
Diszitis 75
Druckpunkte
- nach Bretschneider 2
- nach Valleix 2
drug delivery 164
Durchleuchtungskontrolle 156
DYNESYS 109
Dysbalance 15
Dysfunktion, sexuelle 57

Eigenblutepidurale 34
Ejakulation, retrograde 150
EKG 41
Elektrowärmetherapie, intradiskale (IDET) 92
EMG-Befunderhebung 36
Empfindungsstörungen 26
Entlastungshaltung 26
Entlastungslagerung 27
Entlordosierung 26
Enzephalitis 42
Epiduralabszess 42
Epidurographie 61
Erb-Test 27
Erwerbsunfähigkeit 175

EURODISC 111
Extrusion, gedeckte 86
Ex-vivo-Transfektion 165

F

Facettenarthrose 96, 166
Facettenkapselinfiltrationen 45, 48
Facettenprothesen 110
Fallfuß 36
Fango 28
Faszilitation, propriozeptive neuromuskuläre (PNF) 30
Fehlimplantation 156
Fernstrom 107
Fersengang 27, 66
Fettlappenplastik 67
Flexionstest nach Krämer 66
Flexionswürfel 45
floating-fusion 159
Fragebögen 145
Fußaußenkantengang 27

Ganganalyse 26
Gangprüfung 66
Gelenkblockierung 18
Gentherapie 163
Gentransfer 111
Gewebssyndrom, neurogenes nach Jerusalem 19
Gipstest 34
Glisson-Extension 33
Glisson-Kyphosezug 46
Grafts 130

H

Haltungstraining 48
Hämostasestörungen 86
Harms-Körbchen 159
Harrington-Stäbe 129
Heißluft 28
Hemilaminektomie, mediale partielle 64
Heparin 36
Hiatus sacralis 43
Hippokrates 2
Hochlagern 30

Hydrogel-Nukleusimplantat 109
Hydrokortison 71
Hyperextension 26

I

Implantatlockerung 155
Impotenz 150
Infusionstherapie 43
Injektion
- epidurale 33
- epidurale-dorsale 43
- epidurale-lumbale 40, 42
- - Kathetertechnik 42
- - Single-Shot-Technik 42
- epidurale-sakrale 43
- epidurale-zervikale 40
Insertionsmutagenese 165
Instabilität 103
Instantaneous Centers/Axes of Rotation (IAR) 106
Interleukin-1-Rezeptor-Antagonist (IL-1RA) 165
Interleukin-Rezeptor-Antagonisten-Protein (IRAP) 34, 49
Internationale Gesellschaft für orthopädische Schmerztherapie e.V. (IGOST) 6
Interspinous U Fixation System 111
Ischiadikus-Pressmechanismen 66
S1-Ischialgie 43

K

Kaarst aktiv 6, 7
- Arbeitsunfähigkeit 8
- Grundkurs 7
- Rückentreff 7
- Schmerzintensität 11
- Weiterbehandlung 10
Kältekammer 28
Katepsin 72
Kennmuskel 26
Kibler-Falte 27
Knie-Hocklage 63
Knocheninterponate 130
Koblationstechnik 78
Kokzygodynie 43
Koordination, intermuskuläre
- fast-twitch 17, 18
- slow-twitch 17, 18
Krankengymnastik 13
Kreuzdarmbeingelenkinfiltrationen 48

L

Lagerung 45
Laminektomie 150
Lasègue 2, 66
Lasègue-Zeichen 27
- umgekehrter Lasègue 27
Laser 33
- CO_2-Laser 85
- Holmium-YAG-Laser (2010nm) 74, 83
- KTP-Laser 85, 92
- Neodym-YAG (1064 nm) 81, 83, 92
Laser-Diskusdekompression 75
Laser-Diskusdekompression und Nukleotomie, perkutane (PLDN) 82
Late-Shrinking-Effekte 84
Laufen 47
Liquorleck 157
Lokalanästhesie, therapeutische (TLA) 38
Lokalanästhetika 44
Loss-of-Resistance-Technik 43
Low back pain 19
Low-friction-Prinzip 117
Luque-Schlaufen 129
Lymphdrainagen 30

M

M. mulitfidus 18, 29
- Multifidusatrophie 21
M. transversus abdominis 29
Marburg-Score 133
Marcumar 36
Maryanchik-Klassifikation 102
Massage 28
Maßnahmen, manualtherapeutische 45
MAVERICK 106
Mechanorezeptor 16
Meningitis 42
Metalleliminationsprogramm 158
MFG-IRAP 166
Mikrodiskektomie 100
LIM-Mineralisationsprotein-1 (LMP-1) 168

Muskelentspannung nach Jacobson 34
- progressive 47
Muskulatur
- plastische 19
- tonische 19
Myelitis, transverse 75
Myotonolytika 33

Nachuntersuchung 148
Nervenwurzelkompression 50, 64
Neurokonsil 36
Neurostimulation, epidurale 68
Neutralisation, dynamische 110
Nozizeptoren 39
NSAR 33
Nucleus pulposus 15
- Dezentralisierung 15
Nukleoplastie 78
Nukleotom 78
Nukleotomie 33, 63
Nukleusprothese (NP) 107
- Dislokationen 113

O

Operationsindikation 50, 51
Opioide 51
Orthokin 165
Osteoinduktion 167
Osteoporose 35, 155
Oswestry Low Back Pain Disability
  Questionnaire 133, 145

P

Papain 71
Papayapflanze 71
Paresestimulationsgeräte 34, 36
Patellasehnenreflex 26
Patientenzufriedenheit 149
PDN (Raymedica) 107
Pedikelschrauben 156
Physiotherapie 25, 33
- Befundung 25
PIN (Disc Dynamics) 107
Pneumothorax 40
Postdiskotomiesyndrom 50, 68, 154
Postfusionssyndrom 154

Postnukleotomiesyndrom (PNS) 96, 128
Prävention 20
- primäre 20
- sekundäre 6, 20
- tertiäre 20
PRODISC 106
Propriozeption 15, 21
Proteoglykan 168
Pseudarthrose 155
Psychosomatik 6
Psychotherapie 34, 47

Racz Prof. 57
Rad fahren 47
Radikulographie 34
Radiofrequenzenergie 78
Ramus
- dorsalis 39
- meningeus 39
- ventralis 39
Reaktionen, allergische 75
Reflexe 26
Rehabilitation, Stufenprogramm nach
  Ziegenthaler 21
Reiley, M. Dr. 110
Reizstromeinleitung 156
Rente 174
Rentenantrag 175
Rentenbegehren 177
Retroviren 165
Rezidivprolaps 96
Roland Disability Scale 145
Rolle, heiße 28
Rückenmuskel-EMG 89
Rückenmuskulatur, autochthone 17
Rückenschule 6, 28, 33, 48

salvage procedure 130
SB CHARITE III 106
SB-III-Charité-Prothese 117
Schlingentisch 28
Schmerzbewältigungstraining 47, 48
Schmerzmedikation 33, 46
Schmerzsyndrom, vertebragenes
  diskogenes 85

Schmerztagebuch 7
Schmerzverarbeitung 47
Schonhaltung 26
Schwerbehinderung 175
Schwimmen 47
Segmentinstabilität 103
Sensomotorik 15
Sequester, spinaler 88
Shrinking-Effekt 83, 85
SINUX Lumbar Disc 108
Slump-Test 27
Somatisierung 88
Sozialmedizin 171
Spinalanästhesie 41
Spinalkanalstenose 43, 50, 87, 96
Spinalnervanalgesie 33
– lumbale (LSPA) 41
– zervikale (CSPA) 39
Spine Next WALLIS System 111
Spine-Motion-Test 89
Spiral-CT 158
Spondylarthrose 109
Spondylodese 68, 129, 167
– dorsale 127, 129
– ventrale 127, 129
– – interkorporelle (VIS) 127
– ventro-dorsale 127, 129
Spondylolisthese 109, 129
Spondyloptose 129
Spritzen-Würfel-Konzept (SWK) 55
St. Francis Medical X-STOP 111
Stabilisation, dynamische 109
Stangerbad 28
Statik 17
Stenose, spinale 111
Steroide 44
Straight-leg-raise (SLR) 27
Stress-shielding 156
Stufenlagerung 45
Stuhlsteigeversuch 66
Syndrom, zervikozephales 39
Synovialzysten 35

T

10-Tage-Programm 48
Tamponade 63
Technik, entwicklungskinesiologische
 (E-Technik) 30
TENS 68

Teufelskreis 19
TGFb1 coding 111
Therapieprogramm nach Laube 20
Thermotherapie 47
Thromboseprophylaxe 59
Total disc replacement (TDR) 103
Total Facet Technologies 110
Trainingstherapie, medizinische
 (MTT) 13, 29
Traktion 28
Transduktion 166
Triamcinolon 45
Triggerpunktinfiltrationen 45, 48
Typ-I-Fasern 19
Typ-II a-Fasern 19
Typ-II-Fasern 19
Typ II b-Fasern 19

U

Unterarmgehstützen 28

V

Vakuumphänomene 131
Vektor 164
Verhaltenstraining 48
Vierzellenbad 28
Vollprothese 105

W

Waddel Disability Index 145
Wirbelgleiten 35
Wirbelsäulenkathetertechnik, epidurale
 (EWK) 57
Wirbelsäulensegment 14
Wirbelsäulentherapie, stationäre
 minimal-invasive (SMIWT) 32
Wirbelsäulenumwelt 7
Wurzelreizsyndrom 44

Z

Zehengang 66
Zehenspitzengang 27
Zeitrente 175
Zervikobrachialsyndrom 40
Zweihöhenpathologie 85
Zweitinfiltration 45

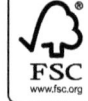

MIX
Papier aus verantwortungsvollen Quellen
Paper from responsible sources
FSC® C105338

If you have any concerns about our products,
you can contact us on
ProductSafety@springernature.com

In case Publisher is established outside the EU,
the EU authorized representative is:
**Springer Nature Customer Service Center GmbH
Europaplatz 3, 69115 Heidelberg, Germany**

Printed by Libri Plureos GmbH
in Hamburg, Germany